全国高职高专院校护理类专业核心教材

儿科护理

（供护理、助产专业用）

主　编　季东平　张　敏

副主编　杨丽娜　林旭星　周　密　胡志辉

编　者　（以姓氏笔画为序）

于秀霞（长春医学高等专科学校）

王方妮（山东省青岛第二卫生学校）

刘　莹（重庆医药高等专科学校）

杨丽娜（长春医学高等专科学校）

吴华平（江苏医药职业学院）

张　敏（江苏护理职业学院）

张婷婷（长春医学高等专科学校）

林旭星（福建卫生职业技术学院）

季东平（长春医学高等专科学校）

周　密（重庆三峡医药高等专科学校）

郑冠琳（泰山护理职业学院）

胡志辉（成都大学护理学院）

韩　琼（楚雄医药高等专科学校）

中国健康传媒集团

中国医药科技出版社

内容提要

　　本教材是"全国高职高专院校护理类专业核心教材"之一。全书共十七章，内容涵盖绪论、儿童生长发育、儿童保健、患病儿童护理及其家庭支持、儿童营养与营养障碍性疾病患儿的护理、新生儿与新生儿疾病患儿的护理、各系统常见疾病患儿的护理、遗传代谢性疾病患儿的护理、感染性疾病患儿的护理及儿科常用护理技术等。本教材为书网融合教材，即纸质教材有机融合电子教材、教学配套资源（PPT、微课、视频、图片等）、题库系统、数字化教学服务（在线教学、在线作业、在线考试），使教学资源更加多样化、立体化。

　　本教材主要供高职高专院校护理、助产专业使用，也可作为儿科护理岗位培训、护理继续教育及儿科护理从业人员日常工作的参考用书。

图书在版编目（CIP）数据

儿科护理/季东平，张敏主编．—北京：中国医药科技出版社，2021.12

全国高职高专院校护理类专业核心教材

ISBN 978 - 7 - 5214 - 2932 - 9

Ⅰ.①儿… Ⅱ.①季… ②张… Ⅲ.①儿科学 - 护理学 - 高等职业教育 - 教材 Ⅳ.①R473.72

中国版本图书馆 CIP 数据核字（2021）第 257356 号

美术编辑 陈君杞

版式设计 友全图文

出版　**中国健康传媒集团** | 中国医药科技出版社

地址　北京市海淀区文慧园北路甲 22 号

邮编　100082

电话　发行：010 - 62227427　邮购：010 - 62236938

网址　www.cmstp.com

规格　889mm×1194mm $\frac{1}{16}$

印张　18 $\frac{1}{2}$

字数　553 千字

版次　2021 年 12 月第 1 版

印次　2024 年 6 月第 2 次印刷

印刷　北京侨友印刷有限公司

经销　全国各地新华书店

书号　ISBN 978 - 7 - 5214 - 2932 - 9

定价　**55.00 元**

获取新书信息、投稿、为图书纠错，请扫码联系我们。

出版说明

党的二十大报告指出，要办好人民满意的教育，全面贯彻党的教育方针，落实立德树人根本任务，培养德智体美劳全面发展的社会主义建设者和接班人。教材是教学的载体，高质量教材在传播知识和技能的同时，对于践行社会主义核心价值观，深化爱国主义、集体主义、社会主义教育，着力培养担当民族复兴大任的时代新人发挥巨大作用。

为了贯彻党的二十大精神，落实国务院《国家职业教育改革实施方案》文件精神，将"落实立德树人根本任务，发展素质教育"的战略部署要求贯穿教材编写全过程，充分体现教材育人功能，深入推动教学教材改革，中国医药科技出版社在院校调研的基础上，于2020年启动"全国高职高专院校护理类、药学类专业核心教材"的编写工作。在教育部、国家药品监督管理局的领导和指导下，在本套教材建设指导委员会和评审委员会等专家的指导和顶层设计下，根据教育部《职业教育专业目录（2021年）》要求，中国医药科技出版社组织全国高职高专院校及其附属机构历时1年精心编撰，现该套教材即将付梓出版。

本套教材包括护理类专业教材共计32门，主要供全国高职高专院校护理、助产专业教学使用；药学类专业教材33门，主要供药学类、中药学类、药品与医疗器械类专业师生教学使用。其中，为适应教学改革需要，部分教材建设为活页式教材。本套教材定位清晰、特色鲜明，主要体现在以下几个方面。

1. 体现职业核心能力培养，落实立德树人

教材应将价值塑造、知识传授和能力培养三者融为一体，融入思想道德教育、文化知识教育、社会实践教育，落实思想政治工作贯穿教育教学全过程。通过优化模块，精选内容，着力培养学生职业核心能力，同时融入企业忠诚度、责任心、执行力、积极适应、主动学习、创新能力、沟通交流、团队合作能力等方面的理念，培养具有职业核心能力的高素质技能型人才。

2. 体现高职教育核心特点，明确教材定位

坚持"以就业为导向，以全面素质为基础，以能力为本位"的现代职业教育教学改革方向，体现高职教育的核心特点，根据《高等职业学校专业教学标准》要求，培养满足岗位需求、教学需求和社会需求的高素质技术技能型人才，同时做到有序衔接中职、高职、高职本科，对接产业体系，服务产业基础高级化、产业链现代化。

3. 体现核心课程核心内容，突出必需够用

教材编写应能促进职业教育教学的科学化、标准化、规范化，以满足经济社会发展、产业升级对职业人才培养的需求，做到科学规划教材标准体系、准确定位教材核心内容，精炼基础理论知识，内容适度；突出技术应用能力，体现岗位需求；紧密结合各类职业资格认证要求。

4. 体现数字资源核心价值，丰富教学资源

提倡校企"双元"合作开发教材，积极吸纳企业、行业人员加入编写团队，引入一些岗位微课或者视频，实现岗位情景再现；提升知识性内容数字资源的含金量，激发学生学习兴趣。免费配套的"医药大学堂"数字平台，可展现数字教材、教学课件、视频、动画及习题库等丰富多样、立体化的教学资源，帮助老师提升教学手段，促进师生互动，满足教学管理需要，为提高教育教学水平和质量提供支撑。

编写出版本套高质量教材，得到了全国知名专家的精心指导和各有关院校领导与编者的大力支持，在此一并表示衷心感谢。出版发行本套教材，希望得到广大师生的欢迎，对促进我国高等职业教育护理类和药学类相关专业教学改革和人才培养做出积极贡献。希望广大师生在教学中积极使用本套教材并提出宝贵意见，以便修订完善，共同打造精品教材。

数字化教材编委会

主　编　季东平　张　敏
副主编　杨丽娜　林旭星　周　密　胡志辉
编　者　（以姓氏笔画为序）
　　　　于秀霞（长春医学高等专科学校）
　　　　王方妮（山东省青岛第二卫生学校）
　　　　刘　莹（重庆医药高等专科学校）
　　　　杨丽娜（长春医学高等专科学校）
　　　　吴华平（江苏医药职业学院）
　　　　张　敏（江苏护理职业学院）
　　　　张婷婷（长春医学高等专科学校）
　　　　林旭星（福建卫生职业技术学院）
　　　　季东平（长春医学高等专科学校）
　　　　周　密（重庆三峡医药高等专科学校）
　　　　郑冠琳（泰山护理职业学院）
　　　　胡志辉（成都大学护理学院）
　　　　韩　琼（楚雄医药高等专科学校）

前　言

《儿科护理》是按照"全国高职高专院校护理类专业核心教材"编写指导思想和原则要求，以高职高专护理类专业培养目标为导向，以职业素养提升为核心，以职业技能培养为根本编写而成。

儿科护理是护理类专业的专业核心课程之一。通过对本课程的学习，学生能够了解现代儿科护理的理念，掌握儿童生长发育的规律及评估方法，熟悉儿童解剖、生理、心理发育等方面特点及预防保健措施，掌握儿科常见病、多发病的护理及预防，为今后从事儿科临床护理及儿童保健工作奠定良好的基础。

本教材的编写遵循"三基、五性、三特定"的原则，精选内容，优化结构，在专业知识中合理渗透人文知识，进一步体现现代护理观。本书内容与护士执业资格考试接轨，并适当融合相关职业技能等级证书项目内容。全书分为十七章，内容涵盖绪论、儿童生长发育、儿童保健、患病儿童护理及其家庭支持、儿童营养与营养障碍性疾病患儿的护理、新生儿与新生儿疾病患儿的护理、消化系统疾病患儿的护理、呼吸系统疾病患儿的护理、循环系统疾病患儿的护理、泌尿系统疾病患儿的护理、血液系统疾病患儿的护理、神经系统疾病患儿的护理、内分泌疾病患儿的护理、免疫性疾病患儿的护理、遗传代谢性疾病患儿的护理、感染性疾病患儿的护理及儿科常用护理技术。本教材主要供高职高专院校护理、助产专业使用，也可作为儿科护理岗位培训、护理继续教育及儿科护理从业人员日常工作的参考用书。

为方便学生学习，本教材在每章开头明确学习目标，包括知识目标、能力目标和素质目标；主体内容与护士执业资格考试考点相一致；并设有"导学情景""看一看""想一想""练一练"等模块；新增设的"护爱生命"模块有助于增强学生行业自信、激发行业兴趣；每章后设有本章重点回顾与目标检测习题；书末附有附录及参考文献，供师生日常学习、工作参考。本教材为书网融合教材，即纸质教材有机融合电子教材、教学配套资源（PPT、微课、视频、图片等）、题库系统、数字化教学服务（在线教学、在线作业、在线考试），使教学资源更加多样化、立体化。

本教材编写分工如下。季东平编写第一章，杨丽娜编写第二章和第八章，韩琼编写第三章和第四章，于秀霞编写第五章，胡志辉和张婷婷共同编写第六章，郑冠琳编写第七章，吴华平编写第九章和第十章，张婷婷编写第十一章，刘莹编写第十二章和第十三章，王方妮编写第十四章和第十五章，林旭星编写第十六章，张敏和周密共同编写第十七章。季东平负责全书审阅。

本教材的编写出版得益于各编者所在单位的大力支持，且得到了多位儿科护理教育专家的精心指导，在此一并表示诚挚的谢意。

本教材虽经多次认真修改和审校，但由于编者水平所限，书中疏漏、不足在所难免，恳请专家、同行和读者提出宝贵意见。

编　者

2021 年 9 月

目 录

第一章 绪 论

PPT

学习目标

知识目标：
1. **掌握** 儿童年龄分期及各期特点。
2. **熟悉** 儿科护士的角色及素质要求。
3. **了解** 儿科护理学的任务及范围；儿科护理相关的伦理与法律。

能力目标：
1. 能举例说明儿科护理的特点。
2. 能对不同年龄时期儿童特点进行分析判断。
3. 能与不同年龄时期儿童进行语言和非语言沟通。

素质目标：
具有爱护及尊重儿童、细心踏实、善于沟通的职业素质。

导学情景

情景描述：亮亮是个活泼好动的2岁男孩，半年前开始出现"不听话""爱发脾气"等表现。3天前来医院进行常规体检时，突然从一个较高台阶处跳下来，造成左前臂骨折。

情景分析：根据上述情况，判断亮亮处于幼儿期。此期，儿童自主性和独立性不断发展，为"第一反抗期"；同时，由于好奇多动、对危险的识别能力不足，儿童非常容易发生各种意外伤害。因此，此期护理要点为：加强防护，防止意外。

讨论：对儿童应如何进行年龄分期？各期主要特点是什么？

学前导语：儿科护理学的研究和服务对象是全体儿童。儿童处于不断成长、发展的动态变化过程中，与成人差异较大。不同年龄时期儿童各有其特点。儿科护理工作者应当能够对儿童进行正确年龄分期，掌握不同年龄时期儿童特点，进行良好的沟通，并以儿童及其家庭为中心，实施整体护理。那么，各期针对性的护理要点有哪些？怎样才能做一名合格的儿科护士呢？

儿科护理学是一门研究儿童生长发育规律、卫生保健、疾病防治及临床护理的专科护理学。儿科护理学的研究对象是从胎儿时期直至青春期、身心处于不断发展中的儿童，他们具有不同于成人的特征及特殊需要。一般说来，从出生至满14周岁的儿童为儿科临床服务对象。护理人员通过采取各种护理保健措施，促进有利因素，防止不利因素，及时处理各种偏离和异常，保障和促进儿童身心健康。

第一节 儿科护理学的任务和范围

随着儿科医学研究的进展，儿科护理也在不断发展。儿科护理工作的重心已从传统的针对儿童疾病的护理，转向促进和保持全社会儿童健康这一任务。儿科护理工作的内涵、服务领域和对象不断扩展，已从医院走向社区、家庭和学校，以满足全社会儿童对健康的需求。

一、儿科护理学的任务

儿科护理学的任务是从体格、智能、行为和社会等方面为儿童提供综合性、广泛性的优质护理服务，以提高儿童卫生保健和疾病防治的质量，增强体质，最大限度地降低发病率和病死率，保障和促进儿童身心健康。

👁 看一看

儿童健康促进

儿童健康促进是鼓励和推动人们树立保障、促进儿童健康的意识和观念，并采取积极的行动，在儿童的生活、学习和成长过程中，创造有利于儿童健康的环境和条件，帮助儿童形成有利于健康的生活方式和行为，从而实现儿童生理、心理和社会能力的充分发展。新中国成立后，党和各级政府对儿童健康高度重视，在宪法中明确规定"母亲与儿童应受到保护"。儿科护理工作者要不断学习先进的科学技术，提升自身职业素养，弘扬无私奉献、团队协作精神，为儿童健康促进和提升中华民族整体素质做出更大的贡献。

二、儿科护理学的范围

一切涉及儿童时期健康和保健的问题都属于儿科护理学的范畴，包括儿童生长发育、卫生保健、营养与喂养、疾病预防及临床护理。其服务对象不仅仅是到医院就诊的儿童，也包括家庭、社区、托幼机构和学校的儿童。

随着医学模式和护理模式的转变，儿科护理已由单纯对疾病的护理转变为"以儿童及其家庭为中心"的身心整体护理；由单纯对患儿的护理扩展为对所有小儿的护理；由单纯的医疗保健机构承担任务发展为全社会共同参与并承担小儿的预防、保健及护理工作。

第二节　儿童年龄分期 📱微课

儿童生长发育是一个连续的过程，又具有一定的阶段性。儿童时期大致可划分为 7 个年龄时期。护理人员应以整体、动态的观点来考虑儿童的健康问题，并采取相应的护理措施。

一、胎儿期

从受精卵形成至胎儿出生前称为胎儿期，约 40 周。此期，胎儿生长发育迅速，完全依靠母体生存，孕母的健康、营养、情绪、环境、疾病及用药等对胎儿的生长发育影响极大。尤其是妊娠前 8 周（胚胎期），孕母感染、创伤、滥用药物及接触放射性物质、毒品等均可影响胎儿生长发育，引起胎儿畸形，甚至导致早产、流产、死胎等。因此，此期护理重点是做好孕母保健和胎儿保健。

二、新生儿期

自胎儿娩出、脐带结扎至生后满 28 天称为新生儿期。此期，儿童处于生理功能进行调整以逐渐适应外界环境的阶段，刚刚脱离母体开始独立生存，适应外界的能力较差，易发生体温低于正常、体重减轻、感染等健康问题，还会出现一些与孕母妊娠、分娩有关的问题，如窒息、感染、出血等。此期发病率和病死率较高，尤其在生后 7 天内。故此期护理重点是注意保暖、合理喂养、预防感染、清洁卫生及消毒隔离等，协助新生儿安全渡过此期。

从胎龄满28周至出生后7天，称围生期。此期死亡率最高，需重视优生优育，抓好围生期保健。

下列关于新生儿特点的描述中，错误的是（　　）

A. 对外界适应性较差　　　　　　B. 容易因分娩导致产伤和窒息

C. 发病率高，病死率也较高　　　D. 免疫功能差，感染性疾病多见

E. 生理调节功能较成熟

答案解析

三、婴儿期

自出生至满1周岁前为婴儿期。此期，儿童生长发育最迅速，为"第一生长高峰"，对热能和营养素尤其是蛋白质的需要量相对较高，但此时小儿消化吸收功能尚未完善，易发生消化功能紊乱和营养不良；同时，婴儿体内来自母体的抗体逐渐减少，自身免疫功能尚未成熟，易患感染性疾病；中枢神经系统发育不成熟，易发生热性惊厥等。此期护理重点是提倡母乳喂养，科学添加辅食，按免疫程序做好预防接种，做好感染性疾病预防工作。

四、幼儿期

自1周岁至满3周岁前为幼儿期。此期，体格发育较婴儿期减慢，儿童已会独立行走、前囟闭合、乳牙逐渐出齐、学会控制大小便；活动范围迅速扩大，接触事物增多，智能发育快，语言、思维和心理方面有明显发展；自主性和独立性不断发展，但对危险的识别能力不足，自身防护能力较弱，最易发生意外伤害和中毒；同时，易受各种不良因素的影响，导致疾病的发生和性格行为的偏离。此期护理重点是注意断乳后营养，养成良好的饮食及卫生习惯，进行语言训练及早期教育，加强体格锻炼，注意预防疾病和意外。

幼儿容易出现生理性厌食，特别是在18个月左右较为明显。家长常常为此感到困惑和焦虑。如果你是一名儿科护士，怎样对家长进行幼儿合理营养指导呢？

答案解析

五、学龄前期

自3周岁后至6~7周岁入小学前为学龄前期。此期，儿童体格生长发育速度进一步减慢，智能发育更趋完善，语言及动作能力提高较快，活动范围扩大，求知欲强，好奇心强，爱问问题，模仿能力强，是性格形成的关键时期。此期，小儿也易发生意外事故，易患感染性疾病，免疫反应性疾病如急性肾炎等开始增多，因此，应积极防治链球菌感染等，预防传染病。在这一时期，仍应注意供给充足的营养及安全护理，应重视潜在智能的开发，并培养小儿良好的道德品质和生活能力，为入学做好准备。

六、学龄期

自入小学开始（6~7岁）至青春期开始之前为学龄期。此期，儿童体格生长发育仍稳步增长，除生殖系统外，各系统器官的外形均已接近成人，机体抵抗力增强，感染性疾病较前减少；儿童智能发

育更加成熟，控制、理解、分析、综合能力加强，是接受系统的科学文化教育的重要时期。此期，应加强教育，促进其德、智、体、美、劳全面发展；应保证营养，培养良好的生活、卫生习惯；要合理用眼，注意口腔卫生，坐、立、行姿势要端正；预防近视、龋齿及脊柱畸形的发生；防治小儿精神、心理和行为异常等方面的问题。

七、青春期

女孩从 11～12 岁至 17～18 岁，男孩从 13～14 岁至 18～20 岁为青春期，男孩青春期的开始和结束都比女孩晚两年左右。此期，儿童体格生长再次加速，出现"第二生长高峰"；同时，在性激素作用下，第二性征逐渐明显，生殖系统加速发育并渐趋成熟。由于神经内分泌调节尚不稳定，以及要面对更多的社会压力，青少年会出现一些新的健康问题，如心理行为问题、甲状腺肿大、痛经、高血压、痤疮等。因此，应加强对青少年的教育与引导，使之树立正确的人生观和价值观，养成良好的道德品质，学习生理及心理卫生知识，保证充足的营养，加强体格锻炼，建立健康的生活方式。

❤ **护爱生命** ————

青春期有着与其他人生阶段显著不同的特点：即生理成熟与心理不成熟，外界环境对其影响较大，常引起精神、心理、行为方面的不稳定。这一时期，自主意识强烈，为"第二反抗期"。儿科护理工作者应能够指导家长对青春期小儿进行正确的心理疏导，避免发生离家出走、自杀等情况，真正做到"以儿童及其家庭为中心"实施整体护理，保障和促进儿童身心健康。

第三节 儿科护理的特点

儿童时期处于不断生长发育的动态变化中，在解剖、生理、病理、免疫、疾病诊治、心理社会、医疗护理服务需求等方面均与成人存在差异，且各年龄时期儿童之间也存在着差异。因此，熟悉儿童特点，对于做好儿童护理十分重要。

一、儿童解剖、生理与免疫特点

（一）解剖特点

儿童在体格发育上处于不断变化的过程中，具有一定的规律性，如体重、身高、头围、胸围等的增长，身体各部分比例的改变，骨骼的发育等。护理人员应熟悉儿童的正常发育规律，及时识别异常，才能做好儿科护理工作。如：小婴儿头部比例相对较大，颈部肌肉和颈椎发育相对滞后，抱小婴儿时应注意保护头部；小婴儿髋关节附近的韧带较松弛，臼窝较浅，容易发生脱臼及损伤，护理时动作宜轻柔，避免过度牵拉等。

（二）生理特点

儿童年龄越小，生长越快，对营养物质特别是蛋白质、水和能量的需要量相对于成人多，但其消化系统功能尚未成熟，若喂养不当，极易出现营养缺乏和消化功能紊乱。婴儿代谢旺盛，水分占机体的比例相对较大，而肾功能尚未成熟，因此比成人更容易发生水和电解质紊乱。此外，不同年龄的儿童有不同的生理生化正常值，如心率、呼吸、血压、外周血象、体液成分等。因此，只有熟悉这些生理变化特点，才能进行正确的护理评估，对临床出现的问题做出正确的判断，给予正确的诊疗护理。

（三）免疫特点

小儿皮肤、黏膜娇嫩，淋巴系统发育不成熟，体液免疫和细胞免疫功能也都不如成人健全，防御能力差。新生儿可从母体获得 IgG，故生后 6 个月内患某些传染病的概率较小，但 6 个月后来自母体的 IgG 逐渐消失，其自行合成 IgG 一般要到 6 ~ 7 岁时才达到成人水平；母体 IgM 不能通过胎盘，故新生儿的 IgM 含量低，易发生革兰阴性菌感染；婴幼儿局部分泌型 IgA（SIgA）也缺乏，易发生呼吸道及胃肠道感染。因此，护理中应注意消毒隔离，以预防感染。

二、儿童心理－社会特点

儿童时期是心理行为发育和个性发展的重要时期，也是可塑性最高的时期。儿童身心未发育成熟，缺乏适应及满足需要的能力，依赖性较强，合作能力差，需要特别的保护和照顾；同时，儿童心理行为发育受家庭、学校和社会的深刻影响。因此，在护理中应以儿童及其家庭为中心，与儿童父母、幼教工作者、教师等共同配合，全社会共同参与，根据不同年龄阶段小儿的心理行为发育特征和需求，采取相应的护理措施，促进其身心健康成长，提高人口素质。

三、儿科临床工作特点

（一）病理特点

由于儿童发育不够成熟，对致病因素的反应往往与成人不同，从而可能发生不同的病理改变。如肺炎链球菌所致肺部感染，婴幼儿多发生支气管肺炎，而年长儿和成人则发生大叶性肺炎。

（二）疾病特点

儿童疾病种类及临床表现与成人有很大不同。如心血管系统疾病，儿童以先天性心脏病为多见，成人则多发生冠状动脉粥样硬化性心脏病（冠心病）；婴幼儿先天性疾病、遗传性疾病和感染性疾病较成人多见，且起病急、发展快，容易出现各种并发症；新生儿及体弱儿患严重感染性疾病时，常表现为各种反应低下，如体温不升、拒乳、外周血白细胞不增或降低等，并常无定位症状和体征。此外，小儿病情变化多端，须密切观察并结合必要的辅助检查，才能及时发现问题，及早做出诊断并给予护理。

（三）诊治特点

不同年龄阶段儿童患病有其独特的临床表现，诊断时应重视年龄因素和临床特点。如惊厥，发生于新生儿期，多考虑与产伤、窒息、颅内出血或先天异常有关；6 个月以内发生者，多考虑为婴儿手足搐搦症或中枢神经系统感染；6 个月至 3 岁的小儿则以热性惊厥、中枢神经系统感染可能性大；发生于 3 岁以上年长儿的无热惊厥，则以癫痫为多。此外，年幼儿常不能主动反映或准确诉说病情，因此，在诊治过程中应详细向家长询问病史，结合临床表现，尽早做出确切的诊断和处理。

（四）预后特点

儿童患病时，起病急，变化快，如诊治及时有效，护理恰当，疾病往往迅速好转。由于小儿各脏器组织修复和再生能力较强，后遗症一般较成人少。但年幼、体弱、危重病患儿的病情变化迅速，应严密监护、积极抢救，使之渡过危急时期。

（五）预防特点

儿童许多疾病是可以预防的，如加强宣传和普及科学育儿知识，提倡科学合理喂养，可使营养不良、腹泻、贫血、肺炎等常见病、多发病的发病率和病死率明显降低。及早筛查和发现先天性、遗传性疾病以及视觉、听觉障碍和智力异常，早期加以干预和矫治，可防止发展为严重伤残。开展计划免疫和加强传染病管理，也可以使许多儿童传染病的发病率和病死率大大下降。现已发现，不少成人疾病常常源于儿童时期，如加强小儿肥胖症的控制，可减少成人高血压、动脉粥样硬化性心脏病的发生。

因此，做好小儿时期疾病的预防，不仅可以保证儿童健康，还能促进成年期的健康。

四、儿童及其家庭护理特点

（一）以儿童及其家庭为中心

重视不同年龄阶段儿童的特点，关注儿童家庭成员的心理感受和服务需求，为儿童及其家庭提供预防保健、健康指导、疾病护理和家庭支持等服务。

（二）护理技术要求高

儿童护理项目繁多，除基础护理、疾病护理外，还包括大量的生活护理和教养内容，如新生儿配奶、喂奶、换尿布及沐浴等；对年长儿要寓教育于护理之中，引导他们健康成长。婴幼儿，尤其是婴儿不懂得和医护人员合作，给儿科护理技术操作提出了更高的要求，如日常的静脉穿刺，其难度要比成人大得多。因此，儿科护士必须具备精湛的技术和丰富的临床经验。

（三）保证患儿的安全

儿童缺乏安全意识，易发生意外伤害，应根据不同年龄、个性、疾病等特点进行预测，采取一些必要的预防措施，如设床栏以防止坠床；管理好电源以防止触电；用热水袋时，避免烫伤；注意药物的管理，防止误饮、误食等。为便于检查、治疗和保证安全，可选用适当的约束法约束患儿。

（四）实施身心整体护理

人是身心统一的整体，护理工作不应仅限于满足儿童的生理需要或维持已有的发育状况，还应包括维护和促进儿童心理行为的发展和精神心理的健康；除关心儿童机体各系统或各器官功能的协调平衡外，还应使儿童的生理、心理活动状态与社会环境相适应，并应重视环境带给儿童的影响。

第四节　儿科护士的素质要求

随着儿科护理学的发展，儿科护士的角色发生了很大的转变，已由单纯的疾病护理角色转变为具有专业知识技能的多元化角色，如护理计划制定者、护理活动执行者、健康教育者、健康协调者、健康咨询者、患儿代言人及护理研究者。因此，儿科护士应具备良好的身心素质及职业素养。

一、职业思想素质

1. 热爱儿童，热爱护理事业，有高度的责任感和同情心，具有为儿童健康服务的奉献精神。护理人员要一视同仁，尊重小儿，做到言而有信，用爱心、细心、耐心和责任心为儿童的健康提供优质服务。

2. 具有诚实的品格、较高的慎独修养、高尚的道德情操。护理人员是儿童学习的对象之一，因此必须以身作则，加强自身的修养。以理解、真诚、友善、平等的心态，为儿童及其家庭提供帮助。

3. 能够正视现实、面向未来，追求崇高的理想，严于律己，忠于职守，救死扶伤，廉洁奉公，践行人道主义。

二、专业素质

1. 具有合理的知识结构、比较系统完整的专业理论知识和较强的实践技能，操作准确，技术精湛，动作轻柔、敏捷。

2. 具有敏锐的观察力和综合分析判断能力，树立整体护理观念，能应用护理程序解决小儿的健康问题。

3. 具有与小儿及其家庭进行有效沟通的能力，全面了解患儿的生理、心理和社会情况。

4. 具有团队协作能力，同事间能够相互尊重，团结协作。

5. 具有开展护理教育和护理科研的能力，勇于创新，勤奋进取。

三、科学文化素质

具备一定的文化素养和自然科学、社会科学、人文科学等多学科知识，并应用于护理实践。掌握现代护理学发展的新理论、新技术，与时俱进，不断提升自我。

四、身体心理素质

具有健康的身体和心理素质，具有较强的适应能力、良好的忍耐力及自我控制力，能灵活敏捷地应对问题。

👁 看一看

儿科护理学的发展与展望

随着社会的发展和科学技术的进步，儿科护理学已经逐渐发展成为具有独特功能的专门学科，儿科护士成为加强儿童保健、维护儿童健康的主要力量。为此，儿科护理工作者要不断提升自身职业素养，努力掌握先进的科学技术，为提升儿童健康水平做出更大的贡献。

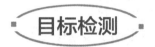

答案解析

一、单项选择题

1. 造成婴幼儿易患呼吸道感染的原因主要是（ ）

    A. 呼吸道解剖特点所致   B. 分泌型 IgA 缺乏   C. 血清中 IgG 缺乏

    D. 血清中 IgM 缺乏   E. 细胞免疫功能低下

2. 1 周岁后至满 3 周岁之前为（ ）

    A. 幼儿期   B. 新生儿期   C. 婴儿期

    D. 围生期   E. 学龄前期

3. 小儿性格形成的关键期是（ ）

    A. 新生儿期   B. 婴儿期   C. 幼儿期

    D. 学龄前期   E. 青春期

4. 下列各期中，病死率和死亡率最高的一期是（ ）

    A. 新生儿期   B. 婴儿期   C. 胎儿期

    D. 幼儿期   E. 学龄期

5. 小儿最易发生意外的时期是（ ）

    A. 新生儿期   B. 婴儿期   C. 幼儿期

    D. 学龄前期   E. 学龄期

6. 以提倡母乳喂养、科学添加辅食为护理重点的时期为（ ）

    A. 婴儿期   B. 幼儿期   C. 学龄前期

    D. 学龄期   E. 青春期

7. 下列关于学龄期儿童特点的描述中，错误的是（　　）

    A. 体格生长处于稳步增长阶段

    B. 应接受系统的科学文化教育

    C. 除生殖系统外，身体各器官系统已逐渐发育成熟

    D. 免疫功能差，感染性疾病多见

    E. 智能发育更为成熟，理解、分析、综合能力增强

8. 青春期生长发育最大的特点是（　　）

    A. 体格生长稳定　　　　　　　　　　B. 神经发育成熟

    C. 内分泌调节稳定　　　　　　　　　D. 生殖系统迅速发育，并渐趋成熟

    E. 心理成熟

9. 某小儿，已进入幼儿园，对周围事物特别感兴趣，好奇、好问、好模仿，能简单叙述事情的经过，其所处的年龄时期最可能为（　　）

    A. 婴儿期　　　　　　B. 幼儿期　　　　　　C. 学龄前期

    D. 学龄期　　　　　　E. 青春期

10. 某小儿，身高、体重增长很快，对营养物质需要量大，但常发生消化功能紊乱，已能坐稳并左右转身。其所处的年龄时期最可能为（　　）

    A. 婴儿期　　　　　　B. 幼儿期　　　　　　C. 学龄前期

    D. 学龄期　　　　　　E. 青春期

二、综合问答题

1. 什么是儿科护理学？儿科护理学的研究对象是什么？

2. 简述儿童年龄分期及各期定义。

（季东平）

书网融合……

重点回顾　　　　　微课　　　　　习题

第二章　儿童生长发育

<table>
<tr><td rowspan="1">学习目标</td><td colspan="1">

知识目标：

1. 掌握　小儿体格发育各项指标的正常值、计算公式及临床意义。

2. 熟悉　小儿生长发育规律及影响因素；儿童感觉、运动功能和语言发育。

3. 了解　小儿脂肪组织、肌肉、生殖系统、神经系统的发育；小儿心理活动发展及小儿心理发育的评价。

能力目标：

1. 能运用有关指标，对小儿个体和群体进行生长发育的监测及健康状况评估。

2. 能评估不同年龄小儿体格发育情况。

素质目标：

具备尊重小儿隐私的素质以及人文关怀的意识。
</td></tr>
</table>

📖 导学情景

情景描述： 明明的妈妈带着明明来儿童保健门诊体检。护士测量后，记录：身长 95.5cm，体重 14.5kg，乳牙 20 颗，腕部骨化中心 4 个。护士告诉明明的妈妈，评估结果为体格发育正常。

情景分析： 衡量儿童营养状况的重要指标是体重，反映骨骼发育的重要指标是身高，骨化中心的出现反映长骨的生长成熟程度，通过 X 线测定不同年龄儿童长骨骨骺端骨化中心出现时间、数目、形态变化，即为骨龄。

讨论： 评价儿童体格生长的常用指标有哪些呢？小儿生长发育遵循哪些规律呢？

学前导语： 生长发育是儿童区别于成人的重要特点，监测和促进儿童生长发育是儿科护理工作的重要内容。

生长发育是指从受精卵到成人的成熟过程，包括生长和发育。儿童与成人最大的区别就是儿童处于不断的生长发育过程中。生长是指儿童身体各器官、系统的长大和形态变化，表示量的改变；发育指细胞、组织、器官的分化完善和功能成熟，是质的改变。两者紧密相关，生长发育过程相当复杂，并受多种因素影响，评估和促进儿童生长发育是儿科护理工作的重要内容。

第一节　生长发育规律及其影响因素 📱微课

一、生长发育的规律

1. 生长发育的连续性与阶段性　生长发育贯穿整个儿童时期，是一个连续的过程，但各年龄段生长发育的速度不同。例如：体重和身高（长）在生后第 1 年增长迅速，尤其是前 3 个月增长速度最快，生后第 1 年为第一个生长高峰，第 2 年以后生长速度逐渐减慢，至青春期生长发育速度又加快，出现第二个生长高峰（图 2-1）。

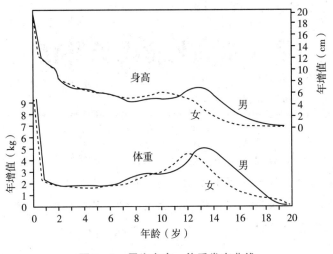

图 2-1 男女身高、体重发育曲线

2. 各器官、系统发育不平衡 儿童各器官、系统的发育顺序遵循一定规律。例如：神经系统发育最早；淋巴系统在儿童时期迅速发育，于青春期前达高峰，以后逐渐下降；生殖系统发育较晚；皮下脂肪组织在婴幼儿时期比较发达；肌肉组织到学龄期发育加速；其他如消化、呼吸、循环、泌尿等系统的发育基本与体格生长平行（图 2-2）。

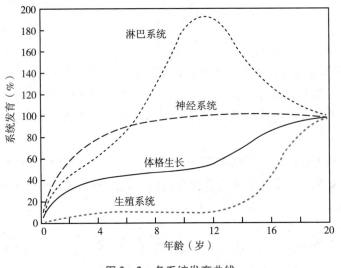

图 2-2 各系统发育曲线

3. 生长发育的顺序性 生长发育遵循一定的顺序，由上到下、由近至远、由粗到细、由低级到高级、由简单到复杂。生后运动发育的规律是：先抬头，后挺胸，然后会坐，最后是站立、行走（由上到下）；先会抬肩和伸臂，再控制双手的活动，先会伸腿和抬腿的活动，然后控制双脚的活动（由近到远）；从全手抓握到手指捏取（由粗到细）；先画直线，后画圆、图形（由简单到复杂）。认识事物的过程是：先会听、看、感觉事物，逐渐发展到有记忆、思维、分析、判断（由低级到高级）。

4. 个体差异性 按一定规律发展，但在一定范围内因受先天遗传和后天教育、环境等因素影响，每个人的生长"轨迹"不完全相同。因此，在判断儿童发育是否正常时，必须充分考虑各种因素对个体的影响，进行连续、动态的观察，才能做出准确的判断。

二、生长发育的影响因素

1. 遗传因素　儿童的生长发育受父母双方遗传因素的影响。不同种族、家族间的差异，即遗传，决定了儿童的皮肤和毛发的颜色、面部特征、身材高矮、骨骼、肌肉和皮下脂肪等的发育方向。其中，体型及反映骨骼的指标受遗传影响较大，体重受遗传作用影响较小。遗传因素也决定了性成熟的早晚以及对疾病的易感性等；还决定了儿童的性格、气质甚至学习能力等。遗传性疾病，无论是染色体畸变，还是代谢性缺陷，对儿童生长发育均有显著性影响。

2. 性别　男孩与女孩的生长发育各有特点，一般女孩的平均身高、体重较同龄男孩小。女孩青春期萌动要比男孩约早2年，此时其身高、体重可暂时超过男孩；男孩青春期开始虽较迟，但延续时间比女孩长，男孩体格生长最终超过女孩。此外，在骨骼、肌肉、皮下脂肪发育等方面，男孩与女孩也有较大差异，如女孩肩距窄、骨骼轻、骨盆较宽，皮下脂肪丰满，而肌肉发育不如男孩。因此，评价儿童生长发育时，男、女要用不同的标准。

3. 孕母情况　胎儿在宫内发育受孕母生活环境、营养、情绪、疾病等各种因素的影响。例如：妊娠早期感染风疹病毒，可导致胎儿先天性畸形；严重营养不良、高血压，可致流产、早产和胎儿发育迟缓；孕母受到某些药物、放射线辐射、毒物侵害和精神创伤等，可使胎儿生长发育受阻，影响儿童正常的生长发育。某些营养物质缺乏，如叶酸的缺乏可导致儿童神经管畸形和先天性心脏病的发生，故建议孕前和妊娠早期可适当补充，以防止先天缺陷的发生。

👁 看一看

TORCH 感染

TORCH 是一类导致妊娠期感染及新生儿出生缺陷的特殊病原体，由 Nahmias 于1971年提出。其中，T 代表弓形虫，R 代表风疹病毒，C 代表巨细胞病毒，H 代表单纯疱疹病毒，O 指其他病原体如梅毒螺旋体等。

TORCH 感染是导致出生缺陷的主要生物因素之一，不仅对母亲有害，而且也会对胎儿产生严重不良后果，致流产、早产、死胎或胎儿生长迟缓、发育畸形，且通过产道和母乳还可引起新生儿感染；如果神经系统受累，可造成不同程度的智力障碍及各种瘫痪、失聪、失明等后遗症，严重威胁小儿健康。

为降低小儿出生缺陷率，医务工作者应加强对孕妇的宣传教育，积极做好 TORCH 感染的筛查，及早发现不良妊娠并及时处理；对新生儿常规开展 TORCH 检测，了解新生儿感染情况，以便早干预、早治疗。

4. 营养因素　儿童的生长发育，包括宫内胎儿生长发育，需充足的营养。营养素供给充足且比例恰当，加上适宜的生活环境，可使生长潜力得到充分的发挥。宫内营养不良不仅使胎儿体格生长落后，严重时还影响脑的发育；生后营养不良，特别是生后第1~2年的严重营养不良，可影响体重、身高及智能的发育。

5. 生活环境　儿童的生活环境不仅包括物理环境，还包括家庭的经济条件、社会环境、文化状况等。良好的居住环境，如阳光充足、空气新鲜、水源清洁、家庭和谐、良好的生活方式、科学的护理、适宜的锻炼等有利于儿童的生长发育；反之，将有不良影响。

6. 疾病和药物　疾病对儿童生长发育影响很大，在内分泌疾病中，生长激素和甲状腺素缺乏可引起骨骼生长和神经系统发育迟缓。药物也可影响生长发育，如长期或大量使用链霉素，会损害听力和肾功能，对儿童成长造成永久性的损害。

第二节　儿童体格生长发育与评价

一、体格生长常用指标

1. 体重　为各器官、系统和体液的总重量，是衡量儿童体格生长与营养状况的最灵敏指标，儿科临床中多用体重计算给药量和静脉输液量。

新生儿出生时的体重平均为 3.25kg，其中，男婴平均体重为（3.3±0.4）kg，女婴平均体重为（3.2±0.4）kg，与世界卫生组织（WHO）的参考值相近（男 3.3kg，女 3.2kg）。生后一周内，可有暂时性体重下降（生理性体重下降），下降范围为 3%～9%，这是由于生后摄入不足、胎粪及水分排出，常于生后 7～10 天恢复到出生时的体重，生后及早哺乳或喂水可减少体重下降。婴儿期，年龄越小，体重增长越快。3 个月时的体重是出生时的 2 倍（6kg），第 4～6 个月每月增长 500～600g，因此，前半年每月增加 600～800g，是生长发育的第一个高峰；后半年每月增长 300～400g，生长发育逐渐减慢。2 周岁时，体重增至出生时的 4 倍（12kg）。2 岁以后到 11、12 岁前，体重稳步增长。具体推算公式如下：

$$3～12 个月：体重（kg）=（月龄 +9）/2$$
$$1～6 岁：体重（kg）= 年龄 \times 2 +8$$
$$7～12 岁：体重（kg）=（年龄 \times 7 -5）/2$$

12 岁以后为青春期发育阶段，是生长发育的第二个高峰，这时不能按上述公式推算。

练一练

正常 3 个月婴儿，按体重公式计算，体重可能为（　　）

A. 3.5kg
B. 4.2kg
C. 5.1kg
D. 6kg
E. 7.4kg

答案解析

2. 身高（长）　指从头顶至足底的全身长度，是反映骨骼发育的重要指标。2 岁以下小儿取仰卧位测量，称身长；2 岁以后立位测量，称身高。立位测量值比仰卧位少 1～2cm。

身高（长）的增长规律与体重相似，年龄越小，增长越快，婴儿期和青春期是两个增长高峰。出生时，身长平均为 50cm；3 个月时，身长增长 11～13cm，达 61～62cm；6 个月时，达到 65cm；1 周岁时，身长约 75cm；第 2 年增长速度减慢，增加 10～12cm，2 岁时 85～87cm。2 岁以后，平均每年增长 6～7cm。2～10 岁儿童的身高可按下列两个公式粗略计算：

$$2～6 岁：身高（cm）=75 + 年龄 \times 7$$
$$7～10 岁：身高（cm）=80 + 年龄 \times 6$$

青春期出现身高增长的第二个高峰，12 岁以后不能再按上式推算。此时，女孩身高可比同龄男孩高，但男孩进入青春期后，最终身高超过女孩。

身高（长）包括头部、脊柱和下肢长度的总和。三部分发育进度并不相同，一般生后第 1 年头部发育最快，躯干次之，而青春期身高增长则以下肢为主。因此，有时临床上需要分别测量上部量（从头顶至耻骨联合上缘）和下部量（从耻骨联合上缘至足底），以评估其比例关系。上部量与脊柱的增长有关；下部量与下肢长骨的发育有关。新生儿上部量与下部量的比例为 3:2，中点在脐上；2 岁时，中点在脐以下；6 岁时，中点移至脐与耻骨联合上缘之间；12 岁时，上、下部量相等，中点在耻骨联合上缘（图 2-3）。

身高（长）的增长与遗传、营养、内分泌等因素有关。某些疾病如甲状腺功能减退、生长激素缺乏、营养不良等，可影响身高（长）的发育；短期的疾病与营养波动不易影响身高（长）的增长。

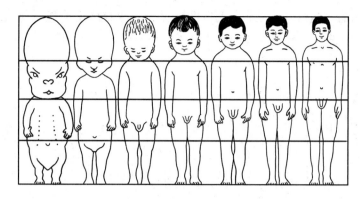

图 2-3 胎儿时期至成人身体各部分比例

3. 坐高 指从头顶至坐骨结节的长度，反映头颅与脊柱的生长。坐高占身高的百分数随着年龄而下降，出生时坐高为身高的 67%，之后下肢增长比躯干快，6 岁时为 55%，14 岁时为 53%。此百分数显示了上、下部比例的改变，反映了身材的匀称度，比坐高绝对值更有意义。儿童克汀病、软骨发育不良时，坐高占身高的百分比明显增大。3 岁以下，采用测量床仰卧位测量，称顶臀长；3 岁后，采用坐位测量，称坐高。读数精确到 0.1cm。

4. 头围 是始于眉弓上方、经枕后结节绕头一周的长度，反映脑和颅骨的发育程度。出生时，头围平均为 34cm，3 个月时约为 40cm，1 岁时约为 46cm，2 岁时约 48cm，5 岁时约 50cm，15 岁时约 54cm，接近成人。

在 2 岁前测量头围最有价值。头围过小，常提示脑发育不良；头围过大或增长过快，提示可能发生脑积水、佝偻病等。

5. 胸围 是沿乳头下缘、经肩胛角下缘绕胸一周的长度，反映胸廓、胸背肌肉、皮下脂肪及肺的发育程度。出生时，胸围平均为 32cm，比头围小 1～2cm。1 岁时，胸围与头围大致相等（约 46cm），出现头围、胸围生长曲线交叉；1 岁以后，胸围超过头围，至青春期前，两者差数（cm）约等于儿童岁数减 1。头围、胸围生长曲线交叉时间与儿童营养和胸廓发育有关。

6. 腹围 为平脐（小婴儿以剑突与脐之间的中点）水平绕腹一周的长度。2 岁前，腹围与胸围大致相等；2 岁后，腹围较胸围小。患腹部疾病，如有腹水时，需测量腹围。

7. 上臂围 为沿肩峰与尺骨鹰嘴连线中点水平绕上臂一周的长度，反映上臂骨骼、肌肉、皮下脂肪和皮肤的发育水平，常用于评估儿童营养状况。生后第一年内，上臂围增长迅速，尤其前半年增长很快；1～5 岁间，增长缓慢。在测量体重、身高不方便的地区，可测量上臂围以普查 5 岁以内儿童的营养状况。评估标准：上臂围 >13.5cm，为营养良好；12.5～13.5cm，为营养中等；<12.5cm，为营养不良。

8. 皮下脂肪 皮下脂肪厚度反映皮下脂肪含量。常用的测量部位有腹壁、背部、腰部，用皮褶卡钳测量得出正确数据。

9. 囟门 分为前囟和后囟。前囟为顶骨和额骨边缘交接处的菱形间隙，出生时一般为 1.5～2cm（对边中点连线长度），6 个月后逐渐骨化而变小，1～1.5 岁应闭合。2 岁时，96% 的儿童前囟闭合。后囟是顶骨和枕骨边缘交接处形成的三角形间隙，出生时很小或已闭合，最迟 6～8 周闭合（图 2-4）。前囟饱满，提示颅内压力

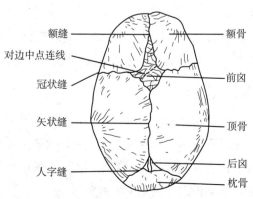

图 2-4 儿童囟门

增高，见于脑积水、脑瘤、脑出血等疾病；前囟凹陷见于脱水或极度消瘦。前囟迟闭或过大见于佝偻病、先天性甲状腺功能减低症；前囟早闭或过小见于小头畸形等。

？想一想

做好儿童体格测量，对于指导儿童健康成长有一定的意义。假如你是一名护士，如何测量婴儿的前囟？测量前囟有何意义呢？

答案解析

10. 牙齿 人一生有两副牙齿：乳牙和恒牙。乳牙共20颗，恒牙28~32个。出生后4~10个月（平均6个月），乳牙开始萌出，13个月后还未萌牙视为萌牙延迟，3岁前出齐。2岁以内，乳牙数目为月龄减4~6。出牙顺序为下中切牙、上中切牙、上侧切牙、下侧切牙、第一乳磨牙、尖牙、第二乳磨牙（图2-5）。

6岁左右萌出第1颗恒磨牙（又称六龄齿），6~12岁乳牙按萌出顺序逐个脱落，被同位恒牙替代；12岁左右出第2颗恒磨牙；17~18岁以后出第3颗恒磨牙（智齿），也有终身不萌出者。恒牙一般20~30岁出齐。

出牙时，个别儿童可有低热、流涎、睡眠不安、烦躁等情况，属于正常现象。食物的咀嚼有利于牙齿的生长。

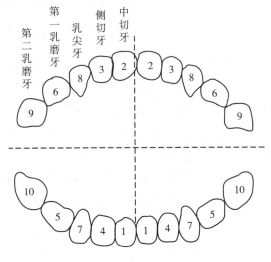

图2-5 出牙顺序

11. 脊柱 其增长反映脊椎骨的发育。出生后第1年，脊柱增长快于四肢；1岁以后，四肢增长快于脊柱。新生儿时，脊柱无弯曲，仅轻微后凸；3个月左右，随抬头动作的发育，出现颈椎前凸；6个月能坐时，出现胸椎后凸；1岁能走时，出现腰椎前凸；6~7岁时，脊柱3个自然弯曲才被韧带固定。

12. 长骨的发育 是长骨干骺端软骨骨化、骨膜下成骨的过程。当骨骺与骨干融合时，标志着长骨生长停止。随着年龄的增长，长骨干骺端的软骨次级骨化中心按一定的顺序和骨解剖部位有规律地出现，次级骨化中心的出现反映长骨生长发育成熟程度，通过X线检查不同年龄儿童长骨骨骺端次级骨化中心的出现时间、数目、形态、密度，将其与标准图谱对照，有助于判断骨发育年龄，称骨龄。出生时，股骨远端和胫骨近端出现次级骨化中心，是新生儿长骨发育成熟的标志；生后4~6个月，婴儿腕部出现次级骨化中心，相对最集中。腕部次级骨化中心的出现顺序为：头状骨、钩骨（3~4个）；下桡骨骺（约1岁）；三角骨（2~2.5岁）；月骨（3岁左右）；大、小多角骨（3.5~5岁）；舟骨（5~6岁）；下尺骨骺（6~8岁）；豆状骨（9~10岁）。10岁时，腕部骨化中心出全，共10个，1~9岁的数目约为其年龄加1。临床上判断骨龄应慎重，需结合临床综合分析。骨龄落后，考虑甲状腺功能减低症、生长激素缺乏等；骨龄超前，考虑中枢性性早熟、先天性肾上腺皮质增生症等。

❤护爱生命

儿童从婴儿生长到成年，是一个非常复杂的过程。良好的营养、运动、休息和照护对儿童的健康生长至关重要。儿童的健康水平影响着中华民族的整体素质。学习实践过程中，我们要充分发扬胸怀祖国、服务人民的爱国精神，践行人民至上、生命至上的理念，利用所学知识，指导家长注意观察儿童体格生长，促进儿童健康发展。

二、体格生长评估方法

1. 均值离差法 正常儿童生长发育状况多呈正态分布，常用均值离差法，以平均值（$\overline{X}$）加减标准差（SD）来表示。如68.3%的儿童生长水平在 $\overline{X} \pm 1SD$ 范围内，95.4% 的儿童在 $\overline{X} \pm 2SD$ 范围内，99.7%的儿童在 $\overline{X} \pm 3SD$ 范围内。一般认为，$\overline{X} \pm 2SD$（包含95%的总体）属于正常范围。

2. 中位数、百分位数法 适于正态或非正态分布的样本。以第50百分位（P_{50}）为中位数，把资料分为 P_3、P_{10}、P_{25}、P_{50}、P_{75}、P_{90}、P_{97}。当大量数据呈正态分布时，P_{50}相当于均值离差法的均数，P_3相当于 $\overline{X} - 2SD$，P_{97}相当于 $\overline{X} + 2SD$。通常以 $P_3 \sim P_{97}$（包含总体的95%）为正常范围。此法计算相对复杂但精确，目前较均值离差法更为常用。

3. 指数法 用两项指标间相互关系做比较。常用 Kaup 指数，即体重（kg）$\times 10^4 /$[身高（cm）]^2，其含义为单位面积的体重值，主要反映体格发育水平及营养状况。此法尤其适用于婴幼儿，15～19 为正常，13～15 为消瘦，19～22 为优良，>22 表示肥胖。

4. 生长发育图法 将各项体格生长指标按不同性别和年龄画成正常曲线图（离差法取百分位数法），对个体儿童从出生开始至青春期进行全程监测，将定期连续的测量结果每月或每年标记于曲线图上做比较，以了解儿童目前所处发育水平，以及发育趋势和生长速度是下降、增长或平坦，及时发现偏差，分析原因，给予干预。

三、体格生长评估内容

1. 发育水平 将儿童某一年龄时点的某一项体格发育指标测量值（横断面测量），如体重、身高等，与参照人群值进行比较（横向比较），即得到该儿童该项体格发育指标在同质人群中所处的位置，即该儿童生长发育的现实水平，通常以等级表示结果。该指标不能说明过去存在的问题，也不能预测其生长趋势。

2. 生长速度 定期连续测量儿童某项体格发育指标（纵向观察），如体重、身高等，即得到该项指标的生长速度。通过这种动态纵向观察个体儿童的生长规律方法，可发现每个儿童有自己稳定的生长曲线，体现个体差异。因此，生长速度的评价较发育水平更能真实反映儿童生长状况。生长速度正常的儿童，生长基本正常。

3. 匀称程度 是对体格生长指标之间关系的评价，用于了解体型。例如，以身高（长）/体重的比值（W/L）与参照人群值进行比较，可反映体型匀称度；以坐高（顶臀长）/身高（长）的比值与参照人群值进行比较，可反映儿童下肢发育状况，评价身材是否匀称。

👁 看一看

追赶生长

儿童生长发育遵循一定的规律。当儿童营养不良、患病或缺乏激素时，就会逐渐偏离生长发育的轨迹，出现生长迟缓。而一旦这些阻碍生长的因素被去除，儿童将以超过相应年龄正常的速度加速生长，重新回归其遗传学编码的正常生长轨迹。这一现象称为追赶生长。追赶生长可以发生在儿童生长的任何阶段，但最常见于出生后的最初2年中。

长期以来，追赶生长被看作从生长发育迟缓对发育和健康的不利影响中恢复的一个必需特征。近年来，流行病学研究提示，追赶生长也可有远期的健康危害。胎儿期生长受限和（或）婴儿期生长不良，但以后有追赶生长者，有较明显的发生代谢综合征的倾向。因此，正确认识追赶生长的利弊，对指导不同生长类型新生儿喂养策略的制定具有重要意义。

第三节　儿童神经心理发育与评价

一、神经系统的发育

神经系统的发育是儿童神经－心理发育的基础，在胚胎时期，神经系统首先发育，尤其是脑的发育最为迅速。出生时，脑重约370g，占体重的1/9~1/8；6个月时，脑重600~700g；1岁时，脑重达900g；7岁时，脑重接近成人。出生时，大脑已有主要的沟回，但较浅，大脑皮质较薄，细胞分化较差。儿童出生时，神经细胞数与成人相同。4岁时，神经纤维完成髓鞘化，故婴儿时期神经冲动易泛化，不易形成明显的兴奋灶，儿童易疲劳而进入睡眠状态。生长发育时期的脑组织耗氧量较大，在基础代谢状态下，儿童脑耗氧量占总耗氧量的50%，而成人仅为20%。儿童初生时，大脑皮质发育未成熟，出生后活动主要由皮质下神经系统调节，之后转为由大脑皮质中枢调节，对皮质下中枢的抑制作用也逐渐明显。儿童大脑富有蛋白质，而脂类较少，长期营养缺乏易引起脑的生长发育落后。

二、感知觉的发育

1. 视觉发育　新生儿已有视觉感应功能，瞳孔对光有反射，在安静清醒状态下可短暂注视物体，但只能看清15~20cm内的事物。新生儿后期，视感知发育迅速，2个月起，头眼协调，可注视物体；3~4个月时，喜欢看自己的手，追寻活动的物体或人；4~5个月，开始能认识母亲，见到奶瓶表示喜悦；6~7个月，目光可随上下移动的物体垂直方向转动；8~9个月，可以注视远距离的物体；1.5~2岁，两眼调节好，能区别各种图形；2岁时，可区别垂直线与横线；5岁时，区别颜色；6岁及以后，视深度已充分发展，视力达1.0。

2. 听觉发育　出生时，鼓室充满羊水，听力差；生后3~7天，听力较好；3个月，出现定向反应，听到悦耳声时会微笑；6~7个月，可区别父母声音，唤其名有反应；8个月，开始区别语言的意义；13~16个月，可寻找不同响度的声源，听懂自己的名字；4岁，听觉发育完善。听感知发育和儿童的语言发育直接相关，听力障碍如果不能在语言发育的关键期内或之前得到确诊和干预，则可因聋致哑。

3. 嗅觉和味觉发育　出生时，嗅觉中枢与神经末梢已发育成熟，闻到乳味会寻找乳头；3~4个月时，能区别好闻和难闻的气味；7~8个月，开始对芳香气味有反应。4~5个月的婴儿对食物味道的微小改变很敏感，为味觉发育的关键期，对不同味道如甜、酸、苦等的反应也不同，并能立即辨出与习惯滋味不同的食物，故应合理添加各类辅食，使之适应不同味道。

4. 皮肤感觉发育　皮肤感觉可分为触觉、痛觉、温度觉和深感觉。触觉是引起儿童某些反射的基础，新生儿的触觉已很敏感，尤其以嘴唇、面颊、手掌、脚掌、前额和眼睑等部位最为敏感。温度觉很灵敏，尤其是对冷的反应，如出生时遇冷则啼哭。出生时，痛觉已存在，但较迟钝，疼痛出现时易泛化，2个月后逐渐改善。

5. 知觉发育　知觉是人对事物的综合反应，与上述感觉功能的发育密切相关。5~6个月时，可通过看、咬、摸、闻、敲击等活动，了解物体的属性；1岁末，儿童开始有空间和时间知觉；3岁，能辨上、下；4岁，辨前、后；5岁，能辨自身的左、右；4~5岁，开始有时间概念，如早晚以及昨天、今天和明天等。

三、运动功能的发育

运动功能的发育分为大运动和精细运动两大类。

1. 大运动 过程可呈现"二抬四翻六会坐，七滚八爬周会走"的规律。

（1）抬头 新生儿俯卧时，能抬头 1～2 秒；3 个月时，抬头较稳；4 个月时，抬头很稳。

（2）坐 6 个月时，能双手向前撑住独坐；8～9 个月时，能坐稳。

（3）翻身 7 个月时，能有意识地从仰卧位翻身至俯卧位，或从俯卧位翻身至仰卧位。

（4）爬 8～9 个月，可用双上肢向前爬；12 个月，能手和膝并用向前爬。

（5）站、走、跳 10 个月，可扶着走；11 个月时，可独站片刻；12 个月，可独走；15 个月，可走稳；24 个月时，可双足并跳；30 个月时，会单足跳。

2. 精细运动 3～4 个月时，握持反射消失；6～7 个月时，出现换手与捏、敲等探索动作；9～10 个月时，可用拇指、示指拾物，喜欢撕纸；12～15 个月时，学会用勺，乱涂画；18 个月时，能叠 2～3 块方积木；2 岁时，可叠 6～7 块方积木，会翻书（图 2-6）。

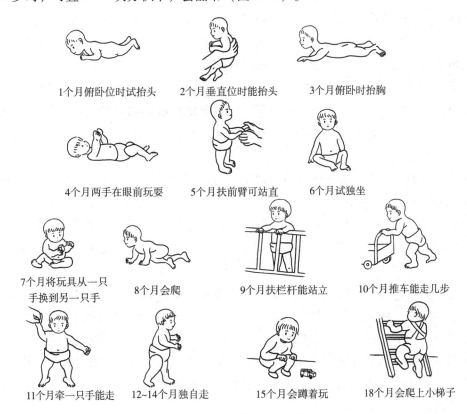

1个月俯卧位时试抬头　　2个月垂直位时能抬头　　3个月俯卧时抬胸

4个月两手在眼前玩耍　　5个月扶前臂可站直　　6个月试独坐

7个月将玩具从一只手换到另一只手　　8个月会爬　　9个月扶栏杆能站立　　10个月推车能走几步

11个月牵一只手能走　　12~14个月独自走　　15个月会蹲着玩　　18个月会爬上小梯子

图 2-6 婴幼儿动作发育

四、语言的发育

语言是人类特有的高级神经活动，是表达思维、观念等的心理过程，与智能发育有直接的联系。正常儿童天生具有发展语言技能的潜能，但完善的听觉、发音器官和大脑功能正常是语言发展的关键性条件。语言对儿童社会性行为的发展具有重要意义。2 岁前是口头语言发展的关键期；4～5 岁是书面语言学习的关键期。语言的发育经过发音、理解和表达三个阶段。

1. 发音阶段 新生儿已会哭叫；1～2 个月，开始发喉音；2 个月，发"a""i""u"等元音；6 个月时，出现辅音；7～8 个月，能发出"爸爸""妈妈"等语音；8～9 个月，喜欢学亲人口唇发音；10 个月，会有意识地叫"爸爸""妈妈"。

2. 理解阶段 理解语言在发音阶段已经开始。儿童通过视觉、触觉、体位觉等与听觉联系，逐步理解一些日常用品，如"勺子""奶瓶"等名称，亲人对婴儿自发的"爸爸""妈妈"等语言的及时应答，也使其逐渐理解这些音的特定含义。

3. 表达阶段　在理解的基础上，儿童学会了用语言表达思维，如"吃""尿""要""抱"等。语言从简单句到复杂句，如先单词，后组成句子。

护理时，要学会评估儿童语言发育的状况，发现可能存在的发育异常或迟缓现象。应注重为儿童提供适于语言发展的环境，鼓励家长耐心地与儿童进行交流，为儿童提供多听、多说的机会。要注意1～2岁儿童暂时可能有乱语的情况；3～4岁儿童发音不准，着急时容易形成口吃等。

五、心理活动的发展

1. 注意的发展　注意可分为无意注意和有意注意。婴儿以无意注意为主，3个月开始能短暂地集中注意人的脸和声音。强烈的刺激能成为儿童无意注意的对象。随着年龄增长，儿童逐渐出现了有意注意，但稳定性差；5～6岁后，才能较好地控制自己的注意力，但集中时间较短，约15分钟；7～10岁约20分钟；11～12岁后，儿童注意力的集中性和稳定性提高，约30分钟，注意的范围也不断扩大。

2. 记忆的发展　记忆是一个复杂的心理活动过程，包括感觉、短暂记忆和长久记忆。长久记忆又可分为再认和重现。5～6个月的婴儿能再认母亲和其他亲近的人，1岁以后才有重现。婴幼儿时期的记忆特点是时间短、内容少，对带有欢乐、愤怒、恐惧等情绪的事物容易记忆，且以机械记忆为主，持久性与精确性差。随着年龄的增长和思维、理解、分析能力的发展，有意记忆能力增强，记忆的内容拓宽，复杂性增加。

3. 认知能力的发展　认知是指获得和使用知识。瑞士哲学家和心理学家皮亚杰（Piaget J, 1896～1980）最先系统地提出了儿童认知发展理论。他认为，儿童的智力起源于他们的动作或行为，智力的发展就是要求儿童与经常变化着的外部环境相互作用后，不断做出新反应的结果。4岁是形状知觉形成的关键期，5岁是数概念形成的关键期，7岁以前是人生的认知关键期。皮亚杰把认知发展过程分为4个阶段。

（1）感知运动期（0～2岁）　是指儿童通过感知逐渐形成自主协调运动的时期。儿童通过与周围事物的感觉运动性接触，如咬、吸、抓握、触摸等行动，来认识世界，逐渐区分开自我与周围的环境，开始出现心理表征，并将事物具体化，对空间有一定的概念，并具有简单的思考能力。

（2）前运思期（2～7岁）　随着语言的发展，儿童日益频繁地使用表象符号来代替外界事物，思维具有形象性、不可逆性及刻板性，常以自我为中心，不能理解他人的观点，只注意事物的一方面，不具备逻辑思维能力。

（3）具体运思期（7～11岁）　此期相当于学龄期，已具有抽象概念，能够进行逻辑推理，比较客观地看待周围事物，不再以自我为中心，能理解事物的转化，即用一个法则解决相同类型的问题，并能进行可逆性思维；但是仍以具体形象思维为主，开始建立数、时间、重量、质量、容积等概念。

（4）形式运思期（12岁以上）　此阶段相当于青少年期，思维能力开始接近成人水平，主要是思维摆脱了具体事物的约束，能将事物的内容与形式区分开来，逐渐学会分析、综合、归纳、整理、分类、比较等思维方法，进行假设和逻辑推理，具有决策能力。他们在解决问题之前，会预先制定计划，思考不同的解决方法，并推断预期结果。

4. 想象的发展　新生儿没有想象能力；1～2岁仅有想象萌芽，局限于模仿成人生活中的某些个别动作，如抱儿童、喂饭等；3岁后，想象内容逐渐增多；学龄前期，儿童想象力有所发展，但想象的主题易变，容易把想象的事物当成事实；学龄期，儿童有意想象和创造性想象迅速发展。

5. 情绪、情感的发展　从新生儿起，儿童情绪、情感就很丰富，如对饥饿、寒冷等表现出不安、啼哭等消极情绪或行为，哺乳、抱起、抚摸等使其情绪愉快；1个月时，积极情绪增多；6个月后，能辨认亲人，易产生对母亲的依恋及出现分离性焦虑情绪，这是儿童社会性发展的最早表现，它的建立有利于婴儿获得母亲的养育和长大后与人良好相处；9~12个月时，依恋情绪达到高峰；2岁后，儿童的情感表现日渐丰富和复杂。婴幼儿情绪表现的特点是外显而真实，时间短暂，反应强烈，易变化，易冲动。随年龄增长和与周围人交往的增加，儿童对不愉快因素的耐受性逐渐增强，能有意识地控制自己的情绪，使情绪反应渐趋稳定；情感也日益分化，产生信任感、安全感、荣誉感、责任感、道德感等（表2-1）。

表2-1 儿童动作、语言和适应性能力发育过程

年龄	粗、细动作	语言	适应周围人物的能力与行为
新生儿	无规律，不协调动作，紧握拳	能哭叫	铃声使全身活动减少，有握持反射
2个月	直立位及俯卧位时能抬头	发出和谐的喉音	能微笑，有面部表情，跟随物体转动
3个月	仰卧位变为侧卧位，用手摸东西	咿呀发音	头可随看到的物品或听到的声音转动180°，注意自己的手
4个月	扶着髋部能坐，可以在俯卧位时用两手支撑抬起胸部，手能握持玩具	笑出声	抓面前物体，自己玩手，看见食物喜悦，有意识地哭和笑
5个月	扶腋下能站得直，两手能各握玩具	能喃喃地发出单调音节	伸手取物，能辨别人的声音，望镜中人笑
6个月	能独坐一会儿，用手摇玩具	发"不""呐"等辅音	能辨别熟人和陌生人，自拉衣服，自握玩具或足玩
7个月	会翻身，自己独坐很久，将玩具从一只手换到另一只手	能发出"爸爸""妈妈"等语音，但无意识	能听懂自己的名字，自握饼干吃
8个月	会爬，会自己坐起来或躺下去，会扶着栏杆站起来，会拍手	能重复大人所发简单音节	注意观察大人的行为，开始认识物体，两手会传递玩具
9个月	试着独站，会从抽屉中取出玩具	能懂几个较复杂的词句，如"再见"等	看到熟人会伸出手要人抱，能与人合作游戏
10~11个月	能独站片刻，扶椅或推车能走几步，能用拇、示指对指拿东西	开始用单词，能用一个单词表示很多意义	能模仿成人的动作，招手说"再见"，抱奶瓶自食
12个月	能独走，弯腰拾东西，会将圆圈套在木棍上	能说出物品的名字，如灯、碗等，指出自己的手、眼等主要部位	对人和事物有喜憎之分，穿衣能合作，自己用杯喝水
15个月	走得好，能蹲着玩，能叠1块积木	能说出几个词和自己的名字	能表示同意或不同意
18个月	能爬台阶，有目标地扔皮球	能认识并指出自己身体的各个部位	会表示大、小便，懂命令，会自己进食
2岁	能双脚跳，手的动作更准确，会用勺子吃饭	能说出2~3个字构成的句子	能完成简单的动作，如拾起地上的物品，能表达懂、喜、怒、怕
3岁	能跑，会骑三轮车，会洗手、洗脸和穿、脱简单衣服	能说短歌谣，数几个数	能认识画上的东西，认识男女，自称"我"，表现自尊心、同情心，怕羞
4岁	能爬梯子，会穿鞋	能唱歌	能画人像，初步思考问题，记忆力强，好发问
5岁	能单腿跳，会系鞋带	开始识字	能分辨颜色，数数，知道物品用途及性能
6~7岁	参加简单劳动，如扫地、擦桌子、剪纸、泥塑、结绳等	能讲故事，开始写字	可进行简单加减运算，喜欢独立自主，形成性格

六、神经－心理发育的评价

对儿童的感知、运动、语言和心理过程等方面进行定期的检查，可及早发现其发展趋势以及有无偏异。目前，国内外采用的评估工具主要包括筛查性和诊断性两种。筛查性测验法简便、快速，可在短时间内粗筛出正常者与异常者。一般常用丹佛发育筛查试验（DDST），该方法主要用于 6 岁以下儿童的智能筛查，有 104 项测试内容，最后评定结果为正常、可疑、异常、无法测定。异常者需做诊断性检测，常用韦克斯勒（Wechsler）智能量表。

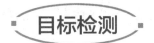

答案解析

一、单项选择题

1. 反映小儿营养状况的重要指标是（   ）

    A. 胸围　　　　　　　B. 体重　　　　　　　C. 身高

    D. 牙齿　　　　　　　E. 囟门

2. 反映小儿骨骼发育的重要指标是（   ）

    A. 胸围　　　　　　　B. 体重　　　　　　　C. 身高

    D. 牙齿　　　　　　　E. 囟门

3. 生长发育遵循的规律是（   ）

    A. 自下而上　　　　　B. 由远到近　　　　　C. 由细到粗

    D. 由简单到复杂　　　E. 由高级到低级

4. 人体发育成熟最晚的系统是（   ）

    A. 神经系统　　　　　B. 淋巴系统　　　　　C. 消化系统

    D. 呼吸系统　　　　　E. 生殖系统

5. 儿童上部量与下部量相等的年龄是（   ）

    A. 6 岁　　　　　　　B. 8 岁　　　　　　　C. 12 岁

    D. 13 岁　　　　　　　E. 14 岁

6. 正常新生儿头围平均约为（   ）

    A. 30cm　　　　　　　B. 32cm　　　　　　　C. 34cm

    D. 36cm　　　　　　　E. 38cm

7. 前囟闭合的时间应为（   ）

    A. 6～8 个月　　　　　B. 8～10 个月　　　　C. 1～1.5 岁

    D. 1.5～2 岁　　　　　E. 2～2.5 岁

8. 正常新生儿胸围平均为（   ）

    A. 30cm　　　　　　　B. 32cm　　　　　　　C. 34cm

    D. 36cm　　　　　　　E. 38cm

9. 2 岁以内小儿的乳牙数目约等于月龄减去（   ）

    A. 1～2　　　　　　　B. 2～4　　　　　　　C. 4～6

    D. 6～8　　　　　　　E. 8～10

10. 根据小儿认知的发展，开始有时间概念的年龄阶段是（　　）
A. 2～3 岁　　　　　　　　B. 3～4 岁　　　　　　　　C. 4～5 岁
D. 5～6 岁　　　　　　　　E. 6～7 岁

11. 小儿会独坐的年龄是（　　）
A. 1～3 个月　　　　　　　B. 3～5 个月　　　　　　　C. 5～7 个月
D. 7～9 个月　　　　　　　E. 9～11 个月

12. 下列符合小儿粗动作发育特点的是（　　）
A. 1 个月能抬头　　　　　　B. 4 个月能独坐　　　　　　C. 10 个月会爬
D. 12 个月会独走　　　　　　E. 18 个月单腿跳

二、综合问答题

1. 儿童生长发育的规律有哪些？
2. 儿童生长发育的顺序性是什么？
3. 前囟的意义有哪些？

（杨丽娜）

书网融合……

重点回顾　　　　　　　　微课　　　　　　　　习题

第三章　儿童保健

PPT

学习目标

知识目标：

1. 掌握　儿童计划免疫的程序、注意事项和接种后的反应。

2. 熟悉　各年龄期儿童的保健与护理；常用疫苗的分类。

3. 了解　儿童各年龄阶段体格锻炼、游戏的特点与作用。

能力目标：

1. 能对社区儿童进行健康宣教。

2. 能运用所学知识对各期儿童进行保健指导。

3. 能对不同年龄儿童体格锻炼与游戏进行科学指导。

素质目标：

具有尊重和保护儿童权益以及预防保健的意识；具有关心、关爱儿童心理健康发育的意识。

导学情景

情景描述： 妈妈带着3个月的亮亮来到儿童保健门诊接种疫苗。接诊护士了解到：小儿体重6kg，身长65cm，前囟 2.0cm×2.0cm，能发喉音并可笑出声，头眼协调好，对声音有定向反应，头可直立，不会坐、不会爬、不认生人。

情景分析： 根据上述情况，判断该小儿处于婴儿期。此期，小儿体内来自母体的免疫抗体逐渐减少，而自身免疫功能尚未成熟，抗感染能力较弱，易发生各种感染和传染性疾病。因此，此期护理要点为有计划地接受预防接种，完成基础免疫程序。

讨论： 按计划免疫要求，该小儿目前应完成哪些预防接种？预防接种时应注意哪些问题？

学前导语： 计划免疫程序是指接种疫苗的先后顺序及要求。我国卫生健康主管部门规定：小儿在1岁内必须完成卡介苗、脊髓灰质炎减毒活疫苗、百白破混合疫苗、麻疹减毒活疫苗及乙肝疫苗这"五苗"的基础免疫。儿科护理工作者应当掌握计划免疫程序，并能够根据儿童计划免疫程序指导家长按时完成。预防接种的反应有哪些？如何进行护理？

第一节　各年龄期儿童的保健重点

一、胎儿期保健

胎儿的发育与孕母的身心健康、营养状况、生活环境密切相关。母亲在孕期若遭受理化因素刺激、病毒感染或营养缺乏，可影响胎儿生长发育，甚至导致死胎、流产、早产或先天畸形等。故胎儿期的保健重点应为：通过对孕母的孕期保健，达到保护胎儿健康成长的目的。

（一）产前保健

预防先天畸形及孕期感染；保证充足营养及孕母良好的生活环境。

（二）产时保健

预防胎膜早破、羊水污染、宫内窒息、胎粪吸入、脐带脱垂、难产等。

二、新生儿期保健

新生儿期是婴儿期的特殊阶段，新生儿脱离母体开始独立生存，需要经历一系列解剖、生理上的调整和变化，才能适应新环境。但新生儿各组织和器官功能发育不成熟，机体抵抗力弱，对外界环境的适应性和调节功能差，故易患各种疾病。新生儿特别是生后第一周内，发病率和死亡率极高，占新生儿死亡总人数的70%左右。故新生儿期保健的重点应在生后一周内。

（一）做好新生儿访视

正常足月新生儿访视次数不少于2次，首次在出院后7日内进行，满月访视在生后28～30日进行。对于高危新生儿，应根据具体情况酌情增加访视次数，首次应在高危新生儿出院后3日内进行。访视内容如下。

1. 了解出生时的情况，睡眠情况，大小便次数、性状及喂养情况。
2. 观察新生儿的一般情况，面色、呼吸、吸吮力、皮肤及反应；测体重、体温。
3. 各系统的体格检查，特别注意检查脐带是否脱落，脐部有无红肿、渗出。

（二）保暖

新生儿的居室应阳光充足、通风良好，温、湿度适宜。有条件者，室内温度保持在22～24℃，相对湿度为55%～65%。冬季环境温度过低，可使新生儿（特别是低体重儿）体温不升。夏季，要避免室内温度过高、衣服过多、空气不流通、出汗过多、体温升高致新生儿脱水热。因此，应按气温的变化，随时增减衣被，使用热水袋或其他电保暖代用品时，要防止烫伤及注意用电安全。

（三）合理喂养

应大力提倡母乳喂养，宣传母乳喂养的优点，指导哺乳方法和技巧，强调做到按需哺乳。应指导母亲如何观察乳汁分泌是否充足，如哺乳后新生儿安静入睡，大小便正常，体重正常增长，则乳汁充足。吸吮力弱者，可将母乳挤出，用滴管哺喂，一次量不宜过多，以免误吸引起窒息。哺乳后，应将小儿竖抱并轻拍背部，取右侧卧位，防止溢乳。如无母乳或母乳不足者，应指导采取科学的人工喂养方法。

（四）日常护理

指导家长观察新生儿的一般情况，如小儿精神状态、面色、呼吸、体温和大小便等。新生儿应每日洗澡，水温不宜过高，用中性的婴儿沐浴露或肥皂。应介绍正确的眼、口腔黏膜、鼻腔、外耳道和脐部的护理方法。应选用质地柔软、色浅、吸水性强的棉布制作衣服。为保持臀部皮肤清洁、干燥，应勤换尿布，以防尿布性皮炎。

（五）预防感染，防止意外

应定时开窗通风，保持室内空气清新。母亲在哺乳和护理新生儿前应洗手。尽量减少亲友探视和亲吻，家人呼吸道感染时，必须戴口罩接触新生儿，避免交叉感染。凡患有皮肤病、呼吸道和消化道感染及其他传染病者，不能接触新生儿。新生儿应使用专用用具、餐具，奶瓶、奶嘴应严格消毒。新生儿脐带未脱落前要注意保持干燥，防止脐炎。哺乳时，注意防止乳房、乳头堵塞口鼻等引起新生儿室息。

（六）早期教育

新生儿的视、听、触觉已初步发育，可通过优美的音乐、色彩鲜艳的玩具、反复的视觉和听觉的统合训练，建立起各种正常的条件反射，培养新生儿对周围环境的定向力及反应能力。鼓励家长多抚触、搂抱新生儿，并用和蔼的态度、亲切的语言与其说话、对视，从而建立情感。亲子间的情感连接是婴儿心理社会发展的重要基础，有利于小儿神经心理的健康发育。

三、婴儿期保健

婴儿期是小儿生长发育最迅速的时期，需要的热量多，对营养物质的要求高，但小儿消化系统发育不完善，易发生消化功能失调和营养不良等疾病。婴儿各系统发育不完善，自身免疫功能低下，6个月左右从母体获得的抗体逐渐消失，故易患肺炎等感染性疾病。因此，要加强婴儿期的保健，促进婴儿的健康发展。

（一）合理喂养

6个月内的婴儿应采用纯母乳喂养；对6个月以上的婴儿开始添加辅食，补充营养，使其适应多种食物，为断母乳做准备。自添加辅食起，就开始训练婴儿用勺进食，用杯喝乳、喝水。

（二）日常护理

指导家长每日早晚给婴儿洗脸、脚和臀部。有条件者，每日沐浴并做婴儿抚触。衣服式样宜简单、宽松，便于穿脱及四肢活动。尿布外面不宜使用塑料布或橡胶单，以免发生尿布性皮炎。为保证充足的睡眠，应从生后开始就培养小儿良好的睡眠习惯，建立昼夜生活节律，不吸吮乳头、不拍、不摇、不抱，培养其自己入睡的习惯。

（三）预防疾病，防止意外

婴儿对传染病普遍易感，为保证儿童健康成长，应按计划免疫程序完成基础免疫，防止传染病的发生。同时，应定期做健康检查，进行生长发育监测，以便及时发现问题，及时纠正。婴儿期常见的意外事故有异物吸入、室息、中毒、跌伤、烫伤、触电、溺水等，应加强防范。

（四）早期教育

婴儿正常的、愉快的情感形成需要父母或抚育人员的关爱，应及时满足婴儿的需要，发展婴儿的安全感和信任感。父母应亲自抚养婴儿，经常用带有声、光、色的玩具刺激婴儿对外界的反应，如在婴儿床上悬吊颜色鲜艳的风铃、摇铃等，也可以每日定时放音乐、唱歌，促进婴儿感知发育。语言的发育是一个连续有序的过程，婴儿出生后，家长应利用一切机会和婴儿说话或逗引婴儿咿呀学语，引导婴儿的语言同人、物及动作联系起来，促进语言的发育。

四、幼儿期保健

此期，小儿生长发育较前缓慢，但神经心理发育迅速。随着言语和运动能力增强，与外界接触机会增多，自主性和独立性不断发展。但幼儿对各种危险事物的识别能力差，自身免疫力仍较低，故意外伤害、感染性疾病发生率高。因此，幼儿期保健重点是合理营养，预防传染病和意外。

（一）合理营养

供给足够的热量和各种营养素，保证各种营养素充足且均衡。食物应细、软、烂、多样化，以增进食欲，适应消化功能。培养其独立进食能力，防止强迫进食，避免摄入过多液体食物、零食而影响食欲。

（二）日常护理

幼儿衣着应颜色鲜艳以便于识别，穿脱简便以易于自理。应让其学习穿脱衣服、整理自己的用物。幼儿睡眠时间随年龄的增长而减少，一般每晚可睡 10~12 小时，白天睡 1~2 小时；应在父母的指导下学习自己刷牙，预防龋齿。2~3 岁，小儿大脑皮质控制功能发育完善，幼儿逐渐可控制排便，养成良好的大、小便习惯。

（三）预防疾病，防止意外

幼儿易患传染病，应接种预防乙脑、流脑、风疹、腮腺炎及水痘等的疫苗。指导家长防止意外发生，幼儿尽量不吃瓜子、花生等食物，防止异物吸入引起窒息。幼儿好奇心强，应注意加强防护，以免发生烫伤、跌伤、溺水、触电等事故。

（四）早期教育

幼儿期是言语、动作、精神、心理发育的关键时期，应重视与幼儿的语言交流，给幼儿提供多听、多说的机会。幼儿可通过游戏、讲故事、唱歌等活动学习语言，可通过走路、玩耍、游戏等促进动作的发育，应根据年龄的不同，提供合适的玩具，有助于发展幼儿的动作，提高幼儿的想象力、思维能力。

五、学龄前期保健

学龄前期，儿童智力发展快，体格生长速度较慢，独立活动范围逐渐扩大，是性格形成的关键时期。此期的保健重点是加强早期教育，继续生长发育监测，培养其良好的道德品质和生活自理能力。

（一）合理营养

学龄前儿童的膳食结构接近成人，食品制作应多样化，做到粗、细、荤、素食品搭配，保证热能和蛋白质的摄入。

（二）日常护理

此期，小儿基本能自理生活，如进食、洗脸、刷牙、穿衣、如厕等，但其动作缓慢、不协调，常需他人帮助，应鼓励小儿自己独立完成。

（三）预防疾病，防止意外

每年进行 1~2 次健康检查，防治近视、龋齿、寄生虫等疾病。预防接种在此期进行加强。对小儿开展安全教育并采取相应的安全护理措施，预防儿童外伤、溺水、误服药物、食物中毒、触电等意外事故。

（四）早期教育

此期，小儿对饮食、活动、穿衣都有自己的见解。应培养独立生活能力和学习能力，培养多方面兴趣，丰富想象，提高思维能力，陶冶情操。

六、学龄期保健

学龄期，体格生长呈稳定增长，机体抵抗力增强，认知能力和心理、社会适应能力发展迅速。此期保健的重点应为：加强体格锻炼，培养良好的品格，加强卫生指导，促进德、智、体、美、劳全面发展。

（一）合理营养

学龄期小儿膳食要求营养充分而均衡，以满足小儿生长发育的需要。学龄期小儿易患缺铁性贫血，应特别重视补充含铁的食物。应定时、定量进食，要注意防止小儿挑食、偏食、吃零食及暴饮暴食等不良习惯。

（二）加强体格锻炼

学龄期儿童应每日进行户外活动，进行各种体育锻炼，如体操、跑步、球类、游泳等活动，提高体力和耐力，增强机体抗病能力。在学校进行课间户外活动和体格锻炼时，应注意环境适宜、内容适当、循序渐进、持之以恒。

（三）预防疾病，防止意外

学龄期小儿应每年进行健康检查一次，继续按时预防接种，注意保护视力，保持正确的读书、写字姿势。对学生进行法制教育，学习交通安全规则和对意外事故、自然灾害的防范知识，如防止车祸、溺水、触电等，减少伤残的发生。

（四）培养良好习惯

加强品德教育，培养小儿不吸烟、不饮酒、不随地吐痰等良好习惯。注意培养良好的学习习惯，加强素质教育。保持良好的睡眠习惯，保证精力充沛，做到按时就寝、起床和午睡。要充分利用各种机会和宣传工具，有计划、有目的地帮助儿童抵制社会上各种不良风气。

（五）防治常见的心理行为问题

主要原因是学龄儿童开始入学，对学校的环境和同学感到陌生，不愿意与父母分离、不愿意上学，因此，家长、老师应共同配合，帮助儿童适应学校生活。

👁 **看一看** ————————————————————————————————

感统失调

现在的孩子们有很多都出现过这些"怪象"：笨拙，左右不分、注意力不集中、自理能力差、情绪不稳定、学习能力差等。出现这些"怪象"的原因，不是孩子故意不好好做，而是因为自己的能力不足、做不到，在向你求助。感统失调不是病，而是一种症状，当孩子出现感统失调的表现时，进行适当的感统训练是非常有必要的。2018年国家卫生健康主管部门统计结果显示：现代城市家庭中，感统失调的孩子的比例高达85%，而其中约有30%为重度感统失调。感统训练作为一种专业性很强的训练科目，家长务必先带孩子前往正规的康复训练机构，让孩子接受系统的、有步骤的训练，同时自己也能学习到正确的、有效的操作手段，这样才能保证孩子的训练有据可循，进而稳步前进。

————————————————————————————————————

七、青春期保健

青春期为青少年从儿童到成人的过渡期。此期，体格发育出现第二个生长高峰，生殖系统发育、认知能力日趋成熟；但心理和社会适应能力发展相对滞后，诸多的社会压力造成了青春期复杂的心理卫生问题。此期保健重点是：保证充足的营养，加强青春期生理卫生教育，培养良好的健康生活方式和良好素质。

（一）合理营养

青少年体格生长迅速，需要热能多，应增加蛋白质、维生素及矿物质等营养素的摄入。尽量避免不良的饮食习惯，如吃流行快餐、不吃早餐及女孩过分节食等。应指导青少年选择合适的食物，培养良好的饮食习惯。

（二）健康教育

1. 培养良好生活方式 青少年应保持有规律的生活，加强体育锻炼，增强体质。面对社会不良因素的影响，青少年要提高辨别是非的能力，把握自己的行为，不要染上吸烟、饮酒等不良习惯；要拒绝滥用药物、远离毒品，建立健康的生活方式。

2. 保证充足睡眠 青少年需要充足的睡眠，养成早睡、早起的睡眠习惯。

3. 科学的性教育 性教育是青春期健康教育的一个重要内容。应加强青少年对生理、性心理、性道德和性病防治等方面知识的学习。应增强青少年的自尊心、自信心和意志力，解除心理困惑，正确对待各种心理失衡，建立正确的异性交往关系，树立正确的社会道德规范，防止性犯罪。

（三）预防疾病，防止意外

青春期应重点防治结核病、屈光不正、龋齿、脊柱畸形等。应定期进行体格检查，做到早期发现、早期治疗。女孩月经初潮，易出现月经失常、量多少不一、腹痛等，需尽早专科诊疗。要防止意外创伤和事故，如运动创伤、车祸、溺水、打架斗殴等。

第二节 儿童体格锻炼与游戏

小儿体质的好坏，不仅受先天因素的影响，而且受后天营养和锻炼的影响。体格锻炼的形式多种多样，可利用阳光、空气、水等自然条件，结合日常护理，根据小儿年龄、体质和环境特点，选择合适的锻炼方式。

一、体格锻炼

（一）体格锻炼的意义

1. 增强儿童体质，提高健康水平 目前，我国儿童的体质与发达国家相比还有一定的差距。从总体情况看，生长情况不理想。要改变体质，必须从婴儿期开始进行体格锻炼，这样才能达到增强整个民族体质的目的。

2. 有利于体、智、德全面发展 从小进行体格锻炼不仅能增强体质，还能促进智力发展及培养良好的个性。

3. 能增强机体的耐受力和抵抗力 锻炼可使呼吸系统、循环系统等呈现良好的反应，故能增强机体对外界的抵抗能力。

4. 有利于体弱儿和患病儿童的身体康复 适当的锻炼可使神经系统的功能及新陈代谢得到改善，有利于疾病的康复。

5. 有利于神经系统的功能发育 通过锻炼并配合教育，可使大脑皮层的兴奋和抑制趋于平衡。

（二）体格锻炼的方法

儿童的体格锻炼可采取多种形式，在日常生活中要利用日光、空气、水。此外，游戏、体操、体育活动以及适当的户外活动均对儿童机体产生积极的影响。各种有利于锻炼的因素互相补充、彼此加强。因此，锻炼时可同时利用 2～3 种因素。

1. 空气浴 主要利用气温和人体皮肤表面温度之间的差异，对机体形成刺激。寒冷的空气使交感神经兴奋，促进新陈代谢，增强呼吸、心脏功能。健康小儿从出生后即可进行。锻炼的第一步是开窗睡眠，保持室温不低于 20℃；出生 2～3 个月后，在室内进行空气浴，小儿逐渐减少衣服至只穿短裤，习惯后可移至室外进行。空气浴一般在饭后 1 ~ 1.5 小时进行，每日 1 ~ 2 次，开始时每次 2 ~ 3 分钟，逐渐延长至夏季 2 ~ 3 小时，冬季为 20 ~ 25 分钟。室温每 4 ~ 5 天下降 1℃，对于 3 岁以下及体弱儿，气温不宜低于 15℃，3 ~ 7 岁不低于 12 ~ 14℃，学龄儿童可降至 10 ~ 12℃。空气浴时，要随时注意观察小儿的反应，若小儿有寒冷的表现，应立即增加衣服。

2. 日光浴　日光中的紫外线具有特殊的生物学作用。紫外线照射皮肤，可使皮肤内 7 - 脱氢胆固醇转变为内源性维生素 D，有预防维生素 D 缺乏性佝偻病的作用。此外，在日光照射下，周围血管扩张，循环加快，有促进心肺功能的作用。1 岁以上的儿童可进行日光浴。日光浴场所应避风、清洁，最好在树荫旁。在进行日光浴时，小儿仅穿三角短裤，头戴宽边白帽，眼戴遮阳镜，先晒背部，再晒身体两侧，最后晒胸、腹部。日光浴应在餐后 1 ~ 1.5 小时进行，夏、秋季节宜在上午 8 ~ 9 时，春、冬季节可在上午 10 ~ 12 时进行；避免空腹进行；每次日光浴时间为 20 ~ 30 分钟。日光浴中如出现头晕、头痛、食欲减退、心跳加快、睡眠障碍等，应限制日光照射量或停止进行。身体特别虚弱或神经极易兴奋的儿童不宜进行日光浴。

3. 水浴　是利用体表与水的温度差来锻炼身体。水的传热能力比空气强 28 ~ 30 倍，水能将体表大量的体热带走，提高皮肤适应冷热变化的能力。水浴又能保持皮肤清洁，有益于抵抗疾病、促进生长发育。方法如下。

（1）温水浴　新生儿在脐带脱落后可进行温水浴，水温在 37 ~ 37.5℃。冬、春季每日 1 次，夏、秋季每日 2 次，每次时间为 7 ~ 12 分钟。

（2）擦浴　刺激作用较温和，操作方法简便，适用于 7 ~ 8 个月以上小儿。擦浴时室温保持 16 ~ 18℃，先将吸水性好、软硬度适中的毛巾浸入 32 ~ 33 ℃温水中，拧至半干，然后自手臂、脚、腿做向心性擦浴，擦毕用干毛巾摩擦至皮肤微红，婴儿适应后，水温每隔 2 ~ 3 日降低 1℃。

（3）淋浴　对机体的锻炼作用较强，除水温刺激外，还有水流的机械压力所起到的按摩作用。淋浴适用于 3 岁以上小儿，其顺序是先中背部，后冲两肋、胸部和腹部，不冲头部。水温开始时为 35 ~ 36℃，以后每隔 2 ~ 3 天降 1℃，每次冲淋时间为 20 ~ 40 秒，每日 1 次，室温保持在 18 ~ 20℃，冲淋后用干毛巾擦至皮肤微红。

（4）游泳　有条件可以从小训练，但应由成人在旁看护。游泳时，外界气温不应低于 24℃，水温不低于 22℃，游泳持续时间开始不超过 2 ~ 5 分钟，逐渐延长至 10 ~ 15 分钟。空腹或刚进食后，有心、肾疾病的小儿不应游泳。

"三浴"锻炼的顺序：先进行空气浴、日光浴，最后是水浴。

4. 体操与体育活动　根据年龄不同，采取不同体操及体育活动进行锻炼。婴儿可做被动操；幼儿可做模仿操、徒手操、广播操、各种律动和健美操等。

（1）婴儿被动操　在成人帮助下进行四肢伸、屈运动，可促进婴儿大运动的发育，改善血液循环。适合于 2 ~ 6 个月的婴儿，每日 1 ~ 2 次。

（2）婴儿主动操　在成人适当扶持下，训练婴儿爬、坐、仰卧起身、扶站、扶走等动作。适合于 6 ~ 12 个月的婴儿。

（3）幼儿体操　在成人的扶持下，训练幼儿进行走、前进、后退、平衡、扶物过障碍物等动作。适合于 12 ~ 18 个月的幼儿。18 个月至 3 岁的幼儿可配合儿歌或音乐进行有节奏的幼儿模仿操。

（4）儿童体操　广播体操、健美操适用于 3 ~ 6 岁儿童，以增加大肌群、背及腹肌的运动，锻炼四肢活动的协调性。

（5）田径与球类　年长儿可利用器械进行锻炼，如木马、滑梯，也可参加球类、舞蹈、跳绳等。

（三）体格锻炼的原则

1. 循序渐进　要根据小儿的生理特点循序渐进，逐步提高各种因素对人体的刺激强度，逐步延长锻炼时间。锻炼的方式应由简单到复杂，这样才能使人体各种器官逐渐对锻炼产生良好适应。

2. 持之以恒　经过持续的锻炼，小儿大脑皮层建立起相关的联系，当周围环境发生变化时，能灵活准确地调节相关器官，使之迅速做出相应反应，保持机体与外界环境的平衡。经过多次反复练习，大脑皮层有关的联系就变成了巩固而复杂的条件反射，从而达到增强体质、减少疾病的目的。

3. 注意个体差异　对不同健康状况的小儿，选择锻炼方法、时间、强度应有所区别。如体弱儿的体格锻炼应较健康儿缓慢，时间应短，并要仔细观察。锻炼强度要符合年龄特点，时间要有所控制，否则会造成各生理功能的不协调，达不到锻炼的目的。

4. 准备充足　开始时做适当的准备活动，运动量逐渐增加，使心血管系统有足够时间提高其活动水平，同时消除肌肉、关节的僵硬状态，以减少外伤的发生。

二、游戏

游戏是儿童必不可少的活动。游戏有利于小儿感知能力和运动能力的提高；有利于创造力的开发和智力的提高；有利于心理、社会适应能力的发展。

（一）婴儿期游戏发展特点

出生至 2 个月的婴儿喜欢注视照顾者的脸，听轻柔的声音，看色彩鲜明、可移动的、有声的物体；3~6 个月婴儿喜欢注视和玩弄自己的小手；7~9 个月婴儿喜欢抓能够滚动的、颜色鲜艳的软玩具；10~12 月婴儿会玩"藏猫猫"游戏，反复地扔东西让大人拾起；12 个月婴儿喜欢把东西放入容器内和取出，一般为单独性游戏。

（二）幼儿期游戏发展特点

12~18 个月的婴幼儿开始会站立行走，但仍以捡东西和扔东西为乐，同样需大人陪伴参与。2~3 岁小儿智力进一步发展，喜欢模仿成人的生活和动作，所以选择的玩具面广一些，如小家具、餐具、小木桶等。幼儿喜欢玩水、玩沙，在纸上随意涂画，随音乐手舞足蹈，唱简单的歌谣，翻看故事书或看动画片等。幼儿期一般没有联合与合作活动，此期游戏特点为平行性游戏。

（三）学龄前期游戏发展特点

学龄前期小儿仍喜欢玩水、玩沙、绘画、搭积木、剪贴，他们做模型的技巧性明显增加。游戏转变为联合性游戏。

（四）学龄期游戏发展特点

学龄儿童开始收集他们认为不平常的东西，如石子、各种图片等；喜欢读较简单有趣的故事书；喜欢户外活动，如骑车、游戏、溜冰、踢球、跳绳等；喜欢看电视、玩游戏机等。此期游戏特点是合作性游戏，每个人有明确的角色，他们共同讨论并制定计划，完成某个目标。

（五）青春期游戏发展特点

青少年对父母的依赖性逐渐减少，愿意与朋友在一起，青少年的兴趣因性别不同而有差异。女孩子对社交性活动产生兴趣，她们常学习烹饪、洗衣服、手工艺等；男孩子对运动中的竞争和求胜感兴趣。

儿童游戏需要玩具，选择玩具时应考虑以下几个方面的注意事项。

1. 玩具应与各年龄期的小儿相适应，有一定教育意义。

2. 玩具应具有安全性，外形光滑、无锐角。

3. 玩具材料无毒无害，易洗涤和消毒。

4. 要考虑不同性别青少年对玩具的兴趣，具有艺术性、生动美观。

第三节　事故伤害预防

事故伤害是指突然发生的事件对人体所造成的损伤，包括各种物理、化学和生物因素伤害。事故伤害是 14 岁以下儿童死亡的首位原因。所以，预防意外伤害是儿童保健工作的一个重要组成部分，社会各方面应给予关注和支持，建立儿童意外伤害和死亡的信息网络系统和社区管理。导致儿童事故伤害最常见的原因主要有外伤、气管异物、中毒、溺水、车祸、火灾等。

一、窒息与异物进入

（一）常见原因

婴儿包裹过严；独自躺在床上时发生吐奶，奶液或奶块呛入气管致婴儿窒息；母亲躺着给婴儿喂奶时，因熟睡后将乳房压迫婴儿的口鼻而导致窒息。较小儿童进食果冻、瓜子、花生等食物或将纽扣、硬币等异物含于口中，因哭闹、嬉笑、惊恐而深吸气时，将异物吸入气管，也有因家长给儿童强迫喂药而引起。

（二）预防措施

成人应对意外事故的发生有预见性，婴幼儿必须由专人看护。母亲给婴儿喂奶时，最好采用坐姿。应培养儿童良好的饮食习惯，在儿童进餐时，成人切勿进行逗乐、责骂、惊吓，避免儿童因大笑、大哭而将食物吸入气管；进食时要细嚼慢咽，以免将鱼刺、骨头或果核吞入。吃瓜子、花生、豆子等不易嚼碎的食物时，要先研碎；教育儿童不要将玩具放入口中，不给儿童体积小、锐利的玩具及物品，以免其塞入口、鼻或放入口中误吞，造成耳、鼻、气管及食道异物。家长不可强行给儿童喂药丸或药片。

二、中毒

（一）常见原因

引起儿童中毒的物品较多，常见的急性中毒原因包括食物、药物、有毒动植物、化学药品等。

（二）预防措施

保证儿童食物的清洁和新鲜，腐败变质及过期的食品不能食用，瓜果、蔬菜生吃时要洗净。家中存放的药物应放在儿童拿不到的地方，防止误服中毒；教育儿童勿随便采集野生植物或野果食用，如毒蘑菇、含氰苷果仁等。避免有毒植物的食用。对家庭日常使用的灭虫、灭蚊、灭鼠等剧毒药品及农业生产用的农药，更应妥善保管与使用，避免儿童接触。冬天室内使用煤炉或烤火炉时应注意保持通风，经常检查煤气是否漏气，以免发生一氧化碳中毒。

三、外伤

（一）常见原因

外伤的常见原因包括骨折、脱位、烧伤及电击伤、宠物咬伤等。

（二）预防措施

儿童床周围以及居室的窗户、楼梯、阳台等应安装栏杆，防止发生坠床或跌伤；热水瓶、热锅应放在儿童摸不到的地方，避免开水、油、热汤等烫伤；指导家长正确使用热水袋或代用保暖品，以免烫伤。妥善保管易燃、易爆、易损品，教育年长儿童不可玩打火机、火柴、煤气等危险物品。室内电器、电源应有防触电的安全装置；雷雨时，不要在大树下、电线杆旁或高层的屋檐下避雨，以防触电。家中不养宠物，教育儿童不要过分挑逗宠物，以免出现意外。

四、溺水与交通事故

（一）常见原因

溺水常发生在夏季，游泳是最常见的意外事故原因，也可因失足落井或掉入水缸、粪坑而致溺水。交通事故常发生在无人看管的小儿童及学龄儿童骑车上学时。

（二）预防措施

教育儿童溺水的危害性，儿童一定要由专人照看，严禁单独外出玩水、游泳。游泳时，应由家长带到有安全设施的游泳场所。教儿童识别红绿灯，遵守交通规则；勿在马路上玩耍；对学龄前儿童，要认真做好接送工作。对学龄儿童进行交通法规宣传，对骑自行车的儿童进行安全培训。

第四节 计划免疫

计划免疫指有计划、有目的地给易感人群接种生物制品，使其产生抗体，提高易感者的特异免疫力，从而达到预防、控制、消灭相应传染病的目的。

一、儿童计划免疫程序

计划免疫程序是指接种疫苗的先后顺序及要求。我国卫生健康主管部门规定：小儿在 1 岁内必须完成卡介苗、脊髓灰质炎减毒活疫苗、百白破混合疫苗、麻疹减毒活疫苗及乙肝疫苗这"五苗"的基础免疫。现将流行性乙型脑炎和 A 群流行性脑脊髓膜炎的疫苗也列入计划免疫。我国卫生健康主管部门规定的儿童计划免疫程序见表 3-1 。

表 3-1 儿童计划免疫程序表

疫苗	初种	复种	接种方法	接种部位
乙肝疫苗	生后第 1 天，1 月、6 月龄	周岁复查	肌内注射	上臂三角肌
卡介苗	生后 2~3 天到 2 个月内	7 岁、12 岁复查阴性时	皮内注射	左上臂三角肌下缘
脊髓灰质炎减毒活疫苗	2、3、4 月龄各 1 次	4 岁	口服	
百白破混合疫苗	3、4、5 月龄各 1 次	1.5~2 岁、7 岁各 1 次	皮下注射	上臂外侧
麻疹减毒活疫苗	8 月龄以上	7 岁	皮下注射	上臂外侧
乙脑减毒疫苗	8 月龄接种两剂次，间隔 7~10 天	18~24 月龄和 6 岁各加强 1 针	皮下注射	左上臂三角肌下缘
流脑疫苗	第 1、2 剂为基础免疫，用 A 群流脑疫苗，生后 6~18 个月接种第 1 剂，两剂间隔不短于 3 个月	第 3、4 剂次为加强免疫，用 A+C 群流脑疫苗，3 岁时接种第 3 剂，6 岁时接种第 4 剂	皮下注射	上臂外侧三角肌附着处

二、免疫方式及制剂

（一）主动免疫

给易感者接种特异性抗原，以刺激机体产生特异性免疫抗体，从而产生主动免疫力。其特点是接种后要经过一定期限才能产生抗体，但持续时间较久，一般为 1~5 年。在完成基础免疫后，还要适时地安排加强免疫，以巩固免疫效果。主动免疫常用制剂包括以下三类。

1. 菌苗 包括死菌苗（霍乱、百日咳、伤寒）和减毒活菌苗（卡介苗、鼠疫疫苗、布鲁氏菌菌苗）。死菌苗的特点是接种到人体后不生长繁殖，产生免疫力不高，维持时间短，所以接种量大，需多次重复接种。而减毒活菌苗接种到人体后，可生长繁殖，但不引起疾病，产生的免疫力持久，效果好，故接种量小、次数少。

2. 疫苗 将病毒或立克次体接种于动物、鸡胚或组织中培养，经处理形成。其包括灭活疫苗（乙型脑炎和狂犬病）、减毒活疫苗（脊髓灰质炎和麻疹）等。其特点是一般怕热、怕光，有的怕冻，保存及运输条件直接影响疫苗的质量，最适宜的保存条件为 2~10℃ 的干燥、避光处。

3. 类毒素 用细菌产生的外毒素加入甲醛，使其变成无毒性而仍有免疫性的制剂，如破伤风毒素、白喉类毒素等。

❤ **护爱生命** ——————————————————————————————

让我们来看看"糖丸爷爷"顾方舟的故事。一粒小小的糖丸，承载的是很多人童年里的甜蜜记忆。糖丸不是糖果，而是脊髓灰质炎活疫苗。然而，很多人在顾方舟去世前并不知道，这粒糖丸里包裹着的是一位"糖丸爷爷"为抗击脊髓灰质炎而无私奉献的艰辛故事。从 1957 年到 2000 年，从风华正茂到白发苍苍。消灭脊髓灰质炎这条不平之路，顾方舟艰辛跋涉了 43 年。2019 年 1 月 2 日，病毒学家、中国医学科学院北京协和医学院原院长顾方舟溘然长逝，这位被网友们亲切地称为"糖丸爷爷"的脊髓灰质炎疫苗之父，为实现我国全面消灭小儿麻痹症而奉献一生，护佑了几代中国人的健康成长。

（二）被动免疫

未接受主动免疫的易感者，在接触传染源后，可给予相应的抗体，使之立即获得免疫力。被动免疫的特点是抗体在体内存留的时间短暂，一般约 3 周，故只能作为应急预防和治疗。

被动免疫制剂统称为免疫血清，包括特异性免疫血清（包括抗毒素、抗菌血清和抗病毒血清）、胎盘球蛋白及丙种球蛋白等。此类制剂来自动物血清，对人体为异性蛋白，注射后易引起过敏反应或血清病，特别是重复使用时更应慎重。

三、预防接种的注意事项

（一）接种前的准备

室内应光线明亮、空气清新、温度适宜。接种及急救药品摆放有序；检查生物制品的标签，包括名称、批号、生产单位、有效期；检查包装是否完好，药液有无异常；核对小儿年龄、姓名等，做好记录。

（二）严格查对制度和无菌操作原则

接种前，生物制品要严格按照规定方法稀释、溶解。准确抽取所需剂量。抽吸后如有剩余药液，需用无菌干纱布覆盖瓶口，在空气中放置不超过 2 小时。注射器及针头做到一人一针；接种时，用 2% 碘酊及 75% 乙醇或 0.5% 碘伏消毒局部皮肤，待干后注射；若接种活疫苗，只用 75% 乙醇消毒，以免影响接种效果。接种后的剩余药液应废弃，活菌（疫）苗应烧毁。

（三）严格掌握禁忌证

1. 一般禁忌证 患自身免疫性疾病、免疫缺陷者；有明确的过敏史者；有急性传染病、结核病、化脓性皮肤病；过敏者如患哮喘、荨麻疹、严重的湿疹；严重的慢性病如风湿热、心脏病、高血压、肝肾疾病等；正在接受免疫抑制剂治疗期间，如放射治疗、糖皮质激素、抗代谢药物和细胞毒药物治疗等。

2. 特殊禁忌证 发热或1周内每日腹泻4次以上的小儿，禁服脊髓灰质炎糖丸；近1个月内注射过丙种球蛋白者，不能接种活疫苗；各种制品的特殊禁忌证应严格按照使用说明执行。

练一练

下列不属于预防接种禁忌证的是（ ）

A. 免疫功能缺陷   B. 有明确过敏史者   C. 急性传染病患儿
D. 先天性心脏病患儿   E. 湿疹患儿

答案解析

四、预防接种的反应及处理 📱微课

（一）一般反应

见表3-2。

表3-2 小儿预防接种的局部反应和全身反应

	出现时间	表现	持续时间	程度		
				轻	中	重
局部反应	接种后数小时至24小时左右	局部出现红、肿、热、痛，有时伴有局部淋巴结肿大	持续2～3天不等	局部红肿直径＜2.5cm	2.6～5cm	＞5cm
全身反应	接种后24小时内	体温升高	持续1～2天	37.5℃左右	37.5～38.5℃	＞38.6℃

大多数小儿的局部和（或）全身反应较轻，无需特殊处理，只要适当休息、多喝水即可。若局部反应较重，可用清洁毛巾热敷；若局部红肿继续扩大，高热不退，应到医院诊治。

（二）异常反应

1. 过敏性休克 注射后数分钟发生或0.5～2小时内出现烦躁不安、面色苍白、口周青紫、四肢湿冷、呼吸困难、脉搏细速、恶心呕吐、惊厥、大小便失禁甚至昏迷，如不及时抢救，可在短期内死亡。此时应使患儿平卧，头稍低，注意保暖，吸氧，并立即皮下或静脉注射1：1000肾上腺素0.5～1ml，必要时可重复注射，待病情稍稳定后，立即转入医院救治。

2. 晕针 个别小儿常因空腹、疲劳、室内闷热、紧张等原因，在接种时或接种后几分钟内出现头晕、心慌、面色苍白、出冷汗、手足冰凉、心跳加快等症状，重者意识丧失、呼吸减慢。此时应立即使患儿平卧，头稍低，饮少量热开水或糖水，若几分钟后不恢复，可针刺人中穴，或皮下注射1：1000肾上腺素。

3. 过敏性皮疹 以荨麻疹最多见，一般于接种后几小时至几天内出现，经服用抗组胺药物后即可痊愈。

想一想

甜甜，7岁，于今晨8：30接种麻疹减毒活疫苗后，出现头晕、心悸、面色苍白、出虚汗、心跳加快。如果你是一名儿科护士，怎样对小儿进行处理呢？

答案解析

4. 全身感染 有严重原发性免疫缺陷或继发性免疫功能受损者，接种活疫苗后可扩散为全身感染，应严格掌握禁忌证，一旦出现应积极抗感染及对症处理。

目标检测

答案解析

一、单项选择题

1. 下列关于新生儿期特点的说法中，正确的是（ ）

　　A. 发病率低　　　　　　B. 死亡率高　　　　　　C. 体温维持较稳定

　　D. 对外界适应能力较强　E. 以上都不是

2. 接种活菌（疫）苗时，消毒剂为（ ）

　　A. 2%碘酊　　　　　　B. 75%乙醇　　　　　　C. 0.5%碘伏

　　D. 生理盐水　　　　　　E. 0.1%新洁尔灭

3. 下列关于幼儿期特点的说法中，正确的是（ ）

　　A. 体格发育最快

　　B. 识别危险的能力强

　　C. 自身免疫力增强，传染病发生率低

　　D. 语言思维和待人接物的能力发展较快

　　E. 不易发生营养缺乏和消化失常方面的疾病

4. 新生儿的保健重点是（ ）

　　A. 指导体格锻炼　　　　B. 生长发育监测　　　　C. 重视早期教育

　　D. 建立访视制度　　　　E. 培养各种良好习惯

5. 下列不属于学龄前期儿童保健重点的是（ ）

　　A. 监测生长发育　　　　B. 加强早期教育　　　　C. 坚持母乳喂养

　　D. 加强体格锻炼　　　　E. 培养独立生活能力

6. 新生儿房间最适宜的温、湿度是（ ）

　　A. 18 ~ 20℃，50% ~ 60%　　　　　　　B. 20 ~ 22℃，55% ~ 65%

　　C. 22 ~ 24℃，55% ~ 65%　　　　　　　D. 24 ~ 26℃，50% ~ 60%

　　E. 26 ~ 28℃，45% ~ 55%

7. 麻疹疫苗初种年龄是（ ）

　　A. 生后2 ~ 3天　　　　B. 2个月　　　　　　　C. 3个月

　　D. 8个月　　　　　　　E. 1岁

8. 下列属于主动免疫制剂的是（ ）

　　A. 抗菌血清　　　　　　B. 抗病毒血清　　　　　C. 免疫球蛋白

　　D. 白喉类毒素　　　　　E. 破伤风抗毒素

9. 下列不属于计划免疫的是（ ）

　　A. 卡介苗　　　　　　　B. 流感疫苗　　　　　　C. 麻疹疫苗

　　D. 乙肝疫苗　　　　　　E. 百白破疫苗

10. 小儿出生后1天、1个月、6个月时，需预防接种的疫苗是（ ）

　　A. 卡介苗　　　　　　　B. 乙肝疫苗　　　　　　C. 麻疹疫苗

　　D. 流感疫苗　　　　　　E. 百白破疫苗

11. 百白破混合疫苗初种需（ ）

    A. 注射 1 次   B. 每周 1 次，注射 2 次   C. 每周 1 次，注射 3 次

    D. 每月 1 次，注射 2 次   E. 每月 1 次，注射 3 次

12. 某小儿注射疫苗后发生晕针，此时应立即使其处于（ ）

    A. 直立位   B. 平卧位，头稍低   C. 端坐位

    D. 半卧位   E. 膝胸卧位

二、综合问答题

1. 新生儿家庭访视的主要内容有哪些？

2. 1 岁以内小儿计划免疫的程序有哪些？

3. 预防接种的反应有哪些？如何处理？

（韩　琼）

书网融合……

 重点回顾   微课   习题

PPT

第四章　患病儿童护理及其家庭支持

学习目标

知识目标：

1. **掌握**　小儿用药特点及护理。

2. **熟悉**　小儿健康评估的特点；住院患儿及其家庭的心理反应和护理；与患儿及其家长的沟通技巧。

3. **了解**　儿科医疗机构的设施及护理管理。

能力目标：

1. 具有与不同年龄住院小儿及其家长沟通的能力。

2. 具有正确指导患儿用药的能力。

3. 能协助完成不同儿科医疗机构的护理管理。

素质目标：

具有尊重和保护患儿权益的意识；具有关爱小儿、预防医疗事故发生的意识。

导学情景

情景描述： 杨女士怀抱 8 个月的儿子多多进入儿科门诊。接诊护士了解到：患儿于 2 天前开始咳嗽、流鼻涕，昨夜 9 点开始发烧，体温 39℃，给予退热贴，今晨起咳嗽加剧，喉有痰声，体温 39.5℃，哭闹。经医生询问、查体、实验室检查，诊断为"急性上呼吸道感染"，并给予治疗上呼吸道感染的口服药物。

情景分析： 多多患急性上呼吸道感染，体温高达 39.5℃，有热性惊厥的危险；同时，由于该小儿哭闹、咳嗽剧烈、喉有痰声，有清理呼吸道无效的危险。因此，此时护理要点为预防热性惊厥，保持呼吸道通畅，防止意外。

讨论： 如何给该患儿降温以预防热性惊厥？如何保持小儿呼吸道通畅？

学前导语： 小儿易患感染性疾病，病情急、变化快。小儿肝肾功能不全，应严格掌握适应证，针对不同病原体、不同部位的感染，正确选择用药，滥用及剂量过大易导致毒副作用、真菌感染等。儿科护理工作者应当能够对小儿进行正确的用药指导。小儿药物的剂量如何计算？如何给家长示范小儿口服给药的方法？

第一节　儿童医疗机构的设置及护理管理

我国的儿科医疗机构基本可分为三类：综合医院中的儿科、儿童医院及妇幼保健院。其中，综合医院的儿科分布最广泛；儿童医院的设施最全面，包括门诊、急诊及病房三部分。

一、儿科门诊的设置及护理管理

（一）设置

1. 预诊室　目的是早期检出传染病，及时隔离，避免和减少交叉感染。另外，预诊处还可协助家长选择就诊科别，根据病情的轻、重、缓、急给予适当安排，赢得抢救危重患儿的时间。预诊室应设在儿科门诊的入口处，有两个出口，一个通向隔离诊室，另一个通向候诊室。预诊室应配备检查床、压舌板、电筒和洗手设备等。预诊主要为简明扼要的问诊、视诊及简单的护理体检。预诊时应抓住关键，简明扼要，并根据不同季节传染病的流行特点，结合患儿的接触史、主诉及特殊体征，迅速做出判断。

2. 隔离室　应备有专用诊查用具、隔离衣和消毒设备，其他用具从简。如有传染病或疑似患儿，应尽可能避免疾病传播，当患儿离开后，室内必须进行消毒处理后才可接诊其他患儿。

3. 挂号室　经过预诊检查，确系非传染病患儿方可挂号就诊。

4. 测体温处　发热小儿就诊前测量体温，如体温超过39℃，应酌情给予降温，并优先安排就诊，以免发生高热惊厥。

5. 候诊室　应宽敞、光线充足、空气流通，有足够的候诊椅，并设有1～2张小床或长桌供患儿换尿布、包裹使用。此处可设宣传栏或通过电视进行健康宣教。

6. 诊查室　可设多个单间诊室，以免因患儿哭闹而相互影响。内置诊查桌椅、检查床、诊查用具和洗手设备等。

7. 化验室　设置在诊查室旁，便于患儿化验检查。

8. 治疗室　应备有各种常用治疗器械及药品，可进行常规治疗，如各种注射、穿刺和灌肠等。

9. 药房及收费室　可设在门诊出口处。

10. 其他　应设有饮水处、厕所等。各室的布置要符合小儿心理特点，营造使小儿愉快的氛围，并配备一些玩具，以减轻或消除患儿就诊时的不安情绪。

（二）护理管理

1. 保证就诊秩序　儿科门诊人流量大，陪伴家属较多，护士应有计划地组织、安排患儿就诊。护士应主动帮助和解释，做好组织工作。

2. 密切观察病情　在预诊、测体温及候诊等整个过程中应经常巡视患儿，出现病情变化者应及时报告医生并配合抢救。

3. 预防交叉感染　严格执行消毒隔离制度和无菌技术操作规程，定期进行细菌培养；对于传染病患儿应及时给予隔离诊治，避免患儿之间的交叉感染。

4. 杜绝差错事故　护士应严格执行各项操作规程、药品管理和查对制度，随时注意儿童安全，防止发生意外事故。

5. 提供健康宣教　护士应积极宣传科学育儿方法和疾病护理知识；对家长提出的问题给予耐心的解释和必要的指导，减少或避免影响儿童健康的有害因素。

二、儿科急诊的设置及护理管理

（一）设置

1. 抢救室　病床应根据室内面积大小而定，床间距应尽量宽，以便医护人员进行各种操作，配有人工呼吸机、心电监护仪、气管插管用具、供氧设备、吸引装置等，以及各种穿刺包、切开包、导尿包等。此外，应备有抢救车、常用的急救药品和物品。

2. 治疗室　应有治疗桌、药品、护理用物，如条件允许可备有能进行小手术的基本物品和药品。

3. 小手术室 除一般手术室的基本设备外，还应准备清创缝合小手术、大面积烧伤的初步固定、骨折固定、紧急胸或腹部手术器械及抢救药品。

4. 观察室 设病床及常规抢救设备，还可备有监护仪及暖箱等。

5. 其他 设分诊台、收费处、化验室、药房等，室内有消毒、隔离设备。

（二）护理管理

1. 组织好抢救工作 人、医疗技术、药品、仪器设备和时间是急诊抢救的五要素，其中，人是最主要的因素。护士应有高度的责任心、敏锐的洞察力，熟悉各种小儿抢救的理论与技术。对危重症患儿的就诊应采取先抢救、后挂号，先用药、后交费。此外，仪器设备的功能良好、药品齐全并在有效期内、时间上争分夺秒都是保证抢救成功缺一不可的要点。

2. 建立抢救护理常规 建立各种常见疾病的抢救护理流程，组织学习训练，可提高抢救效率。各种抢救物品应做到定品种数量、定位放置、定人保管、定期消毒灭菌、定期检查维修。

3. 加强急诊文书管理 应有完整的病历资料，真实、准确地记录患儿的一般情况和诊治过程。抢救时，口头医嘱须复述无误后方可执行，执行后应催促医生补医嘱，并认真及时地完成抢救记录。

三、儿科病房的设置及护理管理

（一）设置

1. 病室 大病室放置4～6张病床，小病室放置1～2张病床，每张床位占地至少2m²，床间距、床与窗的距离以1m为宜，病床有床栏，两边可以上下拉动。每间病室应设有洗手和夜间照明设备，卧具、窗帘、墙壁等应选用明快的颜色，并配有小儿喜爱的各种动物图案，以减少其恐惧感和陌生感。

2. 重症监护室 收治病情危重、需要观察和抢救的患儿。室内备有各种抢救用品，设备齐全。重症监护室与医护办公室之间用玻璃隔断，利于医护人员观察患儿。

3. 医护办公室 应设在病房中部，靠近重症监护室，以便观察和抢救。

4. 治疗室 内设治疗桌、治疗车、冰箱、器械柜，并备有常用药物等。治疗室可分为两间，外间用于各种注射和输液的准备，内间用于进行换药及各种穿刺，这样不仅有利于无菌操作，同时也可避免引起其他患儿的恐惧。

5. 配膳室及配乳室 内设配膳及配乳用具、配膳桌、消毒用具、冰箱和分膳食的小车，由配膳员按医嘱将膳食送到患儿床前。

6. 游戏室 设于病区一端，室内宽敞明亮，阳光充足，布局适合小儿身心发展的特征，有小桌椅、玩具柜、玩具和书籍等。

7. 盥洗室、浴室、厕所 各种设备均应适合小儿的身高和年龄特点，要注意安全，厕所可有门但不要加锁。

8. 其他 还应设库房、值班室、仪器室等。

（二）护理管理

1. 环境管理 病房应整洁、美观，适合小儿生理、心理特点。应用卡通图案装饰，以动物形象作为病房标记。室内温、湿度依患儿年龄大小而定，具体见表4-1。

表4-1 不同年龄小儿适宜的温、湿度

年龄	新生儿	婴幼儿	儿童
室温（℃）	22～24	20～22	18～20
相对湿度	55%～65%	55%～65%	50%～60%

2. 安全管理　小儿病房安全管理的范围广泛、内容繁杂。无论设施、设备还是护理操作，都要考虑患儿的安全问题，防止跌伤、烫伤，防止误服、误饮。病房中的消防、照明器材应有固定位置，安全出口应保持通畅等。

3. 生活管理　提供合适的饮食，保持患儿衣裤整洁、舒适，根据患儿的病情安排活动与休息的时间，建立规律的生活制度，确保患儿身心舒适。

4. 防止交叉感染　工作人员应穿工作服、戴帽子口罩，接触患儿前后应洗手，有呼吸道感染者不宜护理患儿，特别是新生儿和早产儿。不同病种的小儿应尽量分室收治，同一病种急性期与恢复期应尽量分开。病室定时通风，按时进行空气、地面的消毒，操作前后均应认真洗手。严格执行清洁、消毒、隔离、探视、陪伴制度，预防院内感染发生。

第二节　与患儿及其家长的沟通

沟通是人与人之间通过各种方式的信息交流，在心理上和行为上发生相互影响的过程。沟通具有交流信息、传递情感和调节行为的功能，是构成人际关系的基础。人与人之间可以通过语言、文字、手势、表情等方式交换彼此的意见、情感。良好的沟通是顺利实施护理计划的前提条件。

一、与患儿的沟通

（一）儿童沟通的特点

1. 认识、分析问题的能力差　儿童对事物的认识以及对问题的理解、判断、分析能力均有一定的局限性，使沟通的进展与效果受到影响。

2. 语言表达能力差　由于语言发育水平所限，不同年龄段的儿童表达个人需要的方式不同，可出现用词不准确、夸大事实、掺杂个人想象、缺乏条理、准确性差等情况，从而影响沟通的效果。

3. 非语言沟通能力较强　儿童能熟练地通过他人的面部表情、语调、手势、着装等获取正确信息。

（二）与患儿沟通的途径

1. 语言沟通　护士主动自我介绍，将有关医院环境、医疗情况向患儿及其家长进行详细解释，患儿也可将自己的需求、情感感受及时向护士倾诉。不同年龄阶段患儿的语言表达能力不同，可不同程度地影响沟通效果，因此必须采用双方能懂的语言进行沟通，以达到有效沟通的目的。

2. 非语言沟通　分为静态与动态两种。静态包括环境信息、容貌、体态、服饰等。动态包括微笑、握手、拥抱、抚摸等。通过无声的交流，可使护患双方有效地分享信息，对语言表达或理解能力差的患儿尤为重要。给患儿心灵上的慰藉，使患儿感到信任、安全与舒适。

3. 游戏　适当的游戏可缩短护士和患儿之间的距离，增进相互了解。护士还可通过治疗性游戏帮助、教育患儿；通过游戏使患儿表达对医院、护士的感受。

4. 绘画　儿童可按照自己的兴趣、想象绘画，或者根据给出的内容、范围要求绘画，从而表达自己的愿望，宣泄情感。

（三）与患儿沟通的技巧

1. 语言沟通技巧

（1）**主动交谈**　初次接触患儿时，护士应主动介绍自己，并亲切地询问患儿的乳名、年龄、学校或幼儿园名称等熟悉的生活事件，以缩短彼此的距离。

（2）**方式恰当**　护士需要根据不同年龄患儿语言表达能力及理解水平，在谈话中采用其能理解的方式，用肯定的谈话方式及患儿熟悉的询问方式（尽量不用"要不要""是不是"等模棱两可的语言）不仅有助于患儿理解，也能促进其主动配合。

（3）语言合适　护士应掌握谈话时声音的技巧，注意语气、声调、音量、速度等。例如在谈话中稍加停顿，给患儿思考的时间。

2. 非语言沟通技巧　护士要保持良好的情绪，除特殊需要，一般不戴口罩，以便患儿能经常见到护士的微笑，缩短双方感情上的距离。在适当的时候使用肢体接触，怀抱和抚摸可使患儿获得安全感和情绪上的满足。谈话时与患儿视线保持水平，适当地运用面部表情，身体稍向前倾，表达对交谈的兴趣。

3. 游戏沟通技巧　结合患儿的年龄与心理发展特点，安排适当的、患儿感兴趣的游戏。对婴幼儿，可选择简单的类似"躲猫猫"的游戏；对学龄前患儿，可选择具有探索性的纸牌魔术等游戏。

4. 绘画技巧　分析儿童绘画，关注整体画面、个体形象的大小、画面出现的次序、患儿在画中的位置、首先出现的性别、被强调的部分等信息，这些可反映患儿复杂的心理状态。在分析画时，应结合患儿的背景资料、具体情况进行全面综合分析。

二、与患儿家长的沟通

与患儿的沟通多需要家长协助完成。与家长的沟通需在真诚、尊重的前提下，采取适当的技巧。除可参照与患儿沟通的技巧外，还可采用适当的观察、沉默、移情等方法。

1. 使用开放性问题　尽量使用开放性问题鼓励交谈，可以从询问普遍性问题开始，如"孩子现在怎么样?"，使家长能在轻松的气氛下交谈。

2. 恰当地沉默　通过恰当地沉默，给家长时间考虑他的想法和回顾他所需要的信息。

3. 移情和观察　移情是感受他人内心的想法，尽量从对方的眼光看待问题。观察特别适用于获取家长不能或不愿用语言交流的信息。两种技巧都可以表明护士对家长的关心。

第三节　儿科健康评估的特点

护理程序是儿科护理工作的基础。护理程序分为五个连续过程：评估、诊断、计划、实施和评价。为儿童提供护理服务时，应将儿童及其家庭视为一个整体，通过运用护理程序解决其健康问题。第一个重要环节，就是进行健康评估，目的是识别儿童的护理问题，为完整的护理方案的制定打下良好基础。

一、健康史的评估

（一）一般情况

一般情况包括姓名（含乳名）、性别、年龄、出生日期、民族、入院日期、诊断、监护人姓名、联系电话等。年龄记录要准确，新生儿要求记天数，婴儿要求记月数，较大儿童记几岁几个月。

（二）主诉

主诉即来院就诊的主要原因，将监护人提供的病史概括为主要症状或体征及其持续时间，避免用诊断名词，例如"持续发热3天""间歇腹痛5天"。

（三）现病史

现病史是病历的主要部分，应详细描述此次患病的详细情况，包括发病时间、主要症状、病情发展、严重程度，以及接受过何种处理等；还应包括其他系统和全身的伴随症状，以及同时存在的疾病等。

（四）既往史

既往史包括出生史、生长发育史、喂养史、预防接种史、日常活动、既往健康史、过敏史等。根据患儿的年龄及病种，了解重点内容。

1. 出生史　新生儿或小婴儿应重点询问，包括母亲怀孕情况、胎次、分娩情况及出生情况。

2. 生长发育史　了解患儿体格生长指标，骨骼、语言、动作及神经精神的发育情况。如体重、身长、前囟闭合时间、乳牙的萌出时间及数目；会抬头、独坐、站、走及会说话的时间等；学龄儿童还应询问在校学习情况及与同学的关系等。

3. 喂养史　婴幼儿尤其是有营养缺乏症或消化功能紊乱者，应详细询问，包括喂奶的种类和方法，添加辅食情况，年长儿应注意询问有无偏食、贪吃零食等不良习惯。

4. 预防接种史　接种过何种疫苗，接种后有无不良反应。

5. 日常活动　包括饮食、睡眠、排泄、清洁卫生习惯及自理情况。

6. 既往健康史　既往健康状况，曾患疾病、损伤、手术和住院情况，尤其应了解传染病的患病情况。

7. 过敏史　有无对药物、食物或某种特殊物质（如动、植物或纤维）的过敏史，特别注意药物的过敏史；是否有过敏性疾病，如支气管哮喘。

（五）家族史

家族史即家族中是否有遗传性疾病，如心脏病、哮喘、精神病等，应了解父母及兄弟姐妹的健康状况。

（六）社会－心理状况

应了解患儿性格特征，患儿及其家庭对住院的反应；患儿是否了解住院的原因，对住院环境是否适应，对治疗能否主动配合，对医护人员是否信任。

二、体格检查

护理的体格检查目的是对患儿身心、社会方面的功能进行全面评估，为制定护理计划提供依据。对患儿进行体格检查时，应注意以下几个方面。

1. 环境准备　房间光线充足，温度适中，周围安静，检查用品齐全。

2. 态度和蔼　为取得患儿合作，对婴幼儿在开始检查前应与其交谈，或用玩具、听诊器等与之游戏，以解除恐惧心理及紧张情绪，或以表扬的语言鼓励患儿，使之勇于接受检查。对年长儿，可说明检查的部位、有何感觉，使患儿能自觉配合。

3. 体位　根据患儿年龄采取适当的检查体位，婴幼儿可坐或躺在家长的怀里检查，检查者顺应患儿的体位进行检查。

4. 顺序灵活　一般在小儿安静时先进行心肺听诊、腹部触诊、测呼吸及脉搏；皮肤、四肢躯干、骨骼、全身淋巴结等容易观察到的部位则随时检查；口腔、咽部、眼结膜、角膜等对小儿刺激大的应放在最后。对急症或危重症抢救患儿，应先检查重要生命体征或与疾病有关的部位，全面的体检可在病情稍稳定后进行，也可边抢救边检查。

5. 保护和尊重患儿　检查中应减少不良刺激，手和用具要温暖，手法轻柔，动作快速，检查过程中既要全面仔细，又要注意保暖。对于较大儿童，还要照顾他（她）们的害羞心理和自尊心，注意保护其隐私。

三、家庭评估

家庭情况直接影响小儿的身心发展，因此，对家庭的评估成为儿童健康评估的重要组成部分。家庭评估包括家庭外环境和家庭（居室）内环境；家庭经济及教育情况、医疗费用的支出方式及对家庭经济状况的影响；父母的教育经历及所掌握的技能等；还应了解家庭健康观念，询问饮食、运动习惯、卫生习惯、家人对患儿疾病的认识以及对患儿未来健康状况的预期等。

第四节　住院患儿及其家庭的心理反应与护理

小儿正处于生长发育的过程中，患病和住院可造成儿童身心创伤。患儿住院时，由于年龄不同、所患疾病和病情不同、住院时间长短不同，对住院有不同的心理反应。儿童患病和住院打破了家庭的正常生活，患儿及其家庭进入应激状态。因此，护士在对患儿实施整体护理中，还应认真做好心理护理，使患儿住院后能得到健康的身心发育。

? 想一想

刘女士怀抱 2 岁女儿进入儿科病房。接诊护士了解到：患儿于半小时前被开水烫伤，患儿表现为哭泣、烦躁、诉说伤口疼痛。患儿一直哭闹，拒绝住院，拒绝任何的食物、玩具及护理措施。该患儿和家长有哪些心理反应？如果你是一名儿科护士，怎样对患儿及其家长进行心理护理？

答案解析

一、患儿对住院的心理反应与护理

（一）心理反应

1. 分离性焦虑　指患儿与其父母或最亲密的人分开所表现出来的行为特征，一般表现为三个阶段。

（1）**反抗期**　表现为侵略性、攻击性行为。患儿常表现为哭闹，有踢、打、跑等行为，寻找父母，拒绝医护人员的照顾和安慰等。

（2）**失望期**　发现经过自身努力不能改变，停止哭泣。患儿表现为沮丧、不爱说话、对周围事物不感兴趣。部分患儿出现退行性行为，表现为尿床、吮指、过度依赖等。

（3）**否认期**　长期与父母分离可进入此阶段。患儿把对父母的思念压抑下来，克制自己的情感，配合医护人员的诊疗程序，以满不在乎的态度对待父母的探望与离去。

分离性焦虑在不同年龄阶段的表现也有所不同，6 个月前的患儿满足生理需要就能安静，6 个月后的患儿常表现为明显的哭闹行为，学龄前患儿常表现为偷偷哭泣，学龄期和青春期患儿的分离性焦虑更多来自与同学、朋友的分离。

2. 失控感　是指对生活中和周围所发生的事情有无法控制的感觉。住院期间各种诊疗护理活动和医院各项规章制度常使患儿体验到失控感。

不同年龄阶段住院导致患儿产生失控感的来源和造成的影响也有所不同。婴儿期患儿主要对侵入性的诊疗活动有失控感，容易导致患儿产生不信任感和不安全感；幼儿期及学龄前期患儿对住院的规章制度和诊疗活动有失控感，常有剧烈的反抗，同时可伴有明显的退化行为；学龄期患儿对因病住院引起的死亡、残疾和失去同学朋友的恐惧会导致失控感；青春期患儿则很难接受诊疗引起的外表和生活方式的改变。

3. 对疼痛与侵入性操作的恐惧　对疼痛的恐惧，各年龄阶段都相似；但对侵入性操作感到焦虑和恐惧，年幼的患儿表现得更明显。

4. 羞耻感和罪恶感　幼儿和学龄前小儿易将患病和住院视为惩罚，如果错误的观念得不到纠正，患儿会产生羞愧、内疚和罪恶感等心理反应。

（二）护理措施

1. 减轻分离焦虑　鼓励父母或其他监护人陪伴并照顾患儿；允许患儿留下自己心爱的玩具及物品；协助患儿保持与同学的接触，继续学校的课业，利用电话、书信与同学及玩伴保持联系以减少分离的影响；护士应固定，连续护理。

2. 减少失控感　在日常活动中多提供患儿可选择的活动内容，在执行治疗措施时给予患儿部分选择权。在不违反医院规定且患儿病情允许时，鼓励患儿自由活动。鼓励儿童的独立性，支持他们做自己可以完成的活动，增强其控制感。

3. 减轻疼痛与恐惧感　关心、爱护小儿，对患儿的疼痛反应要及时评估，并给予有效的处置，包括非药物性的和药物性的。治疗中给予患儿适当的机会参与并转移其注意力，有利于缓解疼痛导致的紧张、不适及恐惧。在侵入性检查治疗前，用儿童可以理解的语言、图画或游戏等进行解释，可减轻他们的恐惧感。

4. 提供适当的感官刺激　对年龄较小的患儿，可提供抚抱等身体接触及各种感官刺激，如儿童绘本、儿歌等；对较大的患儿，可鼓励其自行布置其床旁周围的环境，如贴上自己的图画、手工制作，但同时要保持病室的整洁、安静。

5. 正确认识医院　在日常生活中，鼓励家长对儿童进行医院功能的简单介绍，禁止用打针或住院等行为进行恐吓，引导儿童对医院有正确的认识。

二、家庭对患儿住院的心理反应与护理

（一）心理反应

家长对患儿住院最初的反应往往是否认，不愿相信自己的孩子会出现如此严重的健康问题。一旦确诊，父母会感到深深地内疚，认为是由于自己的疏忽而造成小儿患病，尤其对由于照顾不周而引起的摔伤、烫伤等怀有很大的歉意。目睹小儿的痛苦，家长无比担心又不知所措，对能否胜任照顾者的角色表示怀疑，同时还担忧疾病预后、昂贵的医疗费等。个别家长甚至采取逃避的态度，出现弃儿行为，严重影响患儿的身心发育，引起诸多的社会问题。此时，家庭的生活、秩序和角色出现紊乱，护士应能理解家庭的各种反应，并为其提供信息支持，帮助他们处理这些危机。

（二）护理措施

对患儿父母的情感支持，鼓励父母探视、陪伴患儿，也可让父母参与患儿的护理。提供机会让患儿父母表达担心、内疚、愤怒等情感，并帮助其明确产生这些情感的原因，从而选择适当的应对方式。

介绍医院的环境、患儿所患疾病的相关知识、患儿的病情、治疗方案和护理计划等，充分理解家长对检查、治疗、护理、预后的期待心情。在患儿进行各项治疗、护理之前应做好解释工作，使其有充分的心理准备，更好地配合，确保治疗和护理顺利进行。对经济困难的家庭，帮助家长利用社会力量得到援助。对疑难、危重疾病的患儿，向家长介绍目前医疗技术的发展进程，介绍治愈案例，树立信心。对患有遗传性疾病的患儿家长，要向其介绍病因及预防要点，减轻其罪恶感。

❤护爱生命 ────────────────────

　　普莱尔是德国生理学家和实验心理学家，被誉为"儿童心理学之父"。他对他的孩子从出生一直到3岁，每天做有系统的观察，有时也进行实验，最后他把这些记录整理出来，写成了一部有名的《儿童心理》。该书于1882年出版第一版，一经出版就受到国际心理学界的高度重视和同行学者的青睐，各国心理学家先后把它译成十几种文字在全世界推广，儿童心理学随之发展起来。可以说，普莱尔所著《儿童心理》的问世，给科学的儿童心理学奠定了最初的基石。

第五节　小儿用药特点及护理 🅴微课

　　药物治疗是小儿综合治疗的重要组成部分，合理、正确的用药在治疗中常常起关键作用。但由于小儿解剖、生理特点与成人不同，且病情多变，对小儿用药必须慎重。

一、小儿用药特点

　　1. 肝肾功能及某些酶系发育不完善，对药物的代谢及解毒功能较差　新生儿肝脏酶系统发育不成熟，延长了药物的半衰期，加大了药物的血药浓度及毒性作用。如氯霉素在体内可与肝内葡萄糖醛酸结合后排出，但新生儿和未成熟儿肝脏葡萄糖醛酸含量少，使用氯霉素容易产生"灰婴综合征"。新生儿肾脏排泄功能不全，故使用某些由肾脏排泄的药物如氨基糖苷类、地高辛等，应注意用量。

👁看一看 ────────────────────

灰婴综合征

　　早产儿和新生儿肝脏缺乏尿苷二磷酸葡萄糖醛酸转移酶，肾排泄功能不完善，对氯霉素的解毒能力差。新生儿及早产儿使用较大剂量的氯霉素，可引起急性中毒，表现为腹胀、呕吐、循环衰竭、呼吸浅表而不规则等症状，皮肤呈灰紫色，故称灰婴综合征。不良反应具有以下特点：①氯霉素口服、肌内注射或静脉滴注均可引起上述毒性反应；②患儿大多为早产儿或出生48小时以内的新生儿；③多在连续应用大剂量氯霉素后发生，血清氯霉素往往异常升高；④死后做病理检查，各系统和器官无特异性病理变化。有研究报道，约有60%的患儿可在症状发生后数小时内死亡。

　　2. 小儿血脑屏障不完善，药物容易通过血脑屏障到达中枢神经系统　使用中枢神经系统药物应慎重，因为药物与血浆蛋白结合较少，游离药物浓度较高，通过血脑屏障容易引起中枢神经系统症状。如小儿对吗啡类药物特别敏感，容易产生呼吸抑制。

　　3. 年龄不同，对药物反应不同，药物的毒副作用有所差别　不同年龄阶段小儿，对药物的反应不一样。3个月以内的婴儿慎用退热药，因为可以使小婴儿出现虚脱；8岁以内的小儿特别是小婴儿服用四环素，容易引起四环素牙。

　　4. 胎儿、乳儿可受母亲用药影响　孕妇与乳母用药必须在妇产科医师指导下进行。孕妇用药时，药物易通过胎盘屏障进入胎儿体内。乳母用药后，有些药物在乳汁中浓度相当高，如苯巴比妥、地西泮、阿托品须慎用，放射性药物、抗癌药、抗甲状腺激素等药物在哺乳期应禁用。

二、小儿药物的选择

　　1. 退热药　发热是小儿疾病常见症状，首选多饮水及物理降温，必要时用退热药，常用对乙酰氨基酚或布洛芬，但剂量不宜过大。婴幼儿不宜使用阿司匹林，以免发生瑞氏综合征（Reye 综合征）。

2. 抗感染药　小儿易患感染性疾病，且多病情急、变化快。应严格掌握适应证，要针对不同细菌、不同部位的感染正确选择用药，不可滥用，同时注意观察药物的毒副作用，如氯霉素可抑制造血功能、链霉素能损害听神经等。使用大量或多种抗生素，尤其是广谱抗生素，易导致二重感染（真菌感染）或耐药菌感染，如患儿可继发鹅口疮、肠道菌群失调等。

3. 镇静止惊药　抑制呼吸中枢的药物如吗啡、可待因，一般不用。可使用地西泮、苯巴比妥、氯丙嗪、异丙嗪等。

4. 镇咳、祛痰、平喘药　婴幼儿呼吸道感染时多有咳嗽，分泌物多，痰不易咳出。咳嗽时不宜使用中枢性镇咳药，如可待因、吗啡等，因抑制咳嗽不利于排痰。平喘药对小儿有一定的兴奋作用，所以要严格按剂量计算，注意观察有无精神兴奋、惊厥，新生儿、小婴儿慎用。

5. 泻药与止泻药　小儿便秘可多吃蔬菜、水果等，必要时使用开塞露、甘油栓等通便，不主张使用泻药，以免引起水、电解质紊乱。小儿腹泻时不主张用止泻药，以免因肠蠕动减少，增加肠道内毒素吸收，使全身中毒症状加重。应纠正水、电解质紊乱，控制肠道感染，使用调节微生态的活菌制剂及肠黏膜保护剂。

6. 肾上腺皮质激素　严格掌握使用指征，在未明确诊断时避免滥用，以免掩盖病情。不可随意减量或停药，防止反弹。长期使用影响骨骼生长及蛋白质、脂肪代谢，引起高血压及库欣综合征等。水痘患儿禁用激素，以防病情加重。

三、给药方法

1. 口服法　是临床最常用的给药方法，其特点是使用方便，对患儿身心影响较小。婴幼儿通常选用糖浆、冲剂或水剂，也可将药片捣碎加糖水吞服。喂药时抬高头部或抱起婴儿，以防呛咳。小婴儿可用滴管或去掉针头的注射器喂服；若用药匙喂药，应从婴儿的口角处顺口颊方向将药液慢慢倒入，待药液咽下后再将药匙拿开，若小儿一时不吞咽，则用拇指与示指轻捏小儿双颊，使之吞咽。对年长儿，则应鼓励其自己服药。

2. 注射法　多用于不宜口服药物或急、重症患儿。其特点是起效快，但易造成患儿恐惧，故使用前应多给予鼓励，做适当的解释。常采用肌内注射、静脉推注和静脉滴注法。2 岁以下小儿肌内注射多选用臀中肌、臀小肌，对不合作、哭闹挣扎的婴幼儿，可采用"三快"的注射技术，即进针快、注药快、拔针快，以缩短时间，防止意外发生。但注射次数过多易造成臀肌损害，影响下肢活动。静脉推注多用于抢救，在推注时速度要慢，避免发生药液外渗。静脉滴注应用广泛，不仅用于静脉给药，还可用于补充水分、热量及各种营养等。

3. 外用药　剂型有水剂、粉剂、膏剂等，其中以软膏最为常用。应用时可根据年龄、用药部位，对患儿进行适当约束，以免因患儿抓摸使药物误入眼、口而发生意外。

4. 其他　雾化吸入最常用；含漱剂主要用于年长儿；灌肠给药应用较少。

四、小儿药物剂量计算

1. 按体重计算　是目前临床上最常用、最基本的计算方法。其计算公式为：

$$每日（次）剂量 = 体重（kg）× 每日（次）每千克体重所需药量$$

患儿体重以实际测量值为准，如按体重计算超过成人用量，则以成人用量为限。

练一练

某药物的服用方法是每天25mg/kg，3次/日。体重8kg的小儿每天应服用该药的总量是（　　）

A. 150mg　　　B. 200mg　　　C. 300mg　　　D. 600mg　　　E. 800mg

答案解析

---

2. 按体表面积计算　此法较其他方法更为准确，但计算过程比较复杂。其计算公式为：

$$每日（次）剂量 = 患儿体表面积（m^2）× 每日（次）每平方米体表面积所需药量$$

3. 按年龄计算　此法简单易行，用于剂量幅度大、不需要十分精确的药物，如营养类药物。

4. 按成人剂量折算　此法不常用，仅用于未提供剂量的药物，所得剂量一般都偏小。计算公式为：

$$小儿剂量 = 成人剂量 × 小儿体重（kg）/50$$

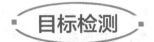 目标检测

答案解析

一、单项选择题

1. 下列关于小儿用药特点的说法中，不正确的是（　　）

A. 最常使用口服法　　　　　　　　B. 婴幼儿注射采取"二快一慢"

C. 静脉推注要慢　　　　　　　　　D. 静脉滴注避免药液外渗

E. 外用药以软膏最多

2. 婴幼儿镇静止惊一般禁用（　　）

A. 苯巴比妥　　　　B. 水合氯醛　　　　C. 氯丙嗪

D. 异丙嗪　　　　　E. 吗啡

3. 禁用激素的疾病是（　　）

A. 急性严重感染　　B. 过敏性疾病　　　C. 白血病

D. 水痘　　　　　　E. 自身免疫性疾病

4. 儿科最常使用的给药方法是（　　）

A. 口服法　　　　　B. 注射法　　　　　C. 外用药

D. 灌肠给药　　　　E. 雾化吸入

5. 儿科门诊设预诊处的目的不包括（　　）

A. 使诊治工作顺利进行　　　　　　B. 及时发现传染病

C. 及时抢救　　　　　　　　　　　D. 鉴别所需诊治的科别

E. 及时做出正确诊断

6. 急诊抢救质量最主要的要素是（　　）

A. 医疗技术　　　　B. 药品　　　　　　C. 仪器设备

D. 人　　　　　　　E. 时间

7. 儿科病室的床间距一般以（　　）为宜

A. 1m　　　　　　　B. 2m　　　　　　　C. 3m

D. 4m　　　　　　　E. 5m

8. 在危重患儿的就诊程序中, 应 (　　)

  A. 先挂号   B. 先抢救   C. 先预诊

  D. 先量体温   E. 先化验血常规

二、综合问答题

1. 儿科病房安全管理要求有哪些?

2. 与患儿沟通时的语言沟通技巧有哪些?

3. 小儿给药方法有哪些? 最常用的是什么?

(韩　琼)

书网融合……

重点回顾   微课   习题

第五章　儿童营养与营养障碍性疾病患儿的护理

学习目标

知识目标：

1. 掌握　母乳喂养的优点及护理；牛乳的改造；维生素 D 缺乏病、蛋白质－能量营养不良及单纯性肥胖症的临床表现和护理。

2. 熟悉　儿童能量和营养素的需求；婴儿食物转换；维生素 D 缺乏病、蛋白质－能量营养不良及单纯性肥胖症的病因和发病机制。

3. 了解　幼儿营养与膳食安排。

能力目标：

1. 能指导家长进行母乳喂养及人工喂养。

2. 能指导家长进行婴儿食物转换。

3. 能够识别维生素 D 缺乏病、蛋白质－能量营养不良及单纯性肥胖症的临床表现。

4. 能运用所学知识对维生素 D 缺乏病、蛋白质－能量营养不良及单纯性肥胖症进行护理。

5. 能正确指导幼儿进食。

素质目标：

具有细心观察疾病、善于沟通和关爱儿童的职业精神。

导学情景

情景描述： 婴儿，男，5 个月，近一个月经常无诱因地出现哭闹，夜间尤为明显，难于安抚，入睡困难、多汗，并且与室温无关，婴儿头部出现"枕秃"。

情景分析： 根据上述情况和实验室检查结果，判断该婴儿患有维生素 D 缺乏性佝偻病，为该病的初期，表现为神经精神症状，此病为儿科常见四大疾病之一，因维生素 D 缺乏引起。

讨论： 维生素 D 缺乏性佝偻病分为几期？如何预防本病？

学前导语： 5 个月小儿属于婴儿期，婴儿期为生长发育的第一突增阶段，生长发育迅速，对维生素 D 的需求量大。此期应该给小儿补充足量的维生素 D，让其多进行户外活动，预防维生素 D 缺乏性佝偻病的发生。维生素 D 缺乏性佝偻病的主要护理问题、护理措施有哪些？

第一节　能量与营养素的需要

营养是指人体获得和利用食物，维持生命活动的整个过程。营养素是指食物中经过消化、吸收和代谢能够维持生命活动的物质。营养素分为宏量营养素（蛋白质、糖类、脂类）、微量营养素（矿物质，包括微量元素和常量元素；维生素）及其他膳食成分（膳食纤维和水）。

小儿新陈代谢旺盛，生长发育迅速，每日摄入的膳食量应满足机体营养需求，避免发生营养障碍性疾病。因此，合理营养膳食是促进儿童健康成长的重要环节。

一、能量的需要

糖类、脂类和蛋白质是人体的三大宏量供能营养素，蛋白质、脂类和糖类在体内的实际产能量分别为：4kcal/g（16.8kJ/g）、9kcal/g（37.8kJ/g）和4kcal/g（16.8kJ/g）。1kcal = 4.184kJ，或1kJ = 0.239kcal。儿童对能量的需要包括以下五个方面。

（一）基础代谢

婴幼儿基础代谢的能量需要量占总能量需要量的50%～60%，维持基础代谢所需能量较多，基础代谢率较成人高，但随年龄增长而逐渐减少。如婴儿平均每日能量需要量约为230kJ/kg（55kcal/kg）；7岁时每日约需184kJ/kg（44kcal/kg）；12岁时接近成人，每日约需126kJ/kg（30kcal/kg）；成人每日约需105～126kJ/kg（25～30kcal/kg）。

（二）食物热力作用

食物热力作用是指进餐几个小时内食物消化、吸收、转运、代谢和储存过程中所需能量，三大营养素中以蛋白质的热力作用最高。婴儿的食物热力作用占总能量的7%～8%，采用混合膳食的年长儿约占5%。

（三）活动消耗

儿童活动所需能量与其活动强度、活动持续时间及活动类型有关，个体差异较大，并随年龄增长而增加。当能量摄入不足时，小儿首先表现为活动减少。

（四）生长所需

生长发育消耗的能量为儿童所特有，且与儿童的生长速度成正比。婴儿期生长速度最快，此项能量约占总能量的25%～30%，以后随年龄的增长而逐渐减少，青春期再次增高。

（五）排泄消耗

正常情况下未经消化吸收的食物排出体外所损失的能量，婴儿期约占总能量的10%，腹泻时可成倍增加。

以上五项的总和即儿童能量的总需要量。年龄越小，每日每千克体重所需能量越多。1岁以内婴儿平均每日所需总能量为418.4kJ/kg（100kcal/kg），每增加3岁，减去42kJ/kg（10kcal/kg）。

练一练

下列能量需要中，小儿所特有的是（　　）

A. 基础代谢　　　　B. 食物热力作用　　　C. 生长所需

D. 活动消耗　　　　E. 排泄消耗

答案解析

二、营养素的需要

（一）宏量营养素

1. 脂类　脂类是脂肪、胆固醇、磷脂的总称，为机体第二供能营养素，是构成人体细胞的重要成分，是脂溶性维生素的载体和必需脂肪酸的来源。婴儿期脂类所提供的能量约占总能量的45%（35%～50%），随着年龄的增长，脂类占总能量比例下降，年长儿为25%～30%。

👁 **看一看**

多不饱和脂肪酸作用

不饱和脂肪酸分为多不饱和脂肪酸和单不饱和脂肪酸。对婴幼儿生长发育和健康具有重要意义的是 n-3 系列和 n-6 系列的多不饱和脂肪酸，包括亚油酸（LA）、花生四烯酸（AA）、二十二碳六烯酸（DHA）、二十碳五烯酸（EPA）等。

DHA、AA 和 EPA 是人的视网膜、脑等细胞膜的重要成分，参与构成乙醇胺磷脂和神经磷脂，并选择性地渗入大脑皮质、视网膜、睾丸等重要器官和精子中。脑的神经元、突触及视网膜的光感器、视盘中含有大量的 DHA，其约占大脑皮质和视网膜总脂肪酸含量的 30%~45%。DHA 的主要功能是促进视觉皮层的发育和视网膜的成熟，丰富的 DHA 能够促进大脑发育和提高视觉敏感度。同时，DHA 和 AA 均具有促进海马神经细胞生长发育的作用，可改善记忆。

经分析推测，不饱和脂肪酸对大脑发育的促进作用可能是通过以下三条途径实现：促进递质释放、营养中枢神经和提高供氧能力。

---

2. 糖类 为能量的主要来源，产能约占总能量的 50%~65%，主要来源于谷类食物。

3. 蛋白质 是构成人体细胞、组织的基本物质。食物中的蛋白质主要用于机体的生长发育和组织的修复，其次供能，占总能量的 10%~15%。构成人体蛋白质的氨基酸主要有 20 种，其中 8 种为必需氨基酸（亮氨酸、异亮氨酸、缬氨酸、苏氨酸、苯丙氨酸、色氨酸、赖氨酸、甲硫氨酸），儿童除了需要与成人相同的 8 种必需氨基酸外，还需要组氨酸。优质蛋白质是指组成蛋白质的氨基酸模式与人体蛋白质氨基酸模式接近的食物，生物利用率高，主要来源于大豆蛋白质和动物。

小儿生长发育快，所需蛋白质也相对较多，新生儿期蛋白质需要量最高，以后随年龄逐渐下降。婴儿期蛋白质的推荐摄入量（RNI）为 1.5~3g/（kg·d），优质蛋白质应占 50% 以上。

（二）微量营养素

1. 矿物质 包括微量元素和常量元素。

（1）**微量元素** 指占人体总重量 0.01% 以下的元素，包括铁、碘、锌、硒、铜、氟、钼、铬、钴、锰、镍、硅、锡、钒 14 种元素，需通过食物摄入，具有十分重要的生理功能，是维生素和酶必需的活性因子，具有参与核酸代谢和激素的作用。全球最主要的微量营养素缺乏病由铁、碘、锌缺乏引起。不同微量元素的体内分布不同，不宜通过简单测血清水平来反映体内微量元素状况。

（2）**常量元素** 指占人体总重量 0.01% 以上的元素，包括钙、磷、镁、钾、钠、硫、氯 7 种，其中钙和磷接近人体体重的 6%，两者构成人体的骨骼、牙齿等组织。婴儿期钙的沉积高于生命的任何时期，保证钙的摄入量非常重要，乳类是钙的最好来源，其次是大豆。但钙摄入过量可能造成一定的危害，需特别注意钙的补充控制在 2g/d 以下。

各主要微量元素与常量元素的作用与来源见表5-1。

表 5-1 微量元素与常量元素的作用与来源

元素种类		作用	来源
微量元素	铁	协助氧的运输，为血红蛋白、肌红蛋白、细胞色素和其他酶系统的主要成分	肝、血、肉类、蛋黄、绿色蔬菜、豆类、桃子、杏
	碘	甲状腺激素的主要成分，缺乏时可引起地方性甲状腺功能减低症及单纯性甲状腺肿	紫菜、海带、海鱼等海产品
	锌	为多种酶的组成成分，如：与核酸代谢有关的酶；与能量代谢有关的碳酸酐酶；还参与和免疫有关酶的作用	肉类、禽、鱼、蛋、全谷、麦胚

续表

元素种类		作用	来源
微量元素	硒	维护心肌健康、保护心血管，保护视觉，促进生长	肉类、肝、肾、海带
	铜	对合成血红蛋白、铁的吸收和制造红细胞起很大作用，与许多酶关系密切，存在于人体脑、肝及红细胞内，缺乏时引起贫血	鱼、肉类、肝、全谷、豆类
	钼	为黄素依赖酶的成分，作为酶的辅助因子发挥作用	乳类、动物内脏、干豆
	钴	影响甲状腺代谢；以维生素 B_{12} 的成分存在，与红细胞的成熟有关	海带、肝、肾
常量元素	磷	牙齿、骨骼、细胞核蛋白、各种酶的主要构成成分，协助蛋白质、脂肪、糖代谢，构成缓冲系统，维持酸碱平衡	肉类、乳类、五谷类、豆类
	钙	为凝血因子，构成牙齿、骨骼的主要成分，能降低神经、肌肉的兴奋性	乳类、豆类、绿叶蔬菜
	镁	骨骼、牙齿的构成成分，为细胞内阳离子，参与细胞代谢过程，激活糖代谢酶，与神经肌肉兴奋性有关，常与钙同缺乏，导致手足搐搦症	乳类、肉类、豆类、谷类、干果
	钠、氯	调节人体水分交换，调节酸碱平衡，维持渗透压平衡	新鲜食物、蛋类、食盐
	钾	细胞质的构成要素，调节神经肌肉活动，维持酸碱平衡	乳类、肉类、紫菜、果汁

2. 维生素　是维持人体正常生理功能所必需的一类有机化合物，不产生能量，需要量不多，必须由食物供给。根据溶解性，维生素可分为水溶性（B 族维生素和维生素 C）和脂溶性（维生素 A、D、E、K）两大类。水溶性维生素排泄迅速，不易在体内储存，必须每日供给，缺乏很快出现相应症状，但过量常不易发生中毒；脂溶性维生素排泄较慢，可储存于体内，无需每日供给，过量易中毒。其中，维生素 A、D、C、B_1 是儿童容易缺乏的维生素。各种维生素的作用与来源见表 5 - 2。

表 5 - 2　维生素的作用与来源

维生素种类		作用	来源
水溶性维生素	叶酸	胎儿期缺乏引起神经管畸形；其活动形式四氢叶酸参与核苷酸的合成，特别是参与胸腺嘧啶核苷酸的合成，有造血作用	肝、肾、绿叶蔬菜、酵母、乳类
	维生素 C	参与人体的羟化和还原过程，对细胞间黏合质、胶原蛋白、神经递质的合成，类固醇的羟化，氨基酸代谢，抗体和红细胞的生成等均有重要作用	各种新鲜蔬菜及水果
	维生素 PP（尼克酸、烟酸）	为辅酶Ⅰ及Ⅱ的构成成分，体内氧化过程所必需物质；维持皮肤、黏膜和神经健康，防止癞皮病，促进消化系统的功能	肝、肉类、酵母、花生、谷类
	维生素 B_1（硫胺素）	为脱羧辅酶的主要成分，糖代谢过程所必需物质，维持心肌、神经的活动功能，调节胃肠蠕动，促进生长发育	米糠、麦麸、花生、豆类、瘦肉、酵母
	维生素 B_2（核黄素）	为构成辅黄酶的主要成分，参与机体氧化过程，维持口腔、皮肤和眼的健康	乳类、肝、蛋、蔬菜、酵母
	维生素 B_6	为构成转氨酶和氨基酸脱羧酶的组成成分，参与神经、氨基酸及脂肪代谢	各种食物中，亦可由肠道内细菌合成
	维生素 B_{12}	参与核酸合成，促进细胞及细胞核成熟，对造血和神经组织代谢有重要作用	肉类、肝、肾等动物食品

续表

维生素种类		作用	来源
脂溶性维生素	维生素 A	促进生长发育，维持上皮细胞的完整性，增加皮肤黏膜的抵抗力，构成视紫质，促进免疫功能	鱼肝油、肝、乳汁、胡萝卜素
	维生素 D	调节钙磷代谢，促进肠道对钙磷的重吸收，增加肾近曲小管对钙、磷的重吸收，促进成骨细胞增殖和破骨细胞分化，维持血液钙浓度，有利于骨的矿化	鱼肝油、肝、蛋黄；人皮肤日光合成
	维生素 E	促进细胞成熟与分化，是一种有效的抗氧化剂	豆类、蔬菜、麦胚油
	维生素 K	合成凝血酶原，凝血因子 II、VII、IX、X 也依赖维生素 K 合成	肝、蛋、青菜、豆类，肠内细菌合成

（三）其他膳食成分

1. 膳食纤维 主要来自植物的细胞壁，为不易被消化的食物营养素，至少包括纤维素、半纤维素、树脂、果胶和木质素这 5 种构成物。膳食纤维具有吸收大肠水分、软化大便、增加大便体积，促进肠蠕动等功能。婴幼儿可从新鲜蔬菜、水果和谷类中获得。

2. 水 参与体内所有的新陈代谢及体温调节，为人体必不可少的重要成分。小儿新陈代谢旺盛，水的需要量相对较多，年龄越小，水需要量也越多。婴儿约为 150ml/（kg·d），以后每 3 年减少 25ml/（kg·d）。

第二节 儿童喂养与膳食安排

儿童喂养包括 3 个阶段：哺乳阶段（以母乳或其他乳类为主要食品）、过渡阶段（在乳类之外引入其他食品）和成人饮食阶段。

一、婴儿喂养

婴儿喂养的方式有母乳喂养、部分母乳喂养和人工喂养。

（一）母乳喂养

母乳是婴儿最理想的天然食物，可以满足 6 个月以内婴儿全部液体、营养素和能量的需要，满足生长发育的需要，可为婴儿提供全方位呵护，使其适应新环境，健康成长。

1. 母乳的成分变化 母乳成分会随产后不同时期而有所变化，分为初乳、过渡乳、成熟乳，见表 5-3。

表 5-3 各阶段母乳成分

	初乳	过渡乳	成熟乳
产后时间	7 日内	7~14 日	14 日至 9 个月
颜色	淡黄色	乳白色	乳白色
性状	量少质稠	量增多	量最多
脂肪	少	最多	减少
蛋白质	最多（如 SIgA、牛磺酸）	减少	更少
矿物质	丰富	减少	减少

2. 母乳喂养的优点

（1）母乳营养丰富，易消化吸收：蛋白质、脂肪、糖比例适当，为 1：3：6，适合婴儿生长发育的需要。①蛋白质：以乳清蛋白为主，乳清蛋白在胃内形成的凝块较小，利于消化吸收，且含有较多的必需氨基酸。②糖类：母乳中乙型乳糖含量较多，利于脑的发育，可以促进肠道双歧杆菌、乳酸杆菌生长，有利于调整肠道功能，减少腹泻。③脂肪：母乳中脂肪颗粒较小，含较多不饱和脂肪酸和脂肪酶，使脂肪颗粒易消化吸收。④微量元素：锌、碘、铜含量高，铁含量与牛乳相似，但人乳中铁的吸收率（49%）比牛乳（10%）高。⑤钙磷比：母乳中钙、磷比例适宜（2∶1），易吸收，使婴儿较少发生低血钙。⑥矿物质：含量少，对胃酸的中和作用弱，有利于消化。

（2）增强婴儿免疫力：母乳中含有多种免疫物质，尤其是初乳中含量更高，可提高婴儿的抵抗力。①初乳中含丰富的SIgA，有抗感染和抗过敏的作用；还有少量IgG、IgM及一些特异性抗体。②含有较丰富的乳铁蛋白，能夺走大肠埃希菌、白色念珠菌和大多数需氧菌赖以生长的铁，从而抑制细菌的生长。③细胞成分：含有大量巨噬细胞、淋巴细胞等免疫活性细胞，这些细胞释放溶菌酶、补体、干扰素、乳铁蛋白等多种细胞因子而发挥免疫调节作用。

（3）增进母婴感情：哺乳过程中婴儿与母亲紧密接触，有利于婴儿心理健康发育。

（4）母乳新鲜无污染，温度、泌乳速度适宜，喂哺简单，经济方便。

（5）利于母亲康复：母乳喂养可促进母亲产后体重恢复到孕前状态；可加快子宫收缩、复原，减少再受孕的机会；可降低母亲乳腺癌、卵巢癌和2型糖尿病的发病风险。

3. 母乳喂养的护理

（1）产前准备　孕妇要在产前做好身、心两方面的准备，树立母乳喂养的信心；合理安排生活和工作，保证睡眠充足、心情愉快、营养合理。

（2）乳头保健　做好乳头保健，在妊娠后期每日用清水擦洗乳头；乳头内陷者用两手拇指从不同的角度按捺乳头两侧并向周围牵拉，每日1至数次；应经常按摩、湿热敷乳头，增强其吸吮的耐受性，预防裂伤；如发生乳头皲裂，应用吸乳器直接将乳汁吸出，暂停直接哺乳，用鱼肝油软膏涂抹裂伤处；发生乳房硬块（乳核）和乳汁淤积时，应及时吸空乳房，及早进行按摩和湿热敷，预防乳腺炎的发生。

（3）哺乳方法　具体如下。

① 尽早开奶，按需哺乳：产后半个小时内应尽早开始母乳喂养，婴儿出生后第一口食物应是母乳。婴儿出生后即可与母亲皮肤接触，并开始让婴儿分别吸吮双侧乳头各3～5分钟，可吸吮出数毫升初乳，促进乳汁的分泌。早开奶可减轻新生儿黄疸和生理性体重下降，减少低血糖的发生，有利于预防婴儿过敏。对生后2个月内婴儿，提倡按需哺乳。

② 促进泌乳：婴儿吸吮前不需要过分擦拭或消毒乳头，母亲可先湿热敷乳房2～3分钟，然后从外侧边缘向乳晕方向按摩或轻拍乳房，促进乳房感觉神经的传导和泌乳。

婴儿出生后应尽早让其勤吸吮母乳（每侧乳头每隔2～3小时要得到吸吮一次），必要时（如婴儿吸吮次数有限）可以通过吸奶泵辅助，增加吸奶次数。两侧乳房应先后交替进行哺乳，若一侧乳房奶量已能满足婴儿需要，则将另一侧的乳汁用吸奶器吸出。每次哺乳应让乳汁排空，每天排空的次数为6～8次或者更多，充分排空乳房会有效刺激泌乳素的大量分泌，使乳房分泌更多的乳汁。

③哺乳技巧：哺乳前清洗双手，清洁乳头、乳晕。哺乳时可采取不同姿势，使乳母全身肌肉放松，体位舒适。一般采用坐位，一手怀抱婴儿，使其头、肩部枕于哺乳侧肘弯部，另一手拇指和其余四指分别放在乳房上、下方，呈"C"形托住乳房，使婴儿含住乳头和大部分乳晕，能正常用鼻呼吸。如奶流过急，乳母可采取中指、食指轻夹乳晕两旁的"剪刀式"哺乳姿势。哺乳结束，用食指向下轻压婴儿下颌退出乳头，将婴儿竖抱，头部紧靠在母亲肩部，轻拍其背部将胃内咽下的空气排出，然后将婴儿置于右侧卧位，防溢乳。每次哺乳时间为15～20分钟。

? 想一想

你知道如何判断乳汁分泌量是否充足吗？

答案解析

4. 断乳时机 断乳指由完全依赖乳类喂养逐步过渡到多元化食物的过程。随着月龄增长，母乳已不能满足婴儿生长发育的营养需求，而且婴儿各项生理功能逐步适应摄入非流质食物。可在婴儿 6 个月开始引入半固体食物，并逐渐减少哺乳次数，增加引入食物的量，WHO 建议继续母乳喂养至 2 岁，断乳后仍保证足量的乳类及乳制品的摄入。

5. 母乳喂养禁忌 母亲不宜哺乳的情况有感染 HIV，患有严重疾病如活动性肺结核、精神类疾病、癌症以及重症心、肾疾病等。禁忌证有新生儿患有某些疾病，如半乳糖血症等遗传代谢病。母亲为乙肝病毒携带者并非哺乳禁忌，但应在新生儿出生后 24 小时内给予特异性高效乙肝免疫球蛋白，然后常规接种乙肝疫苗。

（二）混合喂养

混合喂养是以母乳与配方奶或牛乳、羊乳等动物乳同时喂养婴儿的方法，为部分母乳喂养，分为两种情况。

1. 代授法 用配方乳或动物乳代替一次或数次母乳的方法，常用于为断离母乳做准备。

2. 补授法 是因母乳不足，用配方奶或动物乳补充母乳的方法。母乳喂哺次数一般不变，每次先喂母乳，将两侧乳房吸空后，再根据婴儿需要补充配方奶或动物乳。

（三）人工喂养

人工喂养为以配方奶或动物乳（牛乳、羊乳、马乳等）完全替代母乳喂养的方法。

1. 动物乳特点（以牛乳为例） 人工喂养时常用牛乳，但成分不适合婴儿。①脂肪：含量与母乳相似，但不饱和脂肪酸（亚麻酸仅 2%）明显低于母乳（8%）；脂肪颗粒大，且缺乏脂肪酶，难以消化。②蛋白质：含量高，以酪蛋白为主，在胃内形成乳凝块大，不易消化；牛乳含有牛血清白蛋白和 β 乳白蛋白，可致部分婴儿过敏、腹泻。③乳糖：含量低于母乳，主要为甲型乳糖，有利于大肠埃希菌生长。④缺乏免疫因子：这是牛乳与母乳的最大区别，所以牛乳喂养的婴儿患感染性疾病的机会较多。⑤肾负荷重：矿物质含量高，增加了婴儿肾脏负荷；磷含量高，影响钙的吸收。

羊乳营养价值与牛乳相似，但因叶酸含量少，长期以羊乳喂养，婴儿易患营养性巨幼细胞性贫血。

✗ 练一练

以羊奶喂养的婴儿，应特别注意添加（   ）

A. 铁剂　　　　　B. 叶酸和维生素 B_{12}　　　　　C. 锌

D. 钙剂　　　　　E. 维生素 D

答案解析

2. 牛乳的改造

（1）配方奶 依据母乳的营养素含量及其组成，对牛乳进行改造的奶制品。营养成分主要变化为：降低蛋白质总量，去除牛乳中部分酪蛋白，添加脱盐乳清蛋白，强化适当牛磺酸和胱氨酸等必需的营养成分；去除部分饱和脂肪酸，加入亚油酸及亚麻酸，提高必需脂肪酸含量；提高牛乳乳糖含量；降低含量较高的钙、磷和钠盐，强化婴儿生长发育所需要的微量营养素，如维生素 A、维生素 D 和铁、锌等，使之适合于婴儿的消化能力和肾功能，使生产奶粉的成分尽量接近母乳，但不能代替哺乳。一般人工喂养和婴儿断乳时首选配方乳，按年龄选用。配方奶粉有以下几种类型。

①婴儿配方奶粉：营养成分接近母乳，为牛乳改造后的奶制品，但不具备母乳的其他优点。

②无乳糖奶粉：此配方奶粉不含乳糖，可用于先天性乳糖酶缺陷或慢性腹泻导致肠黏膜乳糖酶缺乏的婴儿。

③水解蛋白奶粉：多用于急性或长期腹泻的婴儿。此类配方奶粉营养成分已经事先水解过，食后不必经胃肠消化即可直接吸收，提供的营养可完全满足婴儿的需求。

④早产儿奶粉：能供给较多热量和特殊营养素，适应早产儿胃肠消化吸收功能不成熟的配方奶粉。

⑤其他奶粉：强化维生素 D 奶粉、苯丙酮尿症奶粉、强化铁奶粉等。

（2）全牛乳的家庭改造 全牛乳不宜直接喂哺，用生牛乳喂养婴儿前必须经过稀释、加糖、加热的改造。

①稀释：降低牛乳蛋白质、矿物质浓度，减轻婴儿消化道和肾脏负荷。稀释奶仅用于新生儿，生后不满 2 周者可采用 2∶1 奶（即 2 份奶加 1 份水）；以后逐渐过渡到 3∶1 或 4∶1 奶；满月后即可用全奶。

②加糖：加糖可改变三大宏量营养素的比例，利于吸收和软化大便。一般 100ml 牛乳中可加蔗糖 5~8g。

③加热：煮沸可使牛乳达到灭菌的要求，且能使奶中的蛋白质变性，有利于消化。

3. 乳量摄入的估计 仅适合于小于 6 个月的婴儿，其体重、推荐摄入量以及乳制品规格是估计婴儿奶量的必备资料。

（1）配方奶粉摄入量估计 婴儿每日能量需量约为 100kcal/kg（418.4kJ/kg），一般市售婴儿配方奶粉 100g 供能约 500kcal（2029kJ），故婴儿每日需要配方奶粉约 20g/kg 可满足能量供给。

（2）全牛乳摄入量估计 每 100ml 全牛乳产能 67kcal（280kJ），8% 糖牛乳 100ml 供能约为 100kcal（418kJ），婴儿能量需要量为 100kcal（418kJ）/（kg·d），故需 8% 糖牛乳 100ml/（kg·d）。婴儿所需总液体量为 150ml/（kg·d），全牛乳喂养时，应在两次喂乳之间加水，减去进乳量即为饮水量。

4. 人工喂养的注意事项

（1）选用适宜的奶瓶、奶嘴 奶嘴的软硬度与奶嘴孔的大小应适宜，孔的大小以奶瓶倒置时液体呈滴状连续滴出为宜。

（2）测试乳液温度 喂哺前先将乳汁滴在成人手腕掌侧测试温度，以温而不烫为宜，温度应与体温相似。

（3）及时调整奶量 应根据婴儿体重、食欲、粪便的性状，随时调整奶量。婴儿发育良好，二便正常，食奶后安静，说明喂养合理。

（4）避免吸入空气，预防溢乳 喂哺时持奶瓶呈斜位，使奶嘴及奶瓶的前半部充满乳汁，防止婴儿在吸奶同时吸入空气。喂哺完毕，竖抱轻拍婴儿背部，促进其胃内的空气排出，然后置于右侧卧位。

（5）注意奶具卫生 乳液分次现配现用，每次配乳所用奶具等都应洗净并消毒。

（四）婴儿食物转换

婴儿 4~6 月龄后，随着生长发育的逐渐成熟，纯乳类喂养不能满足自身的营养需要，故需向固体食物转换。婴儿的食物转换过程是让婴儿逐渐适应和喜爱各种食物的味道，并培养其良好的饮食习惯和自行进食能力，最终顺利地由乳类喂养过渡到以固体食物为主的食物过程。

1. 不同喂养方式婴儿的食物转换 纯母乳喂养婴儿的食物转换是帮助婴儿逐渐用配方奶或牛乳以完全代替母乳，同时引入其他食物；人工喂养或部分母乳喂养的婴儿食物转换是逐渐引入其他食物。

2. 食物转换的原则 应根据小儿的消化能力，循序渐进，从少到多，从细到粗，从稀到稠，从一种到多种，在小儿健康、消化功能正常时添加。天气炎热和婴儿患病时，应暂停引入新食物。

3. 换乳期食物的引入 是除母乳或配方奶外，为过渡到成人固体食物所添加的富含能量和各种营养素的泥状食物（半固体食物），见表 5 - 4。

表 5 - 4 换乳期食物的引入

月龄（月）	食物性状	食物种类	进食技巧	主餐	辅餐
				餐数	
6	泥糊状食物	含铁配方米粉、配方奶、菜泥、水果泥、土豆泥、鱼泥	用勺喂	6 次奶（断夜间奶）	逐渐加至 1 次
7~9	末状食物	水果粒、肉末、菜末、稀饭、烂面、蛋黄、饼干、豆腐	学用杯	4 次奶	1 餐饭 1 次水果
10~12	软碎带馅食物	面条、包子、厚粥、1 个鸡蛋、饺子、碎肉、软饭、豆干、带馅食品等	抓食 断奶瓶 自用勺	3 次奶	2 餐饭 1 次水果

二、幼儿营养与膳食安排

（一）幼儿进食特点

1. 食物摄取量相对减少 1 岁后儿童对能量的需求较以前减少，食欲略有下降。

2. 家庭成员进食习惯的影响 家庭成员进食行为和对食物的反应影响幼儿的进食。因此，家长应注意不偏食、不挑食、不暴饮暴食，进食时应细嚼慢咽，按时定量。切忌边进食边玩、看电视，否则易分散幼儿注意力，导致食欲下降和消化不良。

3. 心理行为影响 幼儿神经心理发育迅速，充满好奇心，应鼓励幼儿参与进食、选择食物种类及数量，满足其自我进食欲望，培养其独立进食能力。

4. 进食技能培养 幼儿的进食技能与婴儿期的训练有关，错过训练咀嚼、吞咽的关键期及长期进食过细食物，幼儿期会表现为不愿吃固体食物。

（二）幼儿膳食安排

幼儿膳食中能量和营养素的摄入以及各营养素之间的配比应满足该年龄阶段儿童的生理需要。蛋白质需要量约为 40g/d，动物蛋白质和豆类蛋白质等优质蛋白应占总蛋白的 50%，蛋白质、脂肪和碳水化合物产能比为（10%~15%）:（30%~35%）:（50%~60%）。合理安排膳食餐次，以 4~5 餐/天（主食 2 餐，乳类 2~3 餐）为宜。同时，注意培养良好的进食技能和生活习惯。

第三节 蛋白质 - 能量营养障碍

一、蛋白质 - 能量营养不良

蛋白质 - 能量营养不良是由于多种原因引起的能量和（或）蛋白质长期摄入不足所致的一种营养缺乏性疾病。其主要表现为体重减轻或下降、皮下脂肪减少甚至消失、渐进性消瘦或水肿，常伴有各器官系统功能紊乱。该病主要见于 3 岁以下婴幼儿。

临床上常见 3 种类型：以蛋白质供应不足为主的水肿型、以能量供应不足为主的消瘦型以及介于两者之间的消瘦 - 水肿型。

【病因】

1. 摄入不足 喂养不当是营养不良最主要的原因，如：奶粉配制过稀，长期摄入的乳液不足；选择的乳品不当；长期以淀粉类食品喂养；突然断乳未及时添加其他食物，年长儿不良的饮食习惯，如偏食、挑食等。

2. 疾病影响 先天性消化道畸形，急、慢性传染病，慢性及迁延性腹泻，过敏性肠炎，严重心、肝、肾等疾病。

3. 先天不足 先天营养不足的早产儿、双胎儿、多胎儿、低体重出生儿常因后天生长发育速度较快，营养需要量增加而引起营养不良。

【病理生理】

1. 新陈代谢异常 体内脂肪的大量消耗使血清胆固醇浓度下降，当体内脂肪消耗过多，超过肝脏的代谢能力时，可造成肝脏细胞脂肪浸润及变性；糖原摄入不足或消耗过多，可致血糖降低和糖原不足，重者可引起低血糖甚至猝死；体温调节能力下降，体温偏低；细胞外液一般为低渗，易出现酸中毒、低渗性脱水、低血钾、低血钠、低血钙和低血镁。

2. 各系统功能低下 神经系统表现为精神抑郁或烦躁不安、记忆力减退、反应迟钝、表情淡漠、条件反射不易建立；免疫功能明显降低，极易并发各种感染；循环系统表现为心肌收缩力减弱、心排血量减少、血压偏低、脉搏细弱；消化系统表现为菌群失调，消化功能降低，易发生腹泻；泌尿系统表现为肾小管吸收功能下降，尿量增加而尿比重下降。

【临床表现】

1. 皮下脂肪 皮下脂肪层厚度是判断营养不良程度的重要指标之一。皮下脂肪减少的顺序为：首先是腹部，其次为躯干、臀部、四肢，最后为面颊，严重者皮下脂肪消失。

2. 体重改变 体重不增是营养不良最早期的表现，继之出现体重下降。

3. 各系统功能 精神萎靡，反应差，抑郁与烦躁交替；免疫力低下；体温偏低；食欲下降，腹泻、便秘交替，异食癖等；心音低钝、血压偏低、脉细无力，呼吸浅表等；严重者可有凹陷性水肿等。

4. 营养不良的临床分度 见表5-5。

表5-5 营养不良分度

	轻度	中度	重度
腹部皮下脂肪厚度	0.4~0.8cm	<0.4cm	消失
体重低于正常均值	15%~25%	25%~40%	>40%
精神状态	正常	烦躁不安	萎靡、抑郁与烦躁交替
肌肉及肌张力	基本正常	肌肉松弛，肌张力降低	肌肉萎缩，肌张力明显降低
身高（身长）	正常	低于正常	明显低于正常
皮肤颜色及弹性	正常或稍苍白，弹性尚可	稍苍白，弹性差	苍白、干皱，弹性消失

根据患儿身高（身长）及体重减少情况，5岁以下儿童营养不良的分型和分度如下。

（1）消瘦 体重低于同身高（长）、同性别参照人群值的均值减2SD为消瘦。体重低于均值减（2~3）SD为中度，低于均值减3SD为重度。该项主要反映小儿近期、急性营养不良。

（2）体重低下 体重低于同性别、同年龄参照人群值的均值减2SD为体重低下。体重低于均值减（2~3）SD为中度，低于均值减3SD为重度。该项主要反映小儿急性或慢性营养不良，但仅凭此项指标不能区分急性和慢性营养不良。

（3）生长迟缓 身高（长）低于同性别、同年龄参照人群值的均值减2SD为生长迟缓。身高（长）低于均值减（2~3）SD为中度，低于均值减3SD为重度。该项主要反映小儿过去或长期慢性营养不良。

5. 并发症

（1）感染：如上呼吸道感染、鹅口疮、肺炎、腹泻等。

（2）贫血：以营养性缺铁性贫血最常见。

（3）多种微量元素及维生素缺乏，以锌和维生素 A 缺乏较常见。

（4）自发性低血糖。

【辅助检查】

1. 胰岛素样生长因子 1 测定 其水平降低是早期诊断的灵敏、可靠指标，受其他因素影响小。

2. 血清蛋白测定 血清白蛋白浓度降低是其特征性改变，但不够灵敏。

3. 酶活性测定 血清淀粉酶、碱性磷酸酶、脂肪酶、胆碱酯酶、胰酶、转氨酶等活力下降，经治疗可迅速恢复正常。

4. 其他 胆固醇、血糖、各种电解质及微量元素浓度皆可下降，生长激素水平升高。

【治疗要点】

早期发现、早期治疗，采取综合性治理措施，包括祛除病因、调整饮食、补充营养物质、促进消化功能的改善等。严重营养不良者应积极处理并发症。

【护理评估】

1. 健康史 评估患儿的喂养史、饮食习惯、患病史及生长发育情况；是否有消化道畸形或功能上的异常；是否为双胎或早产等。

2. 身体状况 测量患儿体重、身高（长）、皮下脂肪厚度，判断有无营养不良及其程度；检查有无精神改变、肌张力下降、水肿等情况。

3. 社会－心理状况 评估父母的育儿知识水平以及对本病的认识程度；评估患儿的心理个性发育情况、家庭亲子关系及经济状况。

【护理诊断/护理问题】

1. 营养失调：低于机体需要量 与能量和（或）蛋白质缺乏有关。

2. 生长发育迟缓 与营养物质缺乏，不能满足生长发育的需要有关。

3. 有感染的危险 与机体免疫功能低下有关。

4. 潜在并发症 维生素 A 缺乏、低血糖、营养性缺铁性贫血等。

5. 知识缺乏 患儿家长缺乏营养知识及育儿经验。

【护理目标】

1. 患儿不发生贫血、感染等并发症；如已发生，及时被发现并得到及时适当的处理。

2. 患儿的身高（长）、体重等体格发育指标能达到同性别、同年龄正常儿童水平。

3. 遵循饮食调整原则，增加营养素与能量的摄入，体重逐渐增加。

4. 家长知道营养不良的原因，能合理喂养儿童，正确选择合适的婴幼儿食物，知道如何预防感染等并发症的发生。

【护理措施】

1. 促进消化，改善食欲 遵医嘱给予各种消化酶和 B 族维生素，给予蛋白同化类固醇制剂（如苯丙酸诺龙）、胰岛素注射和锌剂等。

2. 调整饮食 根据患儿的营养不良程度、消化能力和对食物的耐受情况调整其饮食，原则是：由少到多、由稀到稠、循序渐进，逐渐增加营养，直至恢复正常。

（1）能量的供给 ①轻度营养不良患儿：开始每日可供给能量 60～80kcal/kg（250～330kJ/kg），以后逐渐递增，直至达每日 140kcal/kg（585kJ/kg）。待体重接近正常后，恢复供给正常需要量。②中、重度营养不良患儿：能量每日供给从 45～55kcal/kg（165～230kJ/kg）开始，逐步少量增加；若消化吸收能力较好，可逐渐增加到每日 120～170kcal/kg（500～727kJ/kg），并按实际体重计算所需能量。体重恢复后，恢复供给正常需要量。

（2）维生素及微量元素的补充 每日给予水果和新鲜蔬菜，应从少量逐渐增多，避免引起腹泻。

（3）蛋白质的供给 蛋白质每日摄入量从 1.5～2.0g/kg 开始，逐步增加到 3.0～4.5g/kg。高蛋白食物除乳制品外，还可选择肉末、肝泥、鱼粉、蛋类等。

（4）建立良好的饮食习惯 协助儿童建立良好饮食习惯，纠正挑食、偏食、吃零食的不良习惯。小学生早餐要吃饱，午餐要摄入足够的能量和蛋白质。

（5）尽量保证母乳喂养 对能母乳喂养的儿童，尽量母乳喂养，再添加适合患儿月龄的辅食。

3. 病情观察 密切观察患儿的病情变化，注意观察有无贫血、低血糖、维生素 A 缺乏等并发症并及时报告，做好抢救工作。治疗及护理过程中应每日记录进食情况，定期测量身高（身长）、体重及皮下脂肪厚度，以判断治疗效果。

【护理评价】

评估患儿体重是否增加、身高（长）是否增长；患儿进食量是否增加，耐受食物的正常时间；患儿不良饮食习惯是否得到纠正；家长是否掌握合理喂养知识；是否发生并发症。

二、单纯性肥胖症

儿童单纯性肥胖症是由于能量长期摄入超过人体的消耗，使机体脂肪过度积聚、体重超过参考范围的一种营养障碍性疾病。其发病率逐年上升，目前我国儿童肥胖的发生率约为 5%～8%，其中 95%～97% 为单纯性肥胖。肥胖不仅影响儿童健康，且能增加成年后高血压、冠心病、糖尿病等疾病的发生风险。

【病因】

1. 能量摄入过多 为本病的主要原因，长期摄入高脂肪、高热量食物超过机体代谢需要，能量便转为脂肪贮积于体内。

2. 遗传因素 肥胖具有高度遗传性。目前认为，肥胖的家族性与多基因遗传有关。肥胖双亲的后代发生肥胖者高达 70%～80%。

3. 活动过少 活动过少和缺乏适当的体育锻炼是发生肥胖的重要原因，即使摄入食物不多，也可引起肥胖。

4. 其他 精神创伤以及心理异常等因素可致儿童过量进食；饱食中枢和饥饿中枢调节失衡或进食过快可致多食。

【病理生理】

引起肥胖的原因为脂肪细胞体积增大或数目增多。人体脂肪细胞数目的增多主要在生后 3 个月内、婴儿期、青春期三个阶段。

【临床表现】

肥胖可发生于任何年龄阶段，以婴儿期、5～6 岁和青春期多见。

1. 症状 ①食欲旺盛，喜吃高脂肪食物和甜食。②不喜活动，明显肥胖的儿童常有疲劳感，用力时易出现腿痛或气短。③肥胖－换气不良综合征：严重肥胖者可因脂肪堆积而限制膈肌运动及胸廓扩展，使肺通气不良，引发低氧血症，出现红细胞增多、发绀、气急，严重时心力衰竭、心脏扩大甚至死亡。

2. 体征 ①体格检查可见患儿皮下脂肪丰满，但分布均匀，腹部膨隆下垂。严重肥胖者胸腹、臀部及大腿皮肤出现皮纹，双下肢负荷过重可致扁平足和膝外翻。②肥胖儿童性发育较早，最终身高常略低于正常儿童。

3. 肥胖诊断 以体重超过同性别、同身高儿童正常标准的 10%～19% 者为超重，超过 20% 者为肥胖。其中，20%～29% 者为轻度肥胖；30%～49% 者为中度肥胖；大于 50% 者为重度肥胖。

【辅助检查】

肥胖儿童血清甘油三酯、胆固醇大多增高；常有高胰岛素血症；血生长激素水平减低，其刺激试验峰值低于正常儿童；肝脏超声检查常有脂肪肝。

【治疗要点】

运动疗法和饮食治疗是两项主要措施。应控制儿童饮食，增加运动量，消除心理障碍，配合药物治疗的综合措施。外科手术并发症多，不宜用于儿童。

【护理评估】

1. 健康史 询问患儿每日运动及饮食情况；有无精神创伤及心理障碍；有无家族肥胖史等。

2. 身体状况 询问并检查患儿有无肥胖的症状和体征。

3. 心理－社会状况 明显肥胖的患儿，怕被别人讥笑，常有自卑、孤独、胆怯等心理障碍。

【护理诊断/护理问题】

1. 肥胖 与摄入高能量食物过多和（或）运动过少有关。

2. 自我形象紊乱 与肥胖引起自身形体改变有关。

3. 社会交往障碍 与肥胖造成心理障碍有关。

4. 潜在并发症 糖尿病、高血压、高血脂。

5. 知识缺乏 患儿及其家长缺乏合理营养知识。

【护理措施】

1. 饮食护理 在满足儿童生长发育及基本营养的基础上，患儿每日摄入的能量必须低于机体消耗的总能量。

（1）饮食原则：实施低糖类、低脂肪和高蛋白饮食，并保证膳食中矿物质及维生素的供给。

（2）养成良好的饮食习惯：如少食多餐，细嚼慢咽，避免过饱，不吃夜宵和零食等。

（3）鼓励患儿进食体积大、饱腹感强而能量低的蔬菜类食品和水果：其膳食纤维含量多，可通便，并促进胆固醇排泄。如柑橘、苹果、黄瓜、萝卜、胡萝卜、竹笋、番茄等。

2. 运动疗法 适量运动能促进脂肪分解，减少胰岛素分泌，使脂肪合成减少，蛋白质合成增加，促进肌肉发育。可选择跳绳、游泳、爬楼梯、跑步等既有效又易于坚持的运动，活动量以不感到疲劳、运动后轻松愉快为宜。

3. 心理支持 在体重控制方面，家长应引导患儿正确认识自身形体的变化，积极消除肥胖带来的自卑心理；应鼓励患儿坚持加强锻炼及控制饮食，增强其减肥信心；鼓励患儿多参加集体活动，改变其自卑、孤僻的心理，帮助患儿建立健康的生活方式。

4. 健康指导 向患儿及其家长普及儿童肥胖、科学喂养和合理运动的相关知识，培养儿童良好的饮食和运动习惯，对患儿实施生长发育的监测，定期复查。

第四节　维生素 D 缺乏病

一、维生素 D 缺乏性佝偻病

维生素 D 缺乏性佝偻病是儿童体内维生素 D 不足引起钙、磷代谢失常，产生的一种以骨骼病变为特征的全身慢性营养性疾病，是我国小儿保健重点防治的四病之一。高发人群为 2 岁以下婴幼儿，北方发病率高于南方。随着社会经济文化水平的提高，此病发病率逐年下降，病情也趋于减轻。

【维生素 D 的来源、转化及生理功能】

1. 维生素 D 的来源

（1）母体 – 胎儿的转运　胎儿可通过胎盘从母体获得维生素 D，这部分维生素 D 可满足其生后一段时间的生长需要，含量与母体维生素 D 的营养状态及胎龄有关。

（2）皮肤光照合成　人类皮肤中的 7 – 脱氢胆固醇经日光中紫外线照射后转化为胆骨化醇，即内源性维生素 D_3，是维生素 D 的主要来源。

（3）食物来源的维生素 D　母乳及天然食物中含维生素 D 量很少。儿童食物中含维生素 D 相对较多的有：动物肝脏、蛋黄、鱼肝油、强化了维生素 D 的配方奶粉及米粉等。

2. 维生素 D 的体内羟化　维生素 D_2（麦角骨化醇）和维生素 D_3（胆骨化醇）均无活性，是脂溶性类固醇衍生物，需在体内分别经过肝脏及肾脏的羟化才能变成生物活性强的 $1,25 – (OH)_2D_3$（图 5 – 1）。

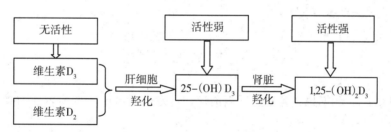

图 5 – 1　维生素 D 经肝肾的羟化过程

3. 维生素 D 的生理功能　$1,25 – (OH)_2D_3$ 主要通过作用于肠、肾、骨这些靶器官而发挥其抗佝偻病的生理功能：①增加肾小管对钙、磷的重吸收，特别是磷的重吸收，提高血磷、血钙浓度，有利于骨的矿化；②促进小肠黏膜对钙、磷的吸收，促使骨钙沉积；③促进成骨细胞增殖和破骨细胞分化，直接影响钙、磷在骨的沉积和重吸收。

【病因】

1. 日光照射不足　为最主要的病因。婴幼儿长期缺乏户外活动（玻璃可阻挡紫外线）；冬天日照时间短，紫外线弱；城市高层建筑、尘埃、烟雾等阻挡紫外线，皮肤直接接触紫外线少，均影响内源性维生素 D 的生成。

2. 生长速度快，需要量增加　骨骼生长速度与钙和维生素的需要量成正比，双胎或早产儿体内贮存的维生素 D 不足，出生后生长速度较足月儿快，易得本病。

3. 维生素 D 摄入不足　因母乳和天然食物中含维生素 D 较少，如不及时补充含维生素 D 丰富的食物，则较易发生本病。

4. 围生期维生素 D 不足　母亲妊娠晚期维生素 D 摄入不足，如母亲严重营养不良以及双胎、早产均可使婴儿体内维生素 D 贮存不足。

5. 疾病及药物影响 肝肾严重损害可致维生素 D 羟化障碍；胃肠道或肝胆疾病可影响维生素 D 的吸收；长期服用抗惊厥药物（如苯妥英钠、苯巴比妥）可使 $25-(OH)D_2$ 加速分解，导致维生素 D 不足；糖皮质激素可对抗维生素 D 对钙的转运作用。

【发病机制】

维生素 D 缺乏造成肠道对钙、磷吸收减少，血钙、血磷水平下降，血钙下降刺激甲状旁腺素（PTH）分泌增加以动员旧骨溶解，释放钙、磷入血，使血钙浓度接近正常或维持正常。但 PTH 同时也抑制肾小管对磷的重吸收，使尿磷排出增加，血磷降低。维生素 D 的缺乏及 PTH 的作用均使血磷下降，钙磷乘积下降，骨基质不能正常矿化，成骨细胞代偿增生，碱性磷酸酶分泌增加，未钙化的骨样组织沉积于骨骺软骨处，从而出现以骨骼病变为特征的一系列骨骼变化及生化异常。维生素 D 缺乏性佝偻病可以看成是机体为维持血钙水平而对骨骼造成的破坏。

【临床表现】 微课

本病多见于 3 个月至 2 岁婴幼儿，主要表现为生长最快部位的骨骼改变、神经兴奋性改变及肌肉松弛。临床分期如下。

1. 早期（初期） 多见于婴儿（特别是 6 个月内），主要表现为神经兴奋性增高，如夜惊、易激惹、睡眠不安、夜啼、烦躁、枕秃以及与季节、室温无关的多汗，尤其是头部多汗刺激头皮而常摇头擦枕所致的枕秃。

※ 练一练 ————

佝偻病初期的主要表现是（　　）

A. 易激惹、多汗等神经精神症状　　　　　　B. 各种骨骼畸形　　　　　C. 手镯征

D. 出牙延迟　　　　　　　　　　　　　　　　E. 肌肉韧带松弛

答案解析

---

2. 活动期（激期） 初期患儿若未经适当治疗，可发展为激期，主要表现为骨骼改变和运动功能发育迟缓。

（1）骨骼改变　①头部：3~6 个月患儿可见颅骨软化，即用指尖稍用力压顶骨后部或枕骨中央部，可有压乒乓球的感觉，故称"乒乓头"；7~8 月龄患儿可出现方颅（"方盒样"头型），即额骨和顶骨双侧骨样组织增生呈对称性隆起，严重时呈十字状或马鞍状。患儿出牙迟，牙釉质缺乏并易患龋齿，前囟闭合延迟。②胸部：胸廓畸形多见于 1 岁左右婴儿。膈肌附着部位的肋骨长期受膈肌牵拉而内陷，形成一条沿肋骨走向的横沟，称郝氏沟或肋膈沟；肋软骨与肋骨交界处因骨样组织堆积而膨大呈钝圆形隆起，上下排列如串珠状，称佝偻病串珠；肋骨与胸骨相连处软化内陷，致胸骨柄前突，形成鸡胸，如胸骨剑突部向内陷，可形成漏斗胸，这些胸廓改变均能影响患儿呼吸功能。③四肢：6 个月以上患儿腕、踝部骨骺软骨处骨样组织堆积形成钝圆形环状隆起，称佝偻病手、足镯；能站立或会行走的 1 岁左右患儿，因骨质软化，双下肢负重，可出现下肢弯曲，形成 X 型腿（膝外翻）、O 型腿（膝内翻）。④脊柱：患儿会坐或站立后，因韧带松弛，可致脊柱后凸或侧凸畸形。⑤骨盆：严重患儿骨盆畸形，呈扁平骨盆，成年后女性可致难产。

（2）运动功能发育迟缓　患儿全身肌肉松弛，肌张力降低和肌力减弱，坐、立、行等运动功能发育落后，腹肌肌肉松弛，腹部膨隆如蛙腹。

（3）神经、精神发育迟缓　重症患儿神经系统发育迟缓，表情淡漠，反应迟钝，条件反射形成缓慢。

（4）其他　通常有免疫功能低下，易并发感染。

 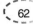

3. 恢复期　患儿经治疗后，临床症状和体征逐渐减轻或消失。

4. 后遗症期　多见于 2 岁以后的儿童，留有不同程度的骨骼畸形。

【辅助检查】

1. 血生化检查　见表 5 - 6。

表 5 - 6　佝偻病不同时期血生化的改变

	早期	活动期	恢复期	后遗症期
血磷	降低	显著降低	渐正常	正常
血钙	正常或稍低	稍低	渐正常	正常
钙磷乘积	30 ~ 40	<30	渐正常	正常
血清 25 - (OH)D₃	降低	显著降低	渐正常	正常
碱性磷酸酶	正常或稍高	显著增高	渐正常	正常

2. X 线检查　见表 5 - 7。

表 5 - 7　佝偻病不同时期骨骼 X 线的改变

临床分期	X 线表现
早期	初期无明显骨骼改变，正常或钙化带稍模糊
活动期	长骨临时钙化带消失，干骺端呈杯口状或毛刷样改变，骨骺软骨带增宽，骨皮质变薄，骨密度降低；可有骨干青枝骨折或弯曲畸形
恢复期	改善，出现不规则钙化线，钙化带致密增厚，骨骺软骨带及骨密度逐渐恢复正常
后遗症期	骨骼干骺端病变消失，遗留不同程度的骨骼畸形

【治疗要点】

1. 治疗目的　控制活动期，避免骨骼畸形。

2. 一般疗法　加强护理；合理饮食，提倡母乳喂养，及时添加含维生素 D、钙丰富的食物，必要时适当补充钙剂；增加日光照射（6 个月内婴儿避免直晒），坚持每日户外活动，增加户外活动时间。

3. 补充维生素 D 制剂　治疗原则为以口服维生素 D 为主。

（1）口服法　活动期佝偻病患儿可口服维生素 D 2000 ~ 4000IU/d，连服 1 个月，或者口服维生素 D 800IU/d，连服 3 ~ 4 个月，之后均改为每日 400IU/d；如有条件，监测血清钙、磷、25 - (OH)D₃ 和碱性磷酸酶水平。

（2）大剂量突击疗法　如患儿腹泻或口服困难，可一次肌注维生素 D 15 万 ~ 30 万 IU，若治疗后上述指征改善，2 ~ 3 个月后口服维生素 D 400IU/d 维持。

大剂量治疗时应该监测血生化指标有无异常，避免高钙尿症、高钙血症。治疗期间应注意加强营养，及时添加辅食。每日坚持户外活动，适当补充钙剂。

4. 手术治疗　严重骨骼畸形的患儿可考虑手术治疗。

【护理评估】

1. 健康史　评估患儿母亲孕期有无维生素 D 缺乏；了解患儿胎龄、胎次、喂养方式、辅食添加、户外活动和生长发育等情况；评估患儿疾病史及用药情况等。

2. 身体状况　评估患儿有无夜惊、夜啼、烦躁、易激惹、睡眠不安、多汗等神经精神症状；检查患儿有无枕秃、骨骼改变、肌肉松弛、动作发育迟缓等，并了解患儿血生化和 X 线检查改变；测量患儿身高（长）、体重并与同年龄、同性别健康儿童正常参照值做比较，判断有无生长发育迟缓。

3. 心理 - 社会状况　了解患儿家长是否有因患儿骨骼畸形引起的焦虑；评估 3 岁以上患儿是否有

自卑等不良心理活动，是否因骨骼畸形影响自身心理健康及社会交往。

【护理诊断/护理问题】

1. 营养失调：低于机体需要 与日光照射不足和维生素 D 摄入不足有关。

2. 有感染的危险 与免疫功能低下有关。

3. 生长发育迟缓 与钙磷代谢异常致骨骼、神经发育迟缓有关。

4. 潜在并发症 骨骼畸形、维生素 D 中毒。

5. 知识缺乏 患儿家长缺乏佝偻病的预防及护理知识。

【护理目标】

1. 患儿能获得足量的维生素 D，临床表现减轻或消失，血生化恢复正常。

2. 患儿不发生骨骼畸形、骨折，不发生维生素 D 中毒。

3. 患儿不发生感染。

4. 患儿生长发育达正常标准。

5. 患儿家长能说出佝偻病的预防和护理知识，并能正确应用。

【护理措施】

1. 增加户外活动 指导家长每日带患儿进行一定时间的户外活动，婴儿生后 2～3 周即可进行户外活动，时间逐渐延长（数分钟至 2 小时），冬季也要保证每天 1～2 小时的户外活动。夏季避免阳光直晒，可在阴凉处活动，尽量暴露皮肤。冬季室内活动时开窗，让紫外线能够透过。

2. 补充维生素 D

（1）遵医嘱补充维生素 D 制剂，注意预防及观察维生素 D 中毒。

👁 看一看 —————————————————————————————————————

维生素 D 中毒

维生素 D 过量的中毒表现有：患儿早期症状为厌食、倦怠、恶心、低热、烦躁不安，随后出现呕吐、体重下降和顽固性便秘等表现。重者出现烦渴、惊厥、血压升高及肾脏损害。

处理措施有：①应立即停用维生素 D 和钙剂，行低钙饮食。②口服依地酸二钠或氢氧化铝以加速钙的排泄；③口服泼尼松以降低肠道钙的吸收等。

—————————————————————————————————————

（2）提倡母乳喂养，按时添加富含维生素 D、钙、磷和蛋白质的食物。

3. 预防骨骼畸形和骨折 患儿衣着应柔软、宽松，床铺松软，避免早坐、久坐、早站、久站和早行走，预防骨骼畸形。严重佝偻病患儿肋骨、长骨易发生骨折，护理患儿动作轻柔，避免重压和强力牵拉。

4. 预防感染 加强生活护理，保持室内阳光充足，空气清新，温湿度适宜，避免交叉感染和呼吸道感染，加强皮肤护理。

5. 加强体格锻炼 已有骨骼畸形的患儿应加强体格锻炼，如下肢畸形可行肌肉按摩，X 型腿按摩内侧肌群，O 型腿按摩外侧肌群；胸廓畸形可做俯卧位抬头展胸运动；对于行外科手术矫治者，指导家长使用矫正器。

6. 健康教育 ①给孕妇及患儿父母讲述有关疾病的病因、预防、护理及科学育儿等知识；鼓励孕妇多进行户外活动，食用富含维生素 D、钙、磷和蛋白质的食物，指导家长进行户外活动和调整饮食的方法。②新生儿生后第 2 周开始补充维生素 D 400 IU/d 至青春期；早产儿、双胎儿生后 1 周补充维生素 D 800 IU/d，连用 3 个月后改为 400 IU/d，不同季节和不同地方可适当调整剂量。婴幼儿应加强户外活动，提倡母乳喂养，给予预防剂量的维生素 D，酌情补充钙剂。

【护理评价】

1. 患儿经治疗、护理后，佝偻病症状是否减轻或消失，实验室检查是否恢复正常。

2. 患儿是否发生感染、骨骼畸形、骨折、维生素 D 中毒等并发症和发生后是否得到及时救治。

3. 患儿生长发育是否接近或达到正常标准。

4. 患儿家长能否说出佝偻病的预防与护理要点，并能正确应用。

护爱生命

维生素 D 缺乏性佝偻病是我国儿童常见的四大疾病之一，患儿早期（初期）表现为非特异性神经精神症状，易出现夜间睡眠不安，易惊醒哭闹，烦躁易激惹，出现与季节、室温无关的多汗和枕秃。儿科护理工作者应能够指导家长及时识别小儿患病初期症状，破除"夜哭郎"的封建迷信，保障和促进儿童健康。

二、维生素 D 缺乏性手足搐搦症

维生素 D 缺乏性手足搐搦症是由于维生素 D 缺乏致血钙降低，引起神经肌肉兴奋性增高，出现惊厥、手足肌肉抽搐或喉痉挛等症状，多见于 6 个月以下小婴儿。目前，随着维生素 D 缺乏预防工作的普及，该病发病率已逐年降低。

【病因与发病机制】

维生素 D 缺乏时，甲状旁腺功能低下，血钙下降而甲状旁腺不能代偿性分泌增加，导致低血钙不能恢复，一般血清总钙量 < 1.75 ~ 1.88mmol/L 或钙离子 < 1.0mmol/L 时，即可出现神经肌肉兴奋性增高，机体出现手足抽搐、喉痉挛，甚至全身性惊厥的症状。

【临床表现】

主要临床表现为惊厥、喉痉挛和手足搐搦，并伴有不同程度活动性佝偻病的表现。

1. 典型发作　血清钙低于 1.75mmol/L 时，可出现惊厥、喉痉挛和手足搐搦。①惊厥：为最常见表现，多发生于婴儿期，突发突止。表现为四肢抽动，两眼上翻，面肌颤动，神志不清，发作时间可持续数秒至数分钟。发作时间长者，可伴口周发绀。发作停止后患儿多入睡，醒后活泼如常，一般不发热。每日数次或数日 1 次，发作轻者仅有短暂的面肌抽动和眼球上窜，神志清楚。②手足搐搦：为特征性表现，多见于较大婴幼儿，发作时手足痉挛呈弓状，足部踝关节伸直，足趾同时向下弯曲呈"芭蕾舞足"；双手呈腕部屈曲状，手指强直，拇指内收掌心，呈"助产士手"。③喉痉挛：为最严重的表现，婴儿多见。声门及喉部肌肉突发痉挛，出现呼吸困难，有时可突然发生窒息，甚至死亡。

2. 隐匿型　血清钙多为 1.75 ~ 1.88mmol/L，没有典型发作症状，但可刺激神经肌肉引出下列体征。①腓反射：以叩诊锤叩击膝下外侧腓骨小头处的腓神经，足向外展者为阳性。②陶瑟征：以血压计袖带包裹上肢，充气使血压维持在收缩压与舒张压之间，5 分钟之内出现手抽搐者为阳性。③面神经征：以叩诊锤或指尖轻扣患儿颧弓与口角间的面颊部，出现同侧眼睑和口角抽动者为阳性，新生儿期可呈假阳性。

【治疗要点】

1. 急救处理　①迅速控制惊厥或喉痉挛：地西泮每次 0.1 ~ 0.3mg/kg 肌注或缓慢静脉注射，或 10% 水合氯醛保留灌肠，每次 40 ~ 50mg/kg。②立即吸氧：喉痉挛者须立即将舌拉出口外，并进行加压给氧或口对口呼吸，必要时进行气管切开以保证呼吸道通畅。

2. 钙剂治疗　尽快给予 10% 葡萄糖酸钙稀释液缓慢静脉注射（大于 10 分钟）或滴注，稀释方法为将 10% 葡萄糖酸钙 5～10ml 加到 10% 葡萄糖液 10～20ml 中。惊厥反复发作时，每日重复注射 2～3 次，惊厥停止后改口服钙剂。切记不可皮下或肌注钙剂，以免造成局部坏死。

3. 维生素 D 治疗　症状控制后，按维生素 D 缺乏性佝偻病补充维生素 D。

【护理诊断/护理问题】

1. 有窒息的危险　与喉痉挛及惊厥发作有关。

2. 有受伤的危险　与惊厥发作有关。

3. 营养失调：低于机体需要量　与维生素 D 缺乏有关。

4. 知识缺乏　缺乏喉痉挛、惊厥发作时的急救知识。

【护理措施】

1. 控制惊厥和喉痉挛：遵医嘱立即给予镇静剂和钙剂；补充钙剂时首选静脉滴注，静脉推注时需缓慢注射（大于 10 分钟），并监测心率，以免血钙骤升引发呕吐甚至心跳骤停，同时避免药液外渗，以免造成局部坏死。

2. 防止窒息：患儿出现惊厥或喉痉挛时均应立即吸氧，做好气管插管或气管切开准备。惊厥发作时，应立即将患儿平卧，头稍后仰、偏向一侧，松开衣领，清除口鼻分泌物，保持呼吸道通畅，出牙的儿童应在上、下磨牙之间放置牙垫，以防舌咬伤；喉痉挛发作时，立即将患儿舌拉出口外，同时将患儿头偏向一侧，清除口鼻分泌物，保持呼吸道通畅，吸氧，必要时行气管插管或气管切开。

3. 补充维生素 D，定期户外活动。

4. 健康教育：教会家长惊厥、喉痉挛发作的急救方法，即发作时使患儿平卧，颈部伸直，头后仰，松开衣领，保持呼吸道通畅，同时呼叫医护人员；并指导家长合理喂养。

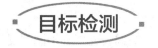

目标检测

答案解析

一、单项选择题

1. 人体维生素 D 的主要来源是（　）

   A. 蛋类食物　　　　　B. 肝类食物　　　　　C. 蔬菜类食物

   D. 紫外线照射皮肤　　E. 以上都不是

2. 下列营养素中，食物热力作用最高的是（　）

   A. 脂肪　　　　　　　B. 蛋白质　　　　　　C. 维生素

   D. 糖　　　　　　　　E. 矿物质

3. 1 岁以内婴儿的每天需水量约为（　）

   A. 100ml/kg　　　　　B. 120ml/kg　　　　　C. 150ml/kg

   D. 180ml/kg　　　　　E. 200ml/kg

4. 儿童需要的必需氨基酸中，除包含与成人相同的必需氨基酸外，还有（　）

   A. 赖氨酸　　　　　　B. 蛋氨酸　　　　　　C. 缬氨酸

   D. 组氨酸　　　　　　E. 亮氨酸

5. 构成骨骼和牙齿的主要成分是（　）

   A. 钙、钠　　　　　　B. 铁、锌　　　　　　C. 钙、锌

   D. 钙、磷　　　　　　E. 碘、铜

6. 婴儿最理想的喂养方式是（ ）
    A. 母乳喂养   B. 混合喂养   C. 人工喂养
    D. 羊乳喂养   E. 米粥喂养

7. 辅食添加的原则不包括（ ）
    A. 由少到多   B. 由稀到稠   C. 由细到粗
    D. 由半流食到流食   E. 由一种到多种

8. 母乳中钙磷比是（ ）
    A. 1∶3   B. 2∶1   C. 1∶2
    D. 2∶4   E. 3∶5

9. 预防佝偻病应着重强调（ ）
    A. 母乳喂养   B. 及早添加辅食   C. 经常晒太阳
    D. 及早口服鱼肝油   E. 加强锻炼

10. 3~6 个月的小儿患维生素 D 缺乏性佝偻病时，较易出现的骨骼系统改变是（ ）
    A. 手镯、脚镯征   B. 胸廓畸形   C. 下肢畸形
    D. 颅骨软化   E. 方颅

二、综合问答题

1. 儿童的能量需要有哪几方面？
2. 如何根据辅食添加的原则进行小儿辅食添加的指导？
3. 如何护理维生素 D 缺乏性佝偻病患儿？
4. 如何护理维生素 D 缺乏性手足搐搦症患儿？

（于秀霞）

书网融合……

      重点回顾   微课   习题

第六章　新生儿与新生儿疾病患儿的护理

PPT

📖 **导学情景**

情景描述：小张的妻子今日生下一个小宝宝，女，孕39周顺产，出生体重3.4kg。小张夫妻俩很欣喜，但抱着可爱的女儿，又有点忐忑，不知怎样去呵护小宝宝。

情景分析：根据上述情况分析，小张的女儿为正常足月儿，属新生儿期。在此期，新生儿各器官、系统功能相对较差，应做好新生儿的呼吸管理、保暖、喂养和预防感染的护理，避免发生异常情况。

讨论：正常足月新生儿有哪些特点？

学前导语：新生儿期是儿童脱离母体，开始独立生活，体内外环境发生巨大变化，各系统生理功能进行调整以逐渐适应外界环境的阶段。但由于各器官、系统功能不够成熟，此期小儿不仅发病率高，死亡率也高，尤其是早期新生儿。所以应加强新生儿的护理，尤其是早期新生儿的护理。如何指导父母对正常足月新生儿进行护理呢？

新生儿是指从脐带结扎至生后满28天内的婴儿。新生儿期是人类发育的重要阶段，需完成多方面的生理调整以适应母体外复杂多变的外界环境。围生期是指出生前后的一段特定时期，目前我国将围生期定义为从妊娠28周至生后1周。国际上常以围生儿死亡率作为衡量一个国家卫生保健水平的标准之一。

第一节　新生儿分类

一、根据胎龄分类

1. **足月儿**　指37周≤胎龄<42周的新生儿。

2. **早产儿**　指胎龄<37周的新生儿。

3. **过期产儿**　指胎龄≥42周的新生儿。

二、根据出生体重分类

1. 正常出生体重儿　指出生体重为 2500～4000g 的新生儿。

2. 低出生体重儿　指出生体重不足 2500g 的新生儿。其中，出生体重不足 1500g 者，称极低出生体重儿；出生体重不足 1000g 者，称超低出生体重儿。

3. 巨大儿　指出生体重超过 4000g 的新生儿。

三、根据出生体重和胎龄关系分类

1. 适于胎龄儿　指出生体重在同胎龄儿平均体重第 10～90 百分位的新生儿。

2. 小于胎龄儿　指出生体重在同胎龄儿平均体重第 10 百分位以下的新生儿。足月小样儿指胎龄已足月但出生体重在 2500g 以下的新生儿，是小于胎龄儿中最常见的一种。

3. 大于胎龄儿　指出生体重在同胎龄儿平均体重第 90 百分位以上的新生儿。

四、高危儿

高危儿指已发生或可能发生危重情况，需要监护的新生儿，包括以下几种情况。

1. 异常妊娠史　母亲有糖尿病、阴道出血、妊娠高血压综合征、感染、吸烟、吸毒及母亲为 Rh 阴性血型等；母亲过去有死胎、死产及胎儿先天畸形史等。

2. 异常分娩史　各种难产，如产钳助产、臀位娩出；手术产；分娩过程中母亲使用镇静和镇痛药物史等。

3. 异常新生儿　出生时 Apgar 评分低于 7 分、脐带绕颈、早产儿、过期产儿、小于或大于胎龄儿、巨大儿及有各种疾病的新生儿等。

第二节　正常足月儿和早产儿的特点与护理

一、正常足月儿的特点与护理

正常足月儿是指出生时胎龄≥37 周且＜42 周，体重在 2500～4000g 之间、无畸形和疾病的活产婴儿。

【正常足月儿的特点】

（一）外观特点

正常足月儿与早产儿在外观上各具特点，见表 6-1。

表 6-1　正常足月儿和早产儿外观特点

	正常足月儿	早产儿
哭声	响亮	低弱
四肢肌张力	良好	低下
皮肤	皮肤红润、皮下脂肪丰满、毳毛少	皮肤红嫩、皮下脂肪少、毳毛多
毛发	头发分条清楚	头发细而卷
耳壳	软骨发育良好、耳舟成形	缺乏软骨、耳舟不清楚
乳腺	乳晕清楚、结节>4mm	乳晕不清、无结节或结节<4mm

续表

	正常足月儿	早产儿
外生殖器	男婴阴囊皱褶多，睾丸已降 女婴大阴唇完全遮盖小阴唇	男婴阴囊皱褶少，睾丸未降 女婴大阴唇不能遮盖小阴唇
指（趾）甲	达到或超过指（趾）端	未达指（趾）端
跖纹	整个足底遍布较深的足纹	足底纹少

（二）生理特点

1. 呼吸系统 呼吸中枢发育不成熟，呼吸节律可不规则，频率较快，40～45次/分。以腹式呼吸为主，主要靠膈肌的运动完成。

2. 循环系统 新生儿心率为120～140次/分，波动范围较大。血压平均为70/50mmHg（9.3/6.7kPa）。新生儿时期，血流多分布于躯干和内脏，四肢少，故易出现四肢冰凉及发绀。

3. 消化系统 新生儿胃呈水平位，贲门和幽门括约肌发育不平衡，易发生溢乳。消化道面积相对较大，管壁薄，通透性高，有利于营养物质的吸收，但易发生肠道过敏，消化道发生感染时，全身感染中毒症状重。消化酶分泌少且活性差，故消化能力较弱。生后10～12小时开始排出胎粪，胎粪由胎儿消化道脱落的上皮细胞、消化液及吞入的羊水等构成，呈墨绿色糊状，无臭味，2～3天可过渡到正常粪便。若超过24小时无胎粪排出，应检查是否有消化道畸形。

4. 血液系统 出生时，血液中红细胞数和血红蛋白量较高，以后逐渐下降。血红蛋白中，胎儿血红蛋白约占70%，后渐被成人血红蛋白取代。白细胞总数较高，出生后第3天开始下降。肝脏维生素K储存量少，凝血因子活性低。

5. 泌尿系统 一般生后24小时内排尿，若超过48小时仍无尿，需寻找原因。新生儿肾小球滤过率低，浓缩功能较差，易发生水肿；肾脏的稀释功能尚可，但排磷功能较差，易导致低钙血症；对酸碱平衡的调节力也差，易发生代谢性酸中毒。

6. 神经系统 新生儿脑重量为300～400g，占体重的10%～20%。新生儿大脑皮质兴奋性低，睡眠时间长；脊髓相对较长；出生时已具有原始反射，如觅食反射、吸吮反射、握持反射、拥抱反射和交叉伸腿反射等。

7. 免疫系统 新生儿特异性和非特异性免疫功能均较差，故易发生各种感染性疾病。

8. 体温调节 新生儿体温调节中枢发育不完善，体表面积相对较大，皮下脂肪少，容易散热；寒冷时主要依靠棕色脂肪氧化来产热，当外界环境温度低时可发生低体温；室温过高时通过皮肤蒸发和出汗散热，但新生儿汗腺发育差，体内水分不足可致体温升高，导致"脱水热"。

【新生儿特殊生理状态】

1. 生理性体重下降 指新生儿出生数天内，由于摄入少，水分丢失及尿、胎粪的排出而引起体重下降，下降范围为3%～9%，最多不超过10%，生后7～10天可恢复。

2. 生理性黄疸 部分足月新生儿生后2～3天出现黄疸，4～5天达高峰，5～7天消退，最迟不超过2周。早产儿黄疸多于生后3～5天出现，5～7天达高峰，7～9天消退，最长可延迟到3～4周。每日血清胆红素升高＜85μmol/L（5mg/dl）。血清胆红素足月儿＜221μmol/L（12.9mg/dl），早产儿＜256μmol/L（15mg/dl），一般情况良好。

3. 乳腺肿大和假月经 生后3～5天，男、女新生儿均可出现乳腺肿大，如蚕豆或鸽蛋大小，2～3周消退，切勿挤压，以免感染。部分女婴生后5～7天阴道可见少量血性分泌物，持续1周，称假月经。上述两种现象皆为来自母体的雌激素在生后突然中断所致，一般不必处理。

4. "马牙"和"螳螂嘴" 在新生儿口腔上腭中线两侧和齿龈切缘上有散在黄白色小点，俗称

"马牙"，系由上皮细胞堆积或黏液腺分泌物积留所致，数周后可自然消退。口腔内两侧颊部各有一突起的脂肪垫，俗称"螳螂嘴"，对吸吮有利，不可擦拭或挑割，以防发生感染。

5. 新生儿粟粒疹　新生儿生后 3 周内，可因皮脂腺发育不完善，在鼻尖、鼻翼形成小米粒大小、黄白色皮疹，称"新生儿粟粒疹"，可自行消退，不必处理。

【护理评估】

评估新生儿父母的健康状况、家族史；产妇的既往史；本次妊娠及分娩过程中的母婴情况；新生儿出生后的一般状况、对刺激的反应、有无异常情况等。

【护理诊断/护理问题】

1. 有窒息的危险　与羊水吸入、溢乳、呕吐有关。

2. 有体温失调的危险　与体温调节能力差有关。

3. 有感染的危险　与新生儿免疫功能差等有关。

【护理措施】

1. 保持呼吸道通畅

（1）新生儿娩出后，在新生儿开始呼吸前，应迅速清除口、鼻腔的黏液及羊水。

（2）保持新生儿于舒适体位，避免物品阻挡新生儿口、鼻或压迫其胸部，保持呼吸道通畅。经常检查、清理鼻孔，清除鼻孔内分泌物。

（3）哺乳后应竖抱婴儿、轻拍背部，然后将婴儿保持于右侧卧位，防止溢乳引起窒息。

2. 维持体温稳定

（1）新生儿室条件　新生儿室需备有空调和空气净化装置，室温保持在 22～24℃，相对湿度 55%～65%，使新生儿处于"适中温度"。"适中温度"又称中性温度，指能维持正常体核及皮肤温度的最适宜的环境温度，在此温度下，身体耗氧量最少，蒸发散热量最少，新陈代谢最低。新生儿适中温度与胎龄、日龄和出生体重有关。

（2）加强保暖　新生儿娩出后应立即擦干皮肤，用温暖的毛巾包裹，因地制宜采取保暖措施，如戴帽、母怀抱、远红外辐射床等。对新生儿进行检查和护理时，集中操作，避免不必要的暴露，接触新生儿的手、仪器、物品等均应保持温暖。

3. 预防感染

（1）严格执行消毒隔离制度　环境清洁应湿式清洁，每天用紫外线进行空气消毒 1 次。护理人员入室前更换清洁衣、帽及鞋，接触新生儿前、后需严格洗手，避免交互感染，严格遵守无菌操作。各类医疗器械定期消毒，每季度对工作人员进行 1 次咽拭子培养。护理人员若患病或为带菌者，应暂停护理新生儿。

（2）保持脐部清洁干燥　新生儿娩出后立即结扎脐带，消毒处理残端。脐带残端一般在生后 1 周内脱落，脱落前应保持清洁干燥，每天检查有无渗血及污染。脱落后应注意检查脐窝有无分泌物和肉芽，有肉芽组织，可用硝酸银局部烧灼。

（3）做好皮肤、黏膜护理　新生儿体温稳定后每天沐浴 1 次，勤换尿布，每次大便后用温水清洗会阴及臀部并拭干，保持皮肤清洁干燥，防止发生臀红。新生儿衣服应柔软、宽松、透气、易穿脱。

（4）预防接种　新生儿出生后应接种卡介苗、乙肝疫苗。

4. 健康教育

（1）促进母婴情感联结　提倡母婴同室，鼓励和指导双亲与新生儿进行目光交流、语言交流、皮肤接触，尽早建立良好的情感联结，促进新生儿身心发育。

（2）宣传育儿知识　提倡母乳喂养，介绍保暖、皮肤护理、预防接种、新生儿抚触、日常观察等护理知识。

（3）新生儿筛查　介绍新生儿筛查的相关项目和早筛查的重要性，在患病新生儿临床症状尚未表现之前或表现轻微时给予筛查，得以早诊断、早干预，避免患儿发生智力低下、严重的疾病或死亡。

二、早产儿的特点与护理

早产儿是指出生时胎龄未满 37 周、出生体重不足 2500g 的活产婴儿。

【早产儿的特点】

（一）外观特点

早产儿与正常足月儿的外观特点比较见表 6-1。

（二）生理特点

1. 呼吸系统　早产儿呼吸中枢发育更加不完善，呼吸浅、快而不规则，常发生呼吸暂停。呼吸暂停指呼吸停止时间达到 15~20 秒，或虽 <15 秒但伴心率减慢（<100 次/分）并出现发绀。早产儿的肺发育不成熟，因肺表面活性物质缺乏，易发生呼吸窘迫综合征。

2. 循环系统　早产儿心率较足月儿快，血压较足月儿低，动脉导管未闭的发生率也较高。

3. 消化系统　早产儿吸吮及吞咽能力差，胃贲门括约肌松弛、容量小，易发生胃食管反流和溢乳。消化酶分泌不足，胆酸分泌量少，对脂肪的消化吸收较差。在缺血、缺氧等情况下，易发生坏死性小肠炎。肝功能不成熟，生理性黄疸程度重，持续时间长。肝糖原储备少，肝合成蛋白质的功能差，易发生低血糖和低蛋白血症。肝内维生素 K 依赖凝血因子的合成少，易发生出血症。

4. 血液系统　早产儿红细胞生成素低，先天贮铁少，易发生贫血，且胎龄越小，程度越重。维生素 K、铁及维生素 D 贮存也较足月儿低，更易发生出血、贫血。

5. 泌尿系统　早产儿肾浓缩功能更差，肾小管对醛固酮反应低下，易出现低钠血症。葡萄糖阈值低，易发生糖尿。肾小管排酸能力差，普通牛乳喂养时易引起晚期代谢性酸中毒，故早产儿应采用母乳或早产儿配方乳喂养。

6. 神经系统　神经系统成熟度与胎龄关系密切，胎龄越小，各种反射越差。早产儿易发生缺氧，导致缺氧缺血性脑病。

7. 免疫系统　早产儿皮肤娇嫩，屏障功能弱，体液及细胞免疫功能均很不完善，IgG 和补体水平较足月儿更低，极易发生各种感染。

8. 体温调节　早产儿体温调节能力更差，棕色脂肪少，基础代谢低，产热量少，而体表面积相对大，易散热，寒冷时更易发生低体温和寒冷损伤综合征。

【护理评估】

评估早产儿出生时的胎龄及体重、生存环境和护理质量等。早产儿常需特殊监护和治疗，父母对孩子的健康状况及能否存活感到担忧，常出现焦虑。早产儿健康状况欠佳，父母缺乏护理早产儿的经验，会影响亲子间的情感联结。

【护理诊断/护理问题】

1. 体温过低　与体温调节功能差有关。

2. 营养失调：低于机体需要量　与吸吮、吞咽、消化、吸收功能差有关。

3. 自主呼吸受损　与呼吸中枢、呼吸器官发育不完善有关。

4. 有感染的危险　与免疫功能差、脐部为开放性伤口有关。

【护理目标】

患儿能维持体温稳定，吸吮有力，营养平衡，自主呼吸稳定，无感染性疾病发生。

【护理措施】

1. 维持体温稳定　保持室内温度在 24～26℃，相对湿度在 55%～65%，体重低于 2000g 者应置于暖箱内，根据出生体重和日龄来调节箱温。体重超过 2000g 的早产儿在箱外保暖，可通过戴帽、母怀抱、热水袋等维持体温恒定。各种护理操作应集中进行，尽量缩短操作时间，若需抢救应在远红外辐射床上进行。

2. 合理喂养　尽早开奶，防止低血糖。提倡母乳喂养，无法母乳喂养者以早产儿配方乳为宜。根据吸吮、吞咽、消化、吸收功能，选择直接哺喂母乳、乳瓶、滴管、管饲或静脉等不同的补充营养方式，保证营养供给。

喂乳量及间隔时间，以不发生胃潴留和呕吐为原则，根据早产儿耐受力而定（表 6-2）。详细记录24 小时出入量，准确测量体重，以便适时调整喂养方案。早产儿缺乏维生素 K 依赖凝血因子，生后应及时补充维生素 K，防止发生出血，还应遵医嘱补充维生素 A、C、D 及铁剂等。

表 6-2　早产儿奶量与间隔时间

出生体重（g）	<1000	1000～1499	1500～1999	2000～2499
开始量（ml）	1～2	3～4	5～10	10～15
每天隔次增加量（ml）	1	2	5～10	10～15
哺乳间隔时间（小时）	1	2	2～3	3

3. 维持有效呼吸

（1）保持呼吸道通畅，早产儿仰卧时可在肩下放置小软枕，避免颈部弯曲造成呼吸道梗阻。

（2）出现发绀、呼吸急促、呼吸暂停时应查明原因，给予吸氧，浓度以维持动脉血氧分压 50～70mmHg（6.7～9.3kPa）或经皮血氧饱和度 85%～95% 为宜，症状改善立即停用，避免引发视网膜病变导致失明。

（3）出现呼吸暂停时，可拍打足底、托背、摩擦皮肤、放置水囊床垫等，帮助恢复有效的自主呼吸。必要时，可按医嘱给予氨茶碱或机械正压通气。

4. 预防感染　严格执行消毒隔离制度。严格控制入室人数，室内物品定期更换消毒，防止交叉感染，每次接触早产儿前、后要清洁双手，严格控制医源性感染。预防接种也应在体重达 2000g 以上再进行。

5. 健康教育

（1）早产儿异常情况多，病情变化快，除监测生命体征外，还应密切观察进食情况、精神反应、反射、大小便、面色等情况，如有异常及时报告医生，做好抢救准备。

（2）帮助父母建立积极的心态，克服自责和沮丧的心理，病情允许时鼓励父母探视和参与照顾早产儿；示范并教会父母保暖、喂养、穿衣、沐浴等日常护理和观察。

【护理评价】

早产儿能否维持自主呼吸、体温稳定、营养平衡，有无并发症发生。

👁 看一看

新生儿先天性、遗传性疾专项检查

实施新生儿疾病筛查已被列入《"健康中国 2030"规划纲要》。新生儿疾病筛查是指在新生儿期，对严重危害新生儿健康的先天性、遗传性疾病进行专项检查，提供早诊断、早治疗的母婴保健措施。

目前，我国各省市根据本地区新生儿先天性疾病发病情况，增加了不同的新生儿疾病筛查项目，筛查范围已涵盖先天性内分泌与遗传代谢性疾病、心脏异常、听力障碍、髋关节发育异常等疾病。实施新生儿疾病筛查，可以及早发现先天性疾病，及时治疗，避免出现严重的生长发育障碍和智力缺陷，有利于提高出生人口素质。

第三节　新生儿窒息

新生儿出生后 1 分钟内无自主呼吸或未建立规律呼吸而导致低氧血症、酸中毒，称新生儿窒息，常因宫内缺氧或娩出过程中缺氧引起呼吸、循环障碍而导致，是新生儿死亡和伤残的重要原因之一。

【病因】

窒息的本质是缺氧，凡能使胎儿和新生儿缺氧的任何因素均可引起窒息。

1. 孕母因素　孕母患严重贫血、肺部疾病、心脏病、高血压等；孕母吸烟、吸毒等；孕母年龄 ≥ 35 岁或 < 16 岁等。

2. 分娩因素　胎头过大或头盆不称、胎位不正等；手术产如高位产钳、胎头吸引术；产程中不当使用麻醉药、镇痛剂和催产药等。

3. 胎儿因素　早产儿或巨大儿；宫内感染；羊水或胎粪吸入；先天畸形，如呼吸道梗阻畸形等。

4. 胎盘和脐带因素　前置胎盘、胎盘早剥或胎盘老化等；脐带受压、打结、绕颈等。

【病理生理】

1. 各器官缺血缺氧改变　窒息初期，缺氧和酸中毒引起体内血液重新分布，保证脑、心和肾上腺等生命器官的血流量；同时，心率增快、心肌收缩力增强、心输出量增加以及外周血压轻度上升，以使心、脑血流灌注得以维持。如低氧血症持续存在，代谢性酸中毒加重，体内储存的糖原消耗殆尽，导致重要生命器官供血减少，心肌功能受损，心率和动脉血压下降，发生脑损伤。其他已处于缺氧状况的器官，可因血氧饱和度的进一步下降而受损。

2. 呼吸改变　缺氧初期，呼吸代偿性加深加快，如缺氧未及时纠正，随即转为呼吸停止、心率减慢，即原发性呼吸暂停。此时，患儿肌张力存在，血压稍升高，伴有发绀，给予吸氧或适当刺激即可恢复自主呼吸。若缺氧持续存在，则出现喘息样呼吸后，呼吸停止，即继发性呼吸暂停，患儿表现为面色苍白，心率和血压持续下降、肌张力消失，此时如无正压通气帮助则无法恢复呼吸而死亡。

3. 血液生化和代谢改变　缺氧导致 $PaCO_2$ 升高、PaO_2 及 pH 值降低。在窒息早期，儿茶酚胺及胰高血糖素释放增加，使血糖正常或增高，继之糖原耗竭而出现低血糖。此外，酸中毒抑制胆红素代谢而致高胆红素血症，心钠素分泌增加导致低钠血症，游离脂肪酸增加，促进钙离子与蛋白结合可导致低钙血症。

【临床表现】

1. 胎儿宫内窒息　早期胎动增加，胎心率 ≥ 160 次/分；晚期则胎动减少，甚至消失，胎心率 < 100 次/分；羊水被胎粪污染，呈黄绿色或墨绿色。

2. Apgar 评分　是临床上一种评价新生儿窒息的方法，内容包括皮肤颜色、心率、对刺激的反应、肌张力和呼吸五项指标，每项 0 ~ 2 分（表 6-3）。8 ~ 10 分为正常，4 ~ 7 分为轻度窒息，0 ~ 3 分为重度窒息。生后 1 分钟评分反映窒息程度，5 分钟及 10 分钟评分有助于判断复苏效果及预后。

表 6-3　新生儿 Apgar 评分法

评分项目	评分标准		
	0 分	1 分	2 分
皮肤颜色	青紫或苍白	躯干红，四肢青紫	全身红
心率（次/分）	无	<100	>100
插鼻管或弹足底反应	无反应	有些动作，如皱眉	哭、打喷嚏
肌张力	松弛	四肢略屈曲	四肢活动
呼吸	无	慢，节律不规则	正常，哭声响亮

练一练

足月新生儿，出生后 1 分钟，心率 80 次/分，呼吸弱而不规则，全身皮肤青紫，四肢肌张力松弛，刺激咽喉无反应，该患儿属于（　）

A. 正常儿　　B. 轻度窒息　　C. 中度窒息　　D. 重度窒息　　E. 极重度窒息

答案解析

3. 各器官受损　窒息程度和持续时间不同，各器官损伤的概率和程度常有差异。

（1）中枢神经系统　缺氧缺血性脑病和颅内出血。

（2）呼吸系统　羊水或胎粪吸入综合征、呼吸暂停、肺透明膜病和肺出血。

（3）心血管系统　持续性肺动脉高压、缺氧缺血性心肌损害、心力衰竭、心源性休克、弥漫性血管内凝血（DIC）等。

（4）泌尿系统　肾功能不全、衰竭及肾静脉血栓形成等。

（5）消化系统　应激性溃疡、坏死性小肠结肠炎及黄疸加重或时间延长等。

（6）生化代谢　低血糖或高血糖，低钙及低钠血症等。

【辅助检查】

1. 血气分析　可显示呼吸性或代谢性酸中毒。

2. 血生化检查　监测血糖、电解质、血尿素氮和肌酐等指标。

【治疗要点】

1. 预防和治疗孕母疾病　监测胎心、胎动，评估胎儿有无宫内缺氧，分娩前酌情做好复苏准备。

2. 生后立即进行复苏　按 ABCDE 复苏方案进行。A（airway）：清理呼吸道；B（breathing）：建立呼吸；C（circulation）：恢复循环；D（drugs）：药物治疗；E（evaluation）：评价。其中，A 是根本，B 是关键，E 则贯穿整个复苏过程，呼吸、心率和皮肤颜色是窒息复苏评价的三大指标。应遵循"评估→决策→实施"程序，严格按照"A→B→C→D"步骤进行。

3. 复苏后处理　进一步评估和监测生命体征、氧饱和度、神经系统体征等，预防感染、维持内环境稳定、防治脑水肿等。

【护理评估】

1. 健康史　了解孕母健康史，有无造成胎儿缺氧的疾病，分娩过程有无异常及用药情况等。

2. 身体状况　按 Apgar 评分，评估心率、呼吸、肌张力、皮肤颜色和对刺激的反应情况。复苏完成后，根据临床表现及实验室检查结果，评估各器官受损情况。

3. 心理-社会状况　评估家长对本病和对患儿病情的了解程度，以及对治疗和预后的担心及焦虑程度。

【护理诊断/护理问题】

1. 自主呼吸障碍　与吸入羊水、气道分泌物致低氧血症和高碳酸血症有关。

2. 体温过低　与缺氧及抢救时暴露有关。

3. 焦虑（家长）　与病情危重及预后不良有关。

【护理目标】

能够维持自主呼吸，体温稳定，营养维持平衡，家长了解并正确面对病情，积极配合抢救、治疗和护理。

【护理措施】

1. 复苏　必须争分夺秒进行抢救，由产科、儿科医生和护士共同合作进行。

（1）评估　婴儿出生后立即快速评估 4 项指标：①是足月儿吗？②羊水清吗？③有呼吸或哭声吗？④肌张力好吗？如以上任何一项为"否"，则需立即进行复苏。

（2）复苏步骤　按照 A→B→C→D 步骤进行。

A. 清理呼吸道：娩出后立即置于预热的辐射抢救台，用温热干毛巾迅速擦干皮肤。摆好体位，肩垫高，颈部轻微仰伸，立即吸净口、鼻、咽黏液，10 秒内完成。

B. 建立呼吸：拍打足底或摩擦背部以诱发自主呼吸，婴儿经触觉刺激后，如呼吸正常，心率 >100次/分，肤色红润或仅手足青紫者则予观察。触觉刺激后无规律呼吸建立或心率 <100 次/分，应立即予复苏器加压给氧。通气频率为 40~60 次/分，吸呼比 1：2，压力以见胸廓起伏和听诊呼吸音正常为宜。30 秒后再评估，如心率 >100 次/分，出现自主呼吸，予以观察；如仍无规律呼吸或心率 <100 次/分，则需进行气管插管正压通气。

C. 恢复循环：气管插管正压通气 30 秒后，心率 <60 次/分或心率在 60~80 次/分不再增加，应同时进行胸外心脏按压。用双拇指法或中示指法，按压胸骨体下 1/3 处，按压频率为 120 次/分（每按压3 次，正压通气 1 次），按压深度为 1.5~2cm。按压有效时，可摸到股动脉搏动。胸外心脏按压 30 秒后，评估心率情况。

D. 药物治疗：建立静脉通道，保证药物有效应用，可根据病情给予药物以改善心率和扩容纠酸等。

2. 保暖　复苏过程应在远红外保暖床进行，病情稳定后置于暖箱中，维持肛温在 36.5~37.5℃。

3. 心理支持和健康教育　向家长介绍新生儿窒息的相关知识，告知家长患儿的病情、抢救情况及可能出现的预后，帮助家长建立信心，配合治疗护理。

【护理评价】

患儿能否维持自主呼吸，体温能否维持稳定，家长焦虑情绪是否缓解及能否积极配合治疗护理。

第四节　新生儿缺氧缺血性脑病

新生儿缺氧缺血性脑病（HIE）是指围生期窒息引起的部分或完全缺氧，脑血流减少或暂停而导致胎儿和新生儿脑损伤。该病是新生儿窒息的重要并发症，病情重，病死率高，幸存者可遗留不同程度的神经系统后遗症，是导致新生儿伤残的主要原因之一。

【病因】

1. 围生期窒息　是本病的主要原因。

2. 出生后的疾病　如肺部疾病、心脏病变、大量失血、重度贫血等造成新生儿严重缺氧的疾病均可引起 HIE。

【发病机制】

1. 脑血流的改变

（1）当缺氧缺血为不完全时，体内血液出现重新分布，从而保证心、脑的血液供应；如缺氧时间持续，脑血流灌注下降，出现第二次血流重新分布，即供应大脑半球的血流减少，以保证丘脑、脑干和小脑的血液灌注量，此时大脑皮层矢状窦旁区和其下面的白质最易受损。如缺氧缺血为急性完全性，上述代偿不会发生，脑损伤可发生在基底神经节等代谢最旺盛的部位，而大脑皮质不受影响。

（2）缺氧及高碳酸血症可导致脑血管自主调节功能障碍，形成"压力被动性脑血流"。当血压高时，可造成脑室周围毛细血管破裂出血；当血压下降、脑血流减少，则引起缺血性损伤。

2. 脑组织代谢改变　缺氧时，脑细胞能量代谢障碍，导致低血糖和代谢性酸中毒，细胞膜离子泵的功能受损，细胞内水、钠、钙增多而引起脑细胞水肿甚至凋亡。

3. 病理学改变　足月儿的易损区在大脑矢状窦旁区的脑组织中，可发生皮质梗死及深部灰质核坏死；早产儿的易损区则为脑室周围白质区，可表现为脑室周围白质软化、脑室周围 – 脑室内出血等。

【临床表现】

患儿临床表现常因缺氧的严重程度、持续时间而不同。

根据患儿意识、原始反射、肌张力的改变、惊厥出现情况，可将 HIE 分为轻、中、重三度（表6 – 4）。

表6 – 4　HIE 临床分度

	轻度	中度	重度
意识	激惹	嗜睡	昏迷
肌张力	正常	减弱	消失
拥抱反射	活跃	减弱	消失
吸吮反射	正常	减弱	消失
惊厥	一般无	可有	频繁
瞳孔改变	扩大	缩小	不等大，对光反射迟钝
脑电图	正常	低电压，可见癫痫样波	暴发抑制，等电位
病程及预后	症状 3 天内消失，预后良好	症状 14 天内消失，可有后遗症	症状可持续数周，病死率高，存活者多有后遗症

【辅助检查】

1. 血气分析　pH 值可反映胎儿宫内缺氧和酸中毒程度。

2. 血生化检查　有血清钾、钠、钙、镁及血糖降低。

3. 脑电图　了解脑细胞有无受损。

4. 影像学检查　B 超、CT、MRI 有助于了解病变部位、范围、性质等。

【治疗要点】

1. 支持疗法　维持良好的通气功能，采用适当的供氧方法，保持为 7.98 ~ 10.64kPa（60 ~ 90mmHg），$PaCO_2$ 和 pH 值在正常范围内，维持脑和全身良好的血流灌注，低压者可选用多巴胺等，维持血糖在正常高值。

2. 控制惊厥　首选苯巴比妥钠静脉滴注，如不能控制可加用地西泮，合用时应注意防止呼吸抑制。

3. 防治脑水肿　避免输入过量液体，出现颅内高压症状可首选呋塞米，严重者选用20% 甘露醇。

4. 亚低温疗法 仅用于足月儿，应于发病 6 小时内治疗，持续 48～72 小时。采用人工诱导的方法使体温下降 2～4℃，减少脑组织的基础代谢，保护神经细胞，临床上常采用选择性头部降温。

【护理评估】

1. 健康史 评估患儿有无围生期窒息史；评估患儿出生情况，进行 1 分钟和 5 分钟 Apgar 评分；是否有严重的心肺疾病等。

2. 身体状况 评估患儿意识、肌张力、瞳孔的改变以及惊厥的出现情况。

3. 心理－社会状况 由于患儿病情较重，常遗留神经系统后遗症，家长产生焦虑和恐惧心理。

【护理诊断／护理问题】

1. 低效性呼吸型态 与缺氧缺血导致呼吸中枢受损有关。

2. 潜在并发症 颅内压高、呼吸衰竭。

3. 有废用综合征的危险 与缺氧缺血导致的神经系统后遗症有关。

【护理目标】

患儿颅内压恢复正常，能维持自主呼吸，减轻和防止神经系统后遗症的发生。

【护理措施】

1. 给氧 及时清除呼吸道分泌物，保持呼吸道通畅。根据患儿缺氧情况，选择合适的给氧方式，鼻导管或头罩吸氧，如严重缺氧，可给予气管插管或机械辅助通气。

2. 密切监护 监测患儿呼吸、心率、血压、血氧饱和度等，观察意识、瞳孔、肌张力以及前囟张力等，防止并发症发生。

3. 亚低温治疗的护理

（1）降温 采用选择性头部降温，使头颅温度维持在 34～35℃。治疗中应注意保暖，防止发生新生儿硬肿症等并发症，维持肛温在 35.5℃。

（2）复温 亚低温治疗结束后，必须进行复温。复温宜缓慢，时间＞5 小时，体温上升速度不高于每小时 0.5℃。体温恢复正常后，需每 4 小时测体温 1 次。

（3）监测 进行亚低温治疗的过程中，给予动态心电监护、肛温监测、血压监测等，观察患儿的面色、反应、末梢循环情况，记录 24 小时出入液量。

4. 早期康复干预 疑有功能障碍者，将肢体固定于功能位，早期给予患儿动作训练和感知刺激，使用改善脑代谢的药物，减少神经系统的损害，促进脑功能恢复。指导家长掌握康复干预的措施。

5. 健康指导 及时向患儿家属介绍病情和治疗情况，给予家长心理支持，在恢复期指导家长掌握家庭康复的方法和技巧，坚持定期随访。

【护理评价】

患儿能否维持自主呼吸，是否发生神经系统后遗症，家长能否配合进行后遗症的康复治疗。

第五节　新生儿颅内出血

新生儿颅内出血是指由缺氧或产伤引起的严重脑损伤，早产儿多见，出血量少者多可痊愈，出血量大者病死率高，幸存者常留有神经系统后遗症。

【病因与发病机制】

主要的病因是缺氧和产伤。

1. 缺氧 以早产儿多见。缺氧及缺血可直接损伤脑毛细血管内皮细胞，使其通透性增高或脑血管破裂；缺氧可使脑血管的自主调节功能受损，血管呈被动扩张状态，导致毛细血管破裂或使脑血流量减少而致缺血性损伤；缺氧还可引起脑室管膜下组织坏死、崩解致出血。

2. 产伤 以足月儿多见。常因胎头过大、头盆不称、急产、臀位产、高位产钳或吸引器助产等因素导致头部受挤压变形而引起出血。

3. 其他 输注高渗液体不当等。

【临床表现】

颅内出血的症状和体征主要与出血部位及出血量有关，一般生后 1~2 天起病，常见表现如下。

1. 意识改变 易激惹、过度兴奋或表情淡漠、嗜睡、昏迷等。

2. 呼吸改变 呼吸增快或减慢、不规则或暂停等。

3. 颅内压增高 前囟隆起、脑性尖叫、惊厥、角弓反张等。

4. 眼部症状 凝视、斜视、眼球上转困难、眼震颤等。

5. 瞳孔改变 两侧不等大、对光反射差。

6. 肌张力及原始反射改变 肌张力早期增高，以后减弱或消失；原始反射减弱或消失。

7. 其他 出现黄疸和贫血等。

【辅助检查】

1. 脑脊液检查 呈均匀血性和有皱缩红细胞有助于诊断，但检查正常者不能排除本病，病情危重者不宜进行此项检查。

2. 影像学检查 头颅 CT、MRI 和 B 超检查可帮助确定出血部位和范围。

【治疗要点】

1. 对症支持 保持患儿安静，减少刺激，维持正常的 PaO_2、$PaCO_2$、pH 等。

2. 止血 选用维生素 K、酚磺乙胺、立止血等止血。

3. 降低颅内压 首选呋塞米，有呼吸衰竭时用小剂量甘露醇。

4. 镇静、止惊 选用苯巴比妥或地西泮等。

5. 应用脑代谢激活剂 出血停止后，可给予胞二磷胆碱、脑活素促进脑细胞代谢。

【护理评估】

1. 健康史 了解患儿胎龄、有无窒息及分娩史，了解有无快速输注高渗液体、机械通气不当等病史。

2. 身体状况 评估意识、肌张力状况，眼部症状，有无颅内压增高的表现等。

3. 心理 - 社会状况 家长由于对本病的严重程度及预后缺乏认识，会表现出焦虑、恐惧、悲伤。

【护理诊断/护理问题】

1. 潜在并发症 颅内压增高。

2. 低效性呼吸型态 与呼吸中枢受损有关。

3. 营养失调：低于机体需要量 与意识障碍不能进食有关。

【护理目标】

1. 患儿生命体征稳定，前囟平坦，惊厥停止。
2. 患儿能得到所需的营养和水分。

【护理目标】

患儿生命体征稳定，颅内压恢复正常，能维持营养平衡。

【护理措施】

1. 协助降低颅内压

（1）减少刺激　室内保持安静，减少噪声。尽量减少对患儿的移动和刺激，一切必要的护理操作尽量集中进行，做到稳、准、轻。静脉穿刺最好选用留置针，减少反复穿刺。喂乳时不宜抱喂。

（2）缓解颅内高压　保持头高体位，头肩部抬高 15°~30°，使头部处于正中位。按医嘱应用降颅内压药物。

（3）密切观察病情　注意生命体征、神态、瞳孔、肌张力、前囟等改变。

2. 合理用氧　根据缺氧程度选择给氧的方式，维持 PaO_2 在 7.98~10.64kPa（60~80mmHg）、血氧饱和度在 85%~95%。呼吸衰竭或严重的呼吸暂停时，需气管插管、机械通气，并做好相应护理。

3. 保证营养和能量的供给　不能进食者，应给予鼻饲，遵医嘱静脉输液，每日液体量为 60~80ml/kg，以保证患儿营养和能量的供给。

4. 健康教育　向家长讲解患儿病情、治疗效果及可能的预后，给予相应的心理支持和安慰，帮助家长正确面对，缓解焦虑。指导家长带患儿尽早进行功能训练和智力开发，鼓励坚持康复治疗和随访。

【护理评价】

患儿生命体征是否稳定，颅内压是否降至正常，是否获得足够营养和能量。

第六节　新生儿呼吸窘迫综合征

新生儿呼吸窘迫综合征又称为新生儿肺透明膜病，由于缺乏肺表面活性物质（PS）引起，表现为生后不久出现进行性加重的呼吸困难和呼吸衰竭，多见于早产儿。

【病因与发病机制】

1. 早产是肺表面活性物质缺乏的最主要因素。PS 于孕 18~20 周开始产生，35~36 周迅速增加，故此病多见于胎龄小于 35 周的早产儿。PS 缺乏，肺顺应性降低，肺泡易于萎缩，通气不良，导致缺氧和 CO_2 潴留，从而引起代谢性酸中毒和呼吸性酸中毒，使肺毛细血管通透性增加，纤维蛋白沉积，透明膜形成，加重缺氧和酸中毒。

2. 糖尿病母亲娩出的新生儿由于血中高胰岛素水平，拮抗肾上腺皮质激素对肺表面活性物质合成的促进作用，故糖尿病母亲娩出的新生儿易发生此病。

3. 围生期窒息、低体温、前置胎盘、胎盘早剥和母亲低血压、剖宫产等都可引起新生儿肺透明膜病的发生。

【临床表现】

患儿出生时多正常，在生后 6 小时内出现呼吸窘迫，进行性加重，表现为呼吸急促，鼻翼扇动，呼气性呻吟，吸气时出现"三凹征"。当动脉血中还原血红蛋白 >50g/L 时，患儿可表现为发绀。

病情严重者出现肌张力降低、呼吸暂停甚至出现呼吸衰竭。听诊两肺呼吸音降低，早期无啰音，以后可听到细小水泡音，心音减弱，胸骨左缘可闻及收缩期杂音。生后第 2~3 天病情最重，72 小时后好转。

【辅助检查】

1. 血气分析　PaO_2 和 pH 值下降，$PaCO_2$ 升高。

2. 羊水检测　羊水中卵磷脂（L）和鞘磷脂（S）的比值 <1.5，提示肺未成熟。

3. 胃液振荡试验　胃液 1ml 加 95% 乙醇 1ml，振荡 15 秒，静置 15 分钟后，沿管壁有多层泡沫，可排除本病。

4. X 线检查 胸片有特征性表现。早期两肺叶普遍透明度降低，可见均匀细小颗粒状阴影和网状阴影（毛玻璃样改变），晚期可见"支气管充气征"，重者呈白肺样改变。

【治疗要点】

1. 纠正缺氧 根据患儿病情选择鼻导管或头罩吸氧、持续气道正压（CPAP）通气或气管插管用氧。

2. 支持治疗 保暖、保证液体和营养的供应、纠正酸中毒等。

3. PS 替代治疗 生后 24 小时内经气管滴入 PS，分别于仰卧位、左侧位、右侧位、仰卧位滴入，病情重者可考虑重复给药。

【护理评估】

1. 健康史 评估患儿出现呼吸窘迫的时间、生产史、出生时情况、孕母妊娠史等。

2. 身体状况 评估患儿是否有进行性呼吸困难、呼吸暂停、缺氧情况。

3. 辅助检查 了解血气分析、X 射线检查、羊水 L/S 值及胃液振荡试验结果。

4. 心理–社会状况 评估家长对本病及其预后的了解程度及心理状态等。

【护理诊断/护理问题】

1. 气体交换障碍 与肺表面活性物质缺乏导致肺泡萎陷、透明膜形成有关。

2. 低效性呼吸型态 与肺表面活性物质缺乏导致呼吸困难、肺不张有关。

3. 有感染的危险 与抵抗力低下有关。

4. 营养失调 与摄入量不足有关。

5. 家长焦虑 与家长对本病的认知不足和对预后的担心有关。

【护理目标】

患儿能够自主呼吸，满足营养需要，没有发生感染，家长焦虑情绪得到缓解。

【护理措施】

1. 保持呼吸道通畅 及时清除患儿口、鼻分泌物，根据患儿病情选择合适的给氧方式，使用 CPAP 后病情仍无好转，应采用间歇正压通气（PPV）及呼气末正压呼吸（PEEP）。维持 PaO_2 6.7～9.3kPa（50～70mmHg）和 SaO_2 85%～93% 为宜。保持皮肤温度在 36～36.5℃，肛温在 37℃。环境温度维持在 22～24℃，相对湿度在 55%～65%。

2. PS 替代治疗的护理 给药前吸净呼吸道分泌物，协助医生行气管插管术，并采用正确的体位将 PS 注入患儿气管，使其在患儿肺内均匀分布，给药后 6 小时禁止气管内吸痰。

3. 预防感染 做好消毒隔离、无菌操作。

4. 保证营养供给 吸吮无力、不能吞咽者可用鼻饲法或静脉补充营养。

5. 健康教育 向家长解释此病的发病机制、预后，为其提供心理支持，减轻其焦虑情绪，并使其理解和配合治疗。

【护理评价】

患儿呼吸困难是否得到缓解，能否维持自主呼吸和营养平衡，有无院内感染发生，家长焦虑情绪是否得到缓解。

第七节 新生儿黄疸与新生儿溶血病 🅔微课

新生儿黄疸：又称新生儿高胆红素血症，是指新生儿期由于胆红素代谢异常，超出了人体的代谢能力，胆红素在体内积聚而引起皮肤、巩膜及其他器官黄染的现象。该病分为生理性黄疸和病理性黄疸两类，重者可致中枢神经系统受损，发生胆红素脑病（核黄疸），引起严重后遗症甚至死亡。

新生儿溶血病：又称母婴血型不合溶血病，是指母婴血型不合引起的同族免疫性溶血，母亲的血型抗体通过胎盘进入胎儿循环，导致胎儿、新生儿红细胞破坏而引起的溶血。新生儿溶血病仅见于胎儿期和新生儿期，是新生儿期黄疸和贫血的重要原因。

【概述】

1. 新生儿胆红素代谢特点

（1）胆红素生成较多　①宫内胎儿血氧分压低，生成的红细胞数量较多，出生后血氧分压升高，过多红细胞破坏，胆红素生成增多。②新生儿红细胞寿命比成人短 20 ~ 40 天，形成胆红素的周期缩短。③其他组织来源的胆红素较多。

（2）运送胆红素的能力不足　①刚娩出的新生儿常有不同程度的酸中毒，影响血中胆红素与白蛋白的联结。②早产儿白蛋白的数量较足月儿低，胎龄越小，白蛋白的数量越低，联结的胆红素越少，运送胆红素的能力不足。

（3）肝功能发育不成熟　①摄取未结合胆红素的能力差：新生儿肝细胞内摄取胆红素所必需的 Y、Z 蛋白含量低，5 ~ 10 天后才达到成人水平。②形成结合胆红素的能力差：肝细胞内葡萄糖醛酸转移酶的含量低，且活力不足（此酶活性在生后 1 周接近正常）。③排泄结合胆红素的能力差：易致胆汁淤积。

（4）肝肠循环增加　新生儿的肠道内正常菌群尚未建立，不能将肠道内的胆红素还原成粪胆原、尿胆原排出体外；肠道内 β-葡萄糖醛酸苷酶活性较高，能将结合胆红素水解成葡萄糖醛酸和未结合胆红素，后者又被肠壁吸收，经门静脉到达肝脏。

2. 病因　生理性黄疸与新生儿胆红素的代谢特点有关。病理性黄疸病因多样，主要可分为感染性和非感染性两类。

（1）感染性　①新生儿肝炎：多数为胎儿在宫内由病毒感染所致，以巨细胞病毒最常见。②新生儿败血症、尿路感染、感染性肺炎等。

（2）非感染性　①新生儿溶血病：以 ABO 血型不合最常见，其次是 Rh 血型不合，多于生后 24 小时内出现黄疸，以未结合胆红素升高为主。②母乳性黄疸：指母乳喂养的新生儿非溶血性未结合胆红素增高，常与生理性黄疸重叠且持续不退，婴儿一般状态好，黄疸于 4 ~ 12 周后下降，停止母乳喂养后 3 天，如黄疸下降即可确定。③胆道闭锁：多在生后 2 周出现黄疸并呈进行性加重。④遗传性疾病：如红细胞 6-磷酸葡萄糖脱氢酶（G-6-PD）缺陷，在我国南方多见。⑤药物性黄疸等。

【临床表现】

1. 新生儿黄疸　生理性黄疸和病理性黄疸在出现时间、持续时间、程度、进展速度、一般状况等方面均有不同之处（表 6-5）。

表 6-5　生理性黄疸与病理性黄疸的临床特点

	生理性黄疸	病理性黄疸
黄疸出现时间	足月儿生后 2 ~ 3 天，4 ~ 5 天达到高峰 早产儿生后 3 ~ 5 天，5 ~ 7 天达到高峰	生后 24 小时内 进行性加重或退而复现
黄疸持续时间	足月儿 5 ~ 7 天消退，最迟不超过 2 周 早产儿 7 ~ 9 天消退，最长可延迟至 3 ~ 4 周	足月儿 > 2 周 早产儿 > 4 周
黄疸程度 （胆红素浓度）	足月儿 < 221μmol/L（12.9mg/dl） 早产儿 < 256μmol/L（15mg/dl）	足月儿 > 221μmol/L（12.9mg/dl） 早产儿 > 256μmol/L（15mg/dl）
黄疸进展速度	慢，胆红素每日上升 < 85μmol/L（5mg/dl）	快，胆红素每日上升 > 85μmol/L（5mg/dl）
结合胆红素	< 34μmol/L（2mg/dl）	> 34μmol/L（2mg/dl）
一般状况	良好	差，伴有原发病的表现

注：1mg/dl = 17.1μmol/L。

2. 新生儿溶血病

（1）母婴血型　在我国以 ABO 血型系统母婴不合引起溶血者最为常见，其次为 Rh 血型不合，其他抗原性较弱的血型系统不合引起的新生儿溶血病极为少见。

（2）临床表现　新生儿溶血病可出现黄疸、贫血、肝脾肿大、胎儿水肿及胆红素脑病等临床症状。ABO 溶血者表现轻重不一，差异大，而 Rh 溶血者表现较为严重（表 6 - 6）。

表 6 - 6　Rh 溶血和 ABO 溶血的区别

类别	Rh 溶血	ABO 溶血
血型		
母亲	阴性	O
婴儿	阳性	A 或 B
发病胎次	一般发生在第二胎及以后	第一胎即可发病（约 50%）
黄疸	多于生后 24 小时出现并加重	多于生后 2~3 天出现
贫血	出现早，重症可发生严重贫血伴心衰	出现晚，很少发生严重贫血
肝脾肿大	明显	不明显
胎儿水肿	全身水肿、胸腔积液、腹水、心率快、心音低钝、呼吸困难	很少发生

（3）胆红素脑病　又称核黄疸，是一组严重的新生儿疾病。当血清未结合胆红素 > 342μmol/L（20mg/dl）时，可透过血脑屏障引起中枢神经系统损害，一般发生在生后 2~7 天，早产儿多见。典型临床表现分为四期，包括警告期、痉挛期、恢复期及后遗症期（表 6 - 7）。

表 6 - 7　胆红素脑病的临床表现

分期	表现	持续时间
警告期	反应低下、嗜睡、吸吮反射减弱、肌张力减退	12~36 小时
痉挛期	轻者两眼凝视，阵发性肌张力增高 重者两手握拳、前臂内旋、角弓反张、有时尖声哭叫、发热	12~36 小时
恢复期	吸吮力和对外界的反应逐渐恢复，继而痉挛逐渐减轻、消失	2 周
后遗症期	手足徐动、眼球运动障碍、耳聋、智力障碍、牙釉质发育不良	终生

【辅助检查】

1. 血清胆红素浓度测定　胆红素升高。

2. 检查有无新生儿溶血病　溶血时，红细胞、血红蛋白降低，网织红细胞、有核红细胞增多；溶血三项试验阳性；血型检查（母婴 ABO 血型和 Rh 血型）可见血型不合。

3. 其他　病因不同，检查结果有所不同。如病因为新生儿肝炎，则肝功能异常；如病因为败血症，则白细胞增高。

【治疗要点】

1. 生理性黄疸　一般无需特殊治疗，加强保暖、合理喂养、保持大便通畅。

2. 病理性黄疸

（1）病因治疗。

（2）降低胆红素：①降低血清胆红素：尽早喂养，诱导正常菌群的建立，保持大便通畅，减少肠壁对胆红素的再吸收，必要时应用蓝光疗法。②降低游离胆红素：适当用肝酶诱导剂、输血浆或白蛋白，防止胆红素脑病的发生。

（3）保护肝脏：避免使用对肝细胞有损害作用的药物。

（4）及时纠正缺氧和水、电解质紊乱，维持酸碱平衡。

【护理评估】

1. 健康史 了解母婴血型、患儿胎龄、分娩方式、喂养等情况；询问患儿体温、大便颜色、药物服用情况等。

2. 身体状况 评估患儿黄疸程度、出现的时间、进展等情况；观察有无嗜睡、肌张力减退等神经系统的表现；观察患儿的生命体征、精神状态等一般情况。

3. 心理－社会状况 评估患儿家长对本病病因、护理、预后的认识程度，了解患儿家长的心理状况，尤其是患儿发生胆红素脑病后，家长因担心预后可能出现焦虑、悲伤等反应。

【护理诊断/护理问题】

1. 潜在并发症 胆红素脑病。

2. 喂养困难 与患儿吸吮能力差、摄入不足有关。

3. 知识缺乏（家长） 缺乏与黄疸相关的护理知识。

【护理目标】

1. 能及时发现并发症并积极配合处理。

2. 患病期间，患儿能获得所需的营养和水分。

3. 家长能说出本病的并发症及护理要点，焦虑、恐惧减轻。

【护理措施】

1. 密切观察病情

（1）观察皮肤颜色 根据皮肤黄染的部位、范围和深度，估计血清胆红素增高的程度，判断其转归。

（2）观察生命体征及神经系统改变 观察患儿体温、脉搏、呼吸及有无出血倾向；观察患儿哭声、吸吮声、肌张力的变化，判断有无胆红素脑病发生。

（3）观察排泄情况 大小便的次数、量及性质，如有胎粪延迟排出，应予灌肠处理，促进粪便及胆红素排出。

2. 正确执行医嘱，预防胆红素脑病的发生

（1）遵医嘱实施光照疗法和换血疗法，做好相关护理。

（2）遵医嘱给予白蛋白和肝酶诱导剂，减少胆红素脑病的发生。

（3）控制输液量及速度，防止快速输入高渗性药物，导致血脑屏障暂时开放，使已与白蛋白联结的胆红素进入脑组织。

3. 健康教育 向患儿家长解释病情、治疗效果及预后，以取得家长配合。

（1）保暖 做好患儿的保暖措施，避免低体温时游离胆红素增高。

（2）合理喂养 黄疸期间应对患儿耐心喂养，按需调整喂养方式，缓解患儿吸吮无力、纳差等表现，保证奶量摄入。

（3）母乳性黄疸 可继续母乳喂养，如吃母乳后仍出现黄疸，可改为隔次母乳喂养逐步过渡到正常母乳喂养。若黄疸严重，患儿一般情况差，可考虑暂停母乳喂养，黄疸消退后再恢复母乳喂养。

（4）红细胞 G－6－PD 缺陷者 忌食蚕豆及其制品，患儿衣物保管时勿放樟脑丸，避免使用诱发溶血的药物。

【护理评价】

评价患儿黄疸是否消退，有无并发症发生；患儿家长能否说出正确的护理要点；患儿家长心理状况是否有所改善。

？ 想一想

女婴，生后第 4 天起出现皮肤轻度黄染，一般情况良好，血清胆红素 205μmol/L（12mg/dl），停母乳 2 天后黄疸消退。该女婴最可能的临床诊断是什么？作为一名儿科护士，应该如何对家长进行健康教育呢？

答案解析

第八节　新生儿感染性疾病

一、新生儿脐炎

新生儿脐炎是指细菌从脐残端侵入并繁殖所引起的急性炎症，是新生儿常见的急性感染性疾病。

【病因与发病机制】

1. 消毒不严或护理不当　出生断脐时脐带残端预留太长，没有进行二次脐带修剪术，或出生后脐带残端消毒不严或处理不当，导致脐带长时间游离不脱落，脐窝潮湿局部分泌物增多而引起脐部炎症。

2. 可由任何化脓菌引起　最常见的是金黄色葡萄球菌，其次为大肠埃希菌、铜绿假单胞菌、溶血性链球菌等。

【临床表现】

1. 轻者表现　脐轮与脐周皮肤轻度红肿，脐窝可伴少量浆液脓性分泌物。体温及食欲均正常。

2. 重者表现　明显红肿、发硬，分泌物呈脓性且量较多，常伴有臭味。炎症可向周围皮肤或组织扩散，引起腹壁蜂窝织炎、皮肤坏疽、腹膜炎、败血症等，若迁延不愈可发展成慢性脐炎，形成脐部肉芽肿，表现为一小樱红色肿物突出，有脓性分泌物，经久不愈。可伴有发热、拒乳、烦躁不安等特异性症状。

【辅助检查】

1. 血常规　可有白细胞计数及中性粒细胞增高。

2. 病原学检查　脐部分泌物细菌培养或血培养（必须伴有脐部的炎症表现方可诊断）。

【治疗要点】

1. 轻症无扩散者，仅局部用2%碘酒及75%乙醇清洗。

2. 脓液较多、脐周有扩散或全身症状者，除局部消毒外，还需加用抗生素治疗。

3. 有肉芽肿者，可用10%硝酸银溶液或硝酸银棒局部涂擦。

【护理评估】

1. 健康史　了解患儿有无宫内窘迫、胎膜早破等病史；了解母亲有无生殖系统感染史；评估患儿有无发热或体温不升情况。

2. 身体状况　评估患儿皮肤情况，尤其观察脐部有无分泌物、脐周有无红肿；评估患儿有无发热、拒乳、烦躁等情况。

3. 心理-社会状况　评估患儿家长对本病护理的认识程度，了解家长有无护理不当等情况；评估家长心理状况，尤其是出现并发症时，可能出现紧张、焦虑等心理反应。

【护理诊断/护理问题】

1. 皮肤完整性受损　与脐炎感染性病灶有关。

2. 潜在并发症　败血症、腹膜炎。

3. 知识缺乏（家长）　缺乏新生儿脐部护理相关知识。

【护理措施】

1. 密切观察病情变化，预防并发症　观察脐部有无渗液或脓性分泌物，如有则应及时治疗；观察患儿有无少哭、少动、吸吮无力、体温不升（或发热）等败血症的表现，出现以上情况及时报告医生，遵医嘱配合抢救。

2. 健康教育　指导患儿家长做好断脐后的护理，掌握脐炎的预防及护理方法，如保持脐部清洁干燥、避免大小便污染脐部、沐浴后及时做脐部护理、消毒时须从脐带根部由内向外环形彻底清洗消毒等，进行脐部护理时应先洗手，并注意婴儿腹部保暖。

二、新生儿败血症

新生儿败血症指病原菌侵入新生儿血液循环，并在血液中生长繁殖、产生毒素而造成的全身感染，其发病率及死亡率均较高。

【病因与发病机制】

1. 病原菌　我国以金黄色葡萄球菌最多见，其次为大肠埃希菌。近年来，由于血管导管、气管插管技术的广泛使用以及极低体重儿的存活率提高，某些条件致病菌如表皮葡萄球菌、铜绿假单胞菌、产气荚膜梭菌等导致的败血症增多。

2. 感染途径　分为产前感染、产时感染及产后感染。产前感染与孕妇有明显的感染有关，如母亲菌血症或败血症；产时感染与胎儿通过产道时被细菌感染有关，如出生时吞入或吸入被污染的羊水或消毒不严等；产后感染与细菌经脐部、皮肤黏膜损伤处、呼吸道及消化道等部位侵入有关，其中以脐部侵入最为常见。

3. 自身因素　新生儿免疫系统功能不完善，特异性免疫功能和非特异性免疫功能均低下，如血脑屏障功能不全、T 细胞处于初始状态、产生细胞因子能力低下等，细菌一旦侵入，易致全身感染。

【临床表现】

新生儿败血症分为早发型及迟发型两种类型，一般无特征性表现。早期表现为食欲不佳、哭声弱、精神不佳等，后期可出现精神萎靡、嗜睡、不吃、不哭、不动、体重不增、体温不升（"五不现象"）等症状。少数严重者很快发展为呼吸衰竭、DIC、胆红素脑病等。常并发化脓性脑膜炎、肺炎、化脓性关节炎等。新生儿早发型败血症与新生儿迟发型败血症对比见表 6-8。

表 6-8　早发型败血症与迟发型败血症对比

类型	早发型败血症	迟发型败血症
起病时间	出生 7 天内起病	出生 7 天后起病
感染发生时间	感染发生在出生前或出生时	感染发生在出生后
传播方式	母亲垂直传播	水平传播
病原菌	以大肠埃希菌等革兰阴性菌为主	以葡萄球菌、机会致病菌为主
特点	常呈爆发性多器官受累	常有脐炎、肺炎或脑膜炎等局灶性感染

【辅助检查】

为明确诊断，可进行外周血常规、血培养、血沉检查、病原菌抗原及抗体检测、急相蛋白等相关检查。

【治疗要点】

1. 抗生素治疗　针对不同病原菌，选择有效的抗生素。病原菌已明确者，可按药敏试验用药；病原菌尚未明确前，选择两种抗生素联合使用，早期、联合、足量、足疗程（10～14天为一疗程）、静脉给药；有并发症者，要延长用药时间，注意药物的毒副作用。

2. 处理并发症　及时清除感染灶；纠正酸中毒及低氧血症；抗休克；减轻脑水肿。

3. 支持治疗　保暖，供给足够的能量和液体，维持血糖和电解质正常。

4. 免疫疗法　必要时输入新鲜血，血小板减少者输血小板，早产儿可静注免疫球蛋白。

【护理评估】

1. 健康史　了解患儿有无宫内窘迫、产时窒息、胎膜早破等病史；了解母亲有无生殖系统、呼吸系统感染史；了解患儿出生情况，如接生情况、脐部情况及生后感染接触史等。

2. 身体状况　评估患儿皮肤损伤情况，有无感染性病灶；评估患儿的肤色、面色、反应等情况；注意观察患儿一般情况，如有无发热、拒乳、烦躁、肝脾肿大、出血倾向等。

3. 心理-社会状况　评估患儿家长对本病的了解程度，病情较重的患儿家长可能会出现焦虑和恐惧。

【护理诊断/护理问题】

1. 体温调节无效　与感染有关。

2. 皮肤完整性受损　与脐炎、脓疱疮等感染性病灶有关。

3. 营养失调：低于机体需要量　与摄入不足、吸吮无力有关。

4. 潜在并发症　肺炎、化脓性脑膜炎、休克等。

【护理措施】

1. 维持体温稳定　当体温过高时，可采用松解包被、多喂温开水、调节环境温度及湿度等物理方法降温，对新生儿一般不宜用药物、酒精擦浴等刺激性强的降温方法；当体温低或体温不升时，及时给予保暖措施。

2. 清除局部病灶　为促进皮肤早日愈合，防止感染继续蔓延扩散，应及时处理脐炎、鹅口疮、脓疱疮、皮肤破损等局部病灶。

3. 药物　遵医嘱及时、正确地给予抗生素治疗，注意药物毒副作用。

4. 保证营养供给　尽量母乳喂养；不能经口进食者，可结合病情考虑静脉营养；必要时输注血浆或新鲜血。

5. 密切观察病情　严密观察患儿生命体征及神经系统变化，早期识别潜在并发症的临床表现。①肺炎：患儿可能出现气促、口唇发绀、口吐白沫等表现。②脑膜炎：患儿出现面色青灰、双眼凝视、呕吐、脑性尖叫、前囟饱满等表现。③感染性休克或弥散性血管内凝血（DIC）：患儿可表现为面色青灰、皮肤发花、四肢厥冷、脉搏细弱、皮肤有出血点等。如出现上述并发症，应立即向医生报告，做好抢救准备。

6. 健康教育　向家长讲述疾病的有关知识，让家长及时了解患儿病情；指导家长正确喂养和护理患儿，注意皮肤的清洁；防止受凉及感染；定期预防接种和健康体检。

第九节　新生儿寒冷损伤综合征

新生儿寒冷损伤综合征简称新生儿冷伤，又称新生儿硬肿症，是由于寒冷和（或）多种疾病所致，主要表现为低体温、皮肤和皮下脂肪硬肿，严重者可发生多器官功能的损伤，早产儿更易患病，寒冷季节发病率高。

【病因与发病机制】

1. 病因 主要病因为寒冷损伤以及严重感染、缺氧、心力衰竭等疾病，在冬季多因环境温度过低或保温不当导致，夏季则多因严重感染和重度窒息等导致。

2. 发病机制 与新生儿体温调节功能和皮下脂肪组成特征有关。

（1）体温调节中枢发育不成熟 环境温度低时，其增加产热和减少散热的调节功能差，使体温降低；皮肤表面积相对较大，血流丰富，易于散热，寒冷时散热增加，造成低体温。

（2）棕色脂肪含量少 新生儿由于缺乏寒战反应，受寒时主要靠棕色脂肪氧化产热，但其代偿能力有限，早产儿由于储存少，代偿产热能力更差，因此，寒冷时易出现低体温。

（3）饱和脂肪酸含量高 新生儿皮下脂肪缺乏使饱和脂肪酸转变为不饱和脂肪酸的酶，故皮下脂肪组织中饱和脂肪酸含量高，其熔点高，低体温时易于凝固，皮下脂肪容易发生硬化，出现硬肿症。

（4）储存热量少 躯体小，总液体含量小，体内能量贮备少，对失热的耐受能力差，寒冷时即使有少量热量丢失，体温也可以降低。

【临床表现】

本病主要发生在冬、春寒冷季节或重症感染时，生后 3 日内或早产儿多见。

1. 典型症状

（1）低体温 体温常降至35℃以下，重者低于30℃，低体温时常伴有心率减慢，出现四肢甚至全身冰冷。

（2）硬肿 发生在全身皮下脂肪积聚的部位，皮肤硬肿，紧贴皮下组织，不能移动，按压皮肤似橡皮样感觉，有水肿者按压有轻度凹陷。硬肿发生顺序是：小腿→大腿外侧→整个下肢→臀部→面颊→上肢→全身。硬肿面积可按如下比例计算：头颈部20%，双上肢18%，前胸及腹部14%，背及腰骶部14%，臀部8%，双下肢26%。严重的皮肤硬肿可使胸部受累，致呼吸困难。

2. 其他症状 患儿可表现为反应低下、吸吮能力差或拒乳，哭声弱或不哭，活动减少，也可出现心音低钝、呼吸暂停等。

3. 并发症 患儿早期常有心率缓慢、心音低钝、微循环障碍等表现；严重时可出现急性肾衰竭、弥漫性血管内凝血（DIC）、休克、体内代谢紊乱和肺出血等多器官衰竭表现，其中肺出血是本病最危重的临床征象和主要死因，如不及时抢救，患儿可在数小时内死亡。

4. 病情分度 根据临床表现，病情可分为轻、中、重三度。轻度：肛温≥35℃，腋－肛温差＞0，硬肿面积＜20%，全身情况及器官功能无明显改变；中度：肛温＜35℃，腋－肛温差≥0，硬肿面积20%～50%，患儿反应差、功能明显低下；重度：肛温＜30℃，腋－肛温差＜0，硬肿面积＞50%，可伴有休克、DIC、肺出血等表现。

【辅助检查】

以下检查有助于疾病的诊断：血常规、动脉血气分析、血电解质、血糖、肾功能；凝血酶原时间、凝血时间、纤维蛋白原检测、血小板检测；心电图、胸片等。

【治疗要点】

1. 复温 正确复温是治疗本病的关键。复温原则是逐步复温，循序渐进。

2. 支持疗法 保证患儿热量及液体的供给，根据患儿情况选择经口喂养或静脉营养。

3. 药物治疗 感染是新生儿寒冷损伤综合征的诱因之一，应针对病原菌选用相应的抗生素。有出血倾向者用止血药，高凝状态时考虑用肝素，但 DIC 已发生出血时慎用肝素。抗休克、改善微循环，应用血管活性药物；休克时除扩容纠酸外，可用多巴胺。

4. 其他治疗 纠正器官功能紊乱，及时处理肺出血、微循环障碍、急性肾衰竭等。

【护理评估】

1. 健康史 了解患儿胎龄、Apgar 评分、喂养及保暖等情况。

2. 身体状况 了解患儿是否有少尿、不哭、拒乳等表现，患儿体温及硬肿情况，有无感染、损伤等病史。

3. 心理 – 社会状况 了解患儿居住环境，患儿家长对疾病的知晓程度。因患儿病情严重，家长可能出现恐慌、内疚等心理。

【护理诊断/护理问题】

1. 体温过低 与新生儿体温调节中枢发育不成熟、寒冷、早产、感染等因素有关。

2. 有感染的危险 与皮肤黏膜屏障功能低下有关。

3. 营养失调：低于机体需要量 与吸吮无力、热量摄入不足有关。

4. 皮肤完整性受损 与皮肤硬化、水肿，局部血液供应不良有关。

5. 知识缺乏 家长缺乏正确保暖和育儿的相关知识。

6. 潜在并发症 休克、急性肾衰竭、DIC 等。

【护理措施】

1. 积极复温 复温是治疗新生儿寒冷损伤综合征的重要措施。其目的是在体内产热不足的情况下，通过提高环境温度以恢复和保持正常体温。

（1）轻、中度寒冷损伤综合征：复温方法为将患儿置于已预热至中性温度的暖箱中，监测肛温 1 次/小时，一般 6～12 小时内恢复正常体温。

（2）重度寒冷损伤综合征：复温方法为先将患儿置于比其肛温高 1～2℃的暖箱中开始复温，以后监测肛温、腋温 1 次/小时，每小时提高箱温 1～1.5℃，不超过 34℃，使患儿体温在 12～24 小时内恢复正常。然后，根据患儿体温调整暖箱温度。

（3）若无上述条件者，可采用母亲怀抱、温水浴、热水袋、电热毯等方式复温，但要注意温度，防止烫伤。

2. 补充热量和液体 严格控制输液速度及液体量，防止输液速度过快引起肺出血和心衰。

3. 合理喂养 轻者能吸吮者可经口喂养，提倡母乳喂养，尽早开奶，按需哺乳；对吸吮无力者，可用鼻饲或静脉营养来保证能量供给。

4. 预防感染 加强皮肤护理，做好消毒隔离，遵医嘱给予药物治疗。

5. 密切观察病情 密切观察血压、心率、呼吸等生命体征；监测肛温、腋温、腹壁皮肤温度及环境温度（室温或暖箱温度），以肛温为体温平衡指标，腋 – 肛温差为棕色脂肪代偿产热指标；记录硬肿范围及程度、摄入及输入热量、液体量及尿量；备好抢救药物和设备，一旦发生病情变化，及时与医生联系，积极抢救。

6. 健康教育 介绍有关寒冷损伤综合征的预防及护理知识，指导患儿家长注意保暖，为患儿提供适宜的环境温度和湿度，鼓励母亲尽早开始喂养，保证充足的热量供应。

第十节 新生儿低血糖

新生儿低血糖是指血糖低于正常新生儿的最低血糖值，多数新生儿生后数小时内血糖降低，低血糖使脑组织失去基本能量来源，无法进行代谢和生理活动，严重者导致神经系统后遗症。目前认为，凡全血血糖＜2.2mmol/L（40mg/dl），都诊断为新生儿低血糖。

【病因与发病机制】

新生儿是通过糖异生代谢途径的激活、静脉葡萄糖的利用、胃肠道供给的外源性葡萄糖以及肝肾糖原的分解来维持血糖稳定，而当上述环节出现障碍时，便有可能引发新生儿低血糖。

1. 糖原和脂肪储备不足 早产儿和小于胎龄儿能量贮存少，生后代谢所需能量又相对高，易发生低血糖症。宫内发育迟缓、胎盘功能不全或围产期窒息者由于糖异生及糖原分解前体不足，易发生低血糖症。

2. 耗糖过多 患严重疾病如新生儿窒息、呼吸窘迫综合征、硬肿症和败血症等，易发生低血糖，这些情况常伴有代谢率增加、缺氧、低体温和摄入减少。

3. 高胰岛素血症 暂时性高胰岛素血症常见于糖尿病母亲的胎儿；严重溶血病的胎儿由于红细胞破坏，也可使胎胰岛细胞代偿性增生，发生高胰岛素血症。

4. 内分泌和代谢性疾病 新生儿半乳糖血症、亮氨酸过敏等均可导致低血糖，其他如垂体、甲状腺或肾上腺等先天性功能不全也可影响血糖水平。

5. 遗传代谢病及其他疾病 如先天性果糖不耐受、枫糖尿症等。母亲患有糖尿病或肝脏疾病，口服 β 受体阻滞剂或降糖药物，容易引起新生儿低血糖。

【临床表现】

大多数低血糖患儿在早期一般无特殊症状，严重者可出现少动、尖叫、喂养困难、低体温、惊厥、昏迷、呼吸抑制、呼吸暂停等，本病可合并出现脑组织损伤、酮症。经补充葡萄糖后症状消失，血糖恢复正常。

【辅助检查】

1. 血糖测定 血糖监测是早期发现新生儿低血糖的主要方法。常用微量纸片法测定血糖，异常者采静脉血测定血糖以明确诊断。

2. 持续顽固性低血糖者 酌情测定血胰岛素、胰高血糖素、皮质醇等，以明确是否患有先天性遗传代谢病。

3. 其他 高胰岛素血症时可行胰腺 B 超或 CT 检查，症状性低血糖应行头 MRI 检查。

【治疗要点】

1. 无症状低血糖 可给予进食葡萄糖，如无效改为静脉输注葡萄糖。

2. 症状性低血糖 有症状患儿都应静脉输注葡萄糖。

3. 持续或反复低血糖 除静脉输注葡萄糖外，结合病情给予胰高血糖素、氢化可的松、二氮嗪等药物治疗。

【护理评估】

1. 健康史 评估高危因素，如有无早产、感染性疾病及先天性心脏病；评估母亲有无糖尿病、妊娠高血压等。

2. 身体状况 评估患儿有无反应低下、喂养困难、发绀、嗜睡、青紫、呼吸暂停、苍白等表现。

3. 心理－社会状况 了解患儿家长对疾病的知晓程度。因患儿患病，家长可能出现焦虑、内疚等心理。

【护理诊断/护理问题】

1. 营养失调：低于机体需要量 与摄入不足、消耗增加有关。

2. 潜在并发症　呼吸暂停。

【护理措施】

1. 合理喂养　新生儿生后应尽早喂养，根据病情给予 10% 葡萄糖或吸吮母乳。高危儿尽快建立静脉通路，保证葡萄糖输入。

2. 定期监测血糖　根据血糖值及时调整葡萄糖输注量及速度，用输液泵控制并每小时观察记录 1 次。

3. 密切观察病情　注意有无震颤、多汗、呼吸暂停等，有呼吸暂停者及时报告医生处理。

第十一节　新生儿低钙血症

新生儿低钙血症指血清总钙 <1.8mmol/L（7.0mg/dl）或游离钙 <0.9mmol/L（3.5mg/dl），是新生儿惊厥的常见原因之一。

【病因与发病机制】

钙的平衡主要依靠甲状旁腺和降钙素的调节，如调节功能不成熟或异常，或胎儿贮钙不足，以及出生后磷摄入量过多，都可引起新生儿低钙血症。胎儿期，可通过胎盘主动向胎儿转运钙，因此胎儿通常血钙不低。妊娠晚期母亲血甲状旁腺素水平高，分娩时胎儿脐血总钙和游离钙均高于母血水平，使新生儿甲状旁腺功能受到暂时抑制。出生后，婴儿不能继续从母体内获得钙，外源性钙摄入不足，同时新生儿甲状旁腺素水平较低，骨钙不能入血，发生低钙血症。

1. 早期低血钙　于出生 72 小时内发生，常见于早产儿、小于胎龄儿、糖尿病母亲的患儿。

2. 晚期低血钙　于出生 72 小时后发生，常见于牛乳喂养的足月儿，主要原因为牛乳中磷含量较高，钙磷比例低，不利于钙的吸收。同时，新生儿肾小球滤过率低，肾小管对磷的重吸收能力较强，导致高磷酸盐血症和低钙血症。

3. 其他　如低血钙持续时间长或反复发生，还可见于先天性永久性甲状旁腺功能不全、母亲患甲状旁腺功能亢进等。

【临床表现】

症状多出现于生后 5~10 天，轻重不一。主要表现为烦躁不安、肌肉抽动及震颤，可有惊跳、惊厥及手足搐搦，喉痉挛较少见；惊厥发作时常伴有呼吸暂停和发绀；发作间期一般情况良好，但肌张力稍高，腱反射增强，踝阵挛可呈阳性。早产儿生后 3 天内易出现血钙降低，通常无明显体征，可能与其血浆蛋白低、常伴有酸中毒使血清游离钙相对较高等有关。

【辅助检查】

1. 血生化监测　血清总钙 <1.8mmol/L（7.0mg/dl），血清游离钙 <0.9mmol/L（3.5mg/dl），血清磷 >2.6mmol/L（8mg/dl），碱性磷酸酶多正常。

2. 心电图检查　Q–T 间期延长，早产儿 >0.2 秒，足月儿 >0.19 秒。

3. 其他　脑 CT 检查、胸片检查有助于疾病的诊断。

【治疗要点】

静脉或口服补充钙剂、抗惊厥治疗以及病因治疗。

【护理评估】

1. 健康史　评估可能引起本病的高危因素，如患儿有无早产，是否牛乳喂养，母亲是否患糖尿病、妊娠期高血压等。

2. 身体状况　评估患儿有无神经、肌肉兴奋性增高的表现，如烦躁、肌肉抽动、惊厥、手足搐搦等症状。

3. 心理－社会状况 评估家长对本病病因及护理等知识的了解程度，病情重时，家长会产生焦虑、恐惧心理。

【护理诊断/护理问题】

1. 有窒息的危险 与低血钙导致喉痉挛发作有关。

2. 知识缺乏（家长） 家长缺乏本病的相关知识。

【护理措施】

1. 遵医嘱补钙

（1）在心电监护下，10% 葡萄糖酸钙以 5%～10% 葡萄糖液稀释至少 1 倍后静脉缓慢注射（推注速度 <1ml/min）或滴注，避免输入速度过快引起呕吐、心动过缓甚至心脏停搏等毒性反应。严密监测心率和心律变化，应保持心率 >80 次/分，否则暂停使用。

（2）静脉用药中应确保输液通畅，避免药液外渗而造成局部组织坏死，一旦发生药液外渗，应立即停止注射，使用透明质酸酶、硫酸镁局部湿敷等对症处理。

（3）口服补钙时，应在两次喂奶之间给药，为防止影响钙的吸收，忌与牛乳同服。

2. 防止窒息，做好急救准备 备好氧气、吸引器、气管插管、气管切开等急救物品。

3. 健康教育 向家长解释本病病因等相关知识，鼓励母乳喂养，让患儿多参加户外活动，人工喂养儿及时补充钙剂及维生素 D。

❤ 护爱生命

林巧稚，中国妇产科的主要开拓者之一，一生亲手迎接了 5 万多个新生命，被尊称为"万婴之母"。1962 年，她收到一名孕妇的求助信，这名孕妇怀着第五胎，而前几胎都是出生后皮肤发黄、夭折。林巧稚判断她的孩子是新生儿溶血病，当时这种病在全国都没有治愈的先例。为了帮助这名孕妇，她遍查全世界最新的医学期刊，最后决定采用脐静脉换血的疗法来挽救新生儿的生命。孩子出生后 3 小时出现了全身黄疸，林巧稚即刻为他进行了换血手术，中国第一例新生儿溶血病换血手术成功了！林巧稚堪称妙手仁心的典范，对待病人极为温柔耐心，常常为穷苦百姓免费治疗。2009 年 9 月 14 日，林巧稚被评为"100 位新中国成立以来感动中国人物"之一。

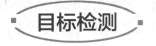

目标检测

答案解析

一、单项选择题

1. 下列不属于病理性黄疸的特点的是（ ）

    A. 在生后 24 小时内出现   B. 黄疸程度重

    C. 持续时间长   D. 在两周内消退

    E. 呈进行性加重

2. 患儿出现母乳性黄疸，病情严重，一般情况差，应采取的措施是（ ）

    A. 立即给予牛乳喂养   B. 口服葡萄糖溶液

    C. 给予乳粉喂养   D. 暂停母乳，待黄疸消退后再喂母乳

    E. 母乳与牛乳交替哺喂

3. 新生儿病理性黄疸最严重的并发症是（　　）

    A. 胆红素脑病　　　　　　B. 感染　　　　　　　　C. 脱水

    D. 低血糖　　　　　　　　E. 酸中毒

4. 足月新生儿生理性黄疸自然消退的时间最迟不超过生后（　　）

    A. 1～3 天　　　　　　　B. 4～6 天　　　　　　C. 5～7 天

    D. 2 周　　　　　　　　　E. 4 周

5. 下列因素中，与发生硬肿症无关的是（　　）

    A. 棕色脂肪少　　　　　　B. 体表面积相对较大　　C. 寒冷

    D. 免疫功能低下　　　　　E. 皮下脂肪中，饱和脂肪酸含量高

6. 新生儿硬肿症皮肤硬肿发生的顺序是（　　）

    A. 大腿，小腿，上肢，臀部，面颊　　　　　　B. 小腿，大腿，臀部，面颊，上肢

    C. 小腿，大腿，上肢，臀部，面颊　　　　　　D. 大腿，小腿，臀部，上肢，面颊

    E. 大腿，小腿，面颊，臀部，上肢

7. 新生儿硬肿症体温 32℃时，最主要的处理是（　　）

    A. 用激素　　　　　　　　B. 用阿托品　　　　　　C. 应用抗生素

    D. 逐渐复温　　　　　　　E. 补液

8. 新生儿败血症最常见的病原菌是（　　）

    A. 厌氧菌　　　　　　　　B. 金黄色葡萄球菌　　　C. 大肠埃希菌

    D. 溶血性链球菌　　　　　E. 肺炎球菌

9. 女婴，生后第 3 天出现皮肤轻度黄染，一般情况良好，血清胆红素 170 μmol/L。该女婴可能患（　　）

    A. 新生儿败血症　　　　　B. 新生儿肝炎　　　　　C. 新生儿溶血病

    D. 生理性黄疸　　　　　　E. 先天性胆道闭锁

10. 足月儿，2 天。生后 2 小时出现皮肤、巩膜黄染，拒乳，嗜睡；肝肋下 3cm，质软。血清总胆红素为 273μmol/L，母亲血型为 O 型，小儿血型为 A 型。首先应进行的处理是（　　）

    A. 给予高渗葡萄糖　　　　B. 光照疗法　　　　　　C. 输血浆或白蛋白

    D. 肺部护理　　　　　　　E. 口服苯巴比妥

11. 患儿，女，生后 4 天，入院时拒乳，反应差，哭声低。体检：心音低钝，双下肢红肿如橡皮，测肛温 29.8℃。患儿被诊断为新生儿寒冷损伤综合征。下列护理措施中，正确的是（　　）

    A. 将患儿放入 34℃暖箱复温

    B. 6 小时内将患儿体温恢复至正常

    C. 60℃热水袋保温

    D. 将患儿放入比肛温高 1～2℃的暖箱中复温

    E. 每小时箱温调高 2℃

12. 足月新生儿，第一胎，男，出生后第 3 天，母乳喂养，出生后 24 小时出现黄疸，皮肤黄染渐加重。查：血红蛋白 12g/L，母血型为 O 型，子血型为 B 型。针对该患儿最可能的诊断为（　　）

    A. 新生儿败血症　　　　　B. 母乳性黄疸　　　　　C. 先天性胆道闭锁

    D. 新生儿生理性黄疸　　　E. 新生儿 ABO 血型不合溶血症

13. 下列新生儿败血症的护理措施中，错误的是（ ）

    A. 发热者可用乙醇擦浴，不用退热剂

    B. 体温不升者可用暖箱保温

    C. 及时清除局部感染灶

    D. 皮肤感染患儿注意隔离

    E. 注意保护血管，有计划地更换穿刺部位

14. 下列有关早产儿喂养的说法中，不妥的是（ ）

    A. 根据吸吮及吞咽能力选择喂养方式   B. 根据出生体重决定喂哺间隔时间

    C. 根据消化能力调整喂哺奶量   D. 无母乳者可直接喂哺牛乳

    E. 主张提前喂养以预防低血糖

15. 下列不属于新生儿特殊生理状态的是（ ）

    A. 生理性体重下降   B. 生理性乳腺肿大   C. 生理性黄疸

    D. 假月经   E. 新生儿低血糖

16. 新生儿口腔齿龈切缘上出现黄白色小斑点，处理方法是（ ）

    A. 用消毒纱布擦去   B. 涂甲紫   C. 不用处理

    D. 口服抗生素   E. 可以挑破

17. 患儿，男，生后半小时。出生体重 1900g，皮肤毳毛多，头发细软、耳廓软不成形，乳腺无结节，足底光秃无纹理。现患儿体温 35.2℃，因生活能力低下而转儿科。根据患儿的特征，可以估计此新生儿为（ ）

    A. 极低出生体重儿   B. 过期产儿   C. 早产儿

    D. 正常足月儿   E. 超低出生体重儿

18. 下列正常新生儿护理措施中，不正确的是（ ）

    A. 衣服应宽松舒适   B. 出生后擦去全部皮肤胎脂

    C. 体温稳定后可沐浴   D. 注意保持脐部清洁、干燥

    E. 每次便后及时更换尿布

二、综合问答题

1. 试述新生儿硬肿症皮肤硬肿发生的顺序。

2. 试述生理性黄疸和病理性黄疸的临床特点。

（胡志辉 张婷婷）

书网融合……

重点回顾   微课   习题

第七章 消化系统疾病患儿的护理

PPT

学习目标

知识目标：

1. 掌握 口炎和腹泻病的身体状况、护理诊断、护理措施；液体疗法常用溶液及配制；儿童液体疗法。

2. 熟悉 口炎和腹泻病的健康史、辅助检查、治疗要点；儿童常见水、电解质和酸碱平衡紊乱。

3. 了解 儿童消化系统解剖生理特点；儿童体液平衡的特点；几种特殊情况儿童的静脉液体疗法。

能力目标：

能够对消化系统疾病患儿提出护理诊断、制定护理计划及实施护理措施。

素质目标：

具有尊重和保护患儿权益的素质以及指导合理喂养、减少腹泻发生的意识。

导学情景

情景描述： 患儿，女，9个月。因呕吐、腹泻2天，蛋花汤样稀水便1天入院。体格检查：体温39℃，脉搏150次/分，呼吸50次/分，体重8.0kg，精神萎靡，前囟、眼窝明显凹陷，皮肤弹性极差，近半日无尿，四肢凉，呼吸急促。辅助检查：血白细胞 $17 \times 10^9/L$，血 Na^+ 130mmol/L，血 K^+ 3.0mmol/L，二氧化碳结合力 11mmol/L。

情景分析： 根据上述情况，判断患儿目前存在腹泻。小儿的腹泻多是由于肠道内感染病原菌或饮食不当等非感染性因素引起，患儿有呕吐，生病期间进食量明显受影响，这样会使小儿液体丢失量较多，获得营养较少，不能满足自身需求。此外，臀部及肛周皮肤在粪便刺激下，很容易出现发红、疼痛，严重时可出现破溃甚至皮肤剥脱，给患儿带来极大痛苦。因此，患儿主要的护理问题有腹泻、体液不足、营养失调、体温过高及有皮肤完整性受损的危险。

讨论： 目前针对此患儿主要的护理措施有哪些呢？

学前导语： 小儿腹泻病是儿童时期发病率较高的疾病之一，其防治非常重要。此患儿目前腹泻伴脱水，如果不能得到有效的治疗、正确的护理，很可能危及生命。根据分析出的护理诊断，我们就能推导出目前的主要护理目标，如使患儿的大便次数和性状恢复正常，体液丢失情况得到有效的补充，体内所需营养成分得到有效保障，体温恢复正常，及时发现皮肤破损情况等。这些目标的实现，需要护理人员充分掌握腹泻病的身体状况、护理诊断及护理措施。那么，怎样才能给患儿实施有效的整体护理呢？

消化系统疾病为小儿多发病、常见病，是世界性公共卫生问题，据有关资料，全球每年至少10亿人次发生腹泻，每天大约有1万人死于腹泻。在我国，腹泻病同样是儿童的常见病，我国5岁以下儿童腹泻病的年发病率为20%，其死亡率高达0.51%。因此，对小儿腹泻病的防治和护理十分重要。本章包含消化系统解剖生理特点、口炎、小儿腹泻及液体疗法四部分内容。

第一节　儿童消化系统解剖生理特点

一、口腔

口腔是消化道的开始部位，正常足月新生儿出生时已具有较好的吸吮和吞咽功能，早产儿吸吮和吞咽功能均较差，吸吮动作比较微弱而无力。新生儿及婴幼儿口腔由于黏膜薄嫩，血管比较丰富，唾液腺发育还不够完善，唾液分泌少，口腔黏膜干燥，因此容易受损伤，严重时可出现局部感染。

婴儿在 3～4 个月时，唾液腺分泌逐渐增加，5～6 个月时明显增加，由于婴儿口底较浅，且不能及时吞咽所分泌的唾液，此时常出现"生理性流涎"。

3 个月以下小儿唾液中淀粉酶含量低，不能充分分解淀粉类食物，故此时不宜提供淀粉类食物。

二、食管

食管有两个主要功能：一是推进食物和液体由口入胃；二是防止吞下期间胃内容物反流。新生儿和婴儿的食管呈漏斗状，黏膜纤弱、腺体缺乏、弹力组织及肌层尚不发达，食管下段括约肌发育不成熟，控制能力差，常发生胃食管反流，绝大多数在 8～10 个月时症状消失。并且，婴儿吸奶时常吞咽过多空气，故易发生溢奶。小儿食管的长度与年龄和身长有关，大约为鼻尖至耳垂再至剑突的距离（新生儿约 8～10cm，1 岁约 10～12cm，5 岁约 16cm，学龄儿童约 20～25cm）。

三、胃

婴儿由于贲门括约肌发育不成熟而幽门括约肌发育良好，胃呈水平位，因此容易出现幽门痉挛而导致呕吐。婴儿胃黏膜血管丰富，盐酸和各种酶的分泌均比成人少且酶活力低，消化功能低下，因此食物应以流质为主。小儿胃容量随着年龄增长而逐渐增加，新生儿期 30～60ml，1～3 个月 90～150ml，1 岁时增加到 250～300ml。婴儿进食种类不同，食物在胃内的排空时间也不同，稠厚而乳凝块大的乳汁排空相对缓慢，一般情况下水约为 1.5～2 小时，母乳为 2～3 小时，牛乳为 3～4 小时。早产儿胃排空时间更长，易发生胃潴留。

四、肠

婴儿肠道相对于成人较长，约为小儿身长的 5～7 倍，有利于消化吸收。肠壁薄，通透性高，黏膜血管丰富，分泌和吸收面积较大，一方面有利于食物的消化及营养物质吸收；另一方面，肠道内有毒的物质、消化不全产物、过敏原等也可经肠黏膜吸收入血，容易引起感染或变态反应性疾病，早产儿尤甚。小儿易发生肠套叠、肠扭转或肠梗阻，与小儿肠系膜相对较长且柔软、结肠无明显脂垂和结肠带、升结肠与后壁固定差、肠活动度大有关。小儿直肠相对较长，黏膜与黏膜下层之间固定较差，易发生脱肛。早产儿肠蠕动协调功能差，易发生粪便滞留甚至功能性肠梗阻。

五、肝脏

小儿肝脏相对于成人较大，并且年龄越小，相对越大。新生儿时期在右肋下可触及 1～2cm 肝脏，由于肝圆韧带较为松弛，肝界下移。一般 6 岁后肋下即触及不到。婴儿的肝细胞血管丰富，在受到缺氧、感染等因素影响时，容易引起肝细胞肿胀、变性、坏死、纤维组织增生而发生肿大。而肝细胞发育尚不完善，解毒能力差。小儿胆汁分泌较少，脂肪的消化和吸收能力差，故婴儿期不宜喂过多的脂肪性食物，以免增加消化道负担。

六、胰腺

正常胰液中含有较多消化酶，最先出现的是胰蛋白酶，之后是糜蛋白酶、羧基肽酶、脂肪酶，随后是淀粉酶。出生时胰液分泌量少，3～4 个月时胰腺发育较快，胰液分泌量增多，并随年龄增长而继续增加。因此，3～4 个月内的婴儿不适宜喂淀粉类的食物。婴幼儿时期，胰液及消化酶易受气候和各种疾病影响而受到不同程度的抑制，消化不良发生率比较高。

七、肠道菌群

正常胎儿消化道内呈无细菌状态，出生后数小时，细菌即可通过空气、乳头、用具等经口、鼻、肛门入侵至肠道，主要分布在结肠和直肠，胃内基本无菌。肠道菌群种类受进食食物成分影响，人工喂养儿和混合喂养儿肠内大肠埃希菌、嗜酸乳杆菌、双歧杆菌及肠球菌所占比例几乎相等，而母乳喂养儿肠道内以双歧杆菌为主。婴幼儿肠道内正常菌群比较脆弱，容易受内外环境因素影响出现菌群失调，发生消化功能紊乱及腹泻。

八、健康婴儿粪便

1. 胎粪　新生儿生后 12 小时内开始排胎粪，一般为深墨绿色、黏稠、无臭味，持续 2～3 天。胎粪主要由胎儿肠道脱落的上皮细胞、消化液及吞咽的羊水构成。如果新生儿出生后 24 小时内无胎粪排出，应注意检查有无肛门闭锁等先天性消化道畸形。

2. 人乳喂养儿粪便　呈黄色或金黄色，多为均匀糊状，偶有细小乳凝块颗粒，有酸味，不臭，每天约 2～4 次。在添加辅食后，排泄次数逐渐减少至每天 1～2 次。

3. 人工喂养儿粪便　呈淡黄色或灰黄色，较干燥，多成形，乳凝块较多且块较大，味臭，呈中性或碱性，每天约 1～2 次，易发生便秘。

4. 混合喂养儿粪便　与喂牛、羊乳者相似，但粪质较软、颜色较黄。无论人乳或牛乳喂养儿，在添加辅食后，粪便性状逐渐接近成人。

第二节　口　炎

口炎是指各种感染所致口腔黏膜的炎症，临床特点是口腔黏膜的破损合并感染，患儿出现疼痛、流涎及发热。本病常由细菌、病毒、真菌等引起，亦可由局部受理化刺激而引起。本病多见于婴幼儿，可单独发病，亦可继发于急性感染、腹泻、营养不良和维生素 B、维生素 C 缺乏等全身性疾病。如病变仅局限于舌、齿龈、口角，亦可称为舌炎、齿龈炎或口角炎。

【病因】

1. 鹅口疮（雪口病）　为白色念珠菌（白假丝酵母菌）感染所致的口炎，在口腔黏膜表面形成白色假膜。多见于新生儿、营养不良、腹泻、长期应用广谱抗生素或激素的患儿。使用污染的奶具、哺乳时奶头不洁及新生儿出生时经产道均可感染。

2. 疱疹性口炎（疱疹性牙龈口炎）　由单纯疱疹病毒Ⅰ型感染引起，多见于 1～3 岁小儿，传染性强，为自限性疾病，常在集体托幼机构引起小流行，全年均可发生。

3. 溃疡性口炎　致病菌以球菌多见（如链球菌、金黄色葡萄球菌、肺炎链球菌等）。本病多见于婴幼儿，常发生于急性感染、长期腹泻、慢性疾病等抵抗力下降者。

【临床表现】

1. 鹅口疮 口腔黏膜上出现白色乳凝块样点、片状物，略高于黏膜表面，最常见于颊黏膜，其次是舌、齿龈、上腭等处，初起时呈点状和小片状，逐渐融合成片，不易拭去，强行擦拭剥离后，可见局部黏膜潮红，渗血。患处不痛、不流涎，不影响进食，一般无全身症状。重症患儿口腔黏膜表面可全部覆盖白色斑膜，甚至可累及其他部位，如食管、肠道、喉、气管、肺等，可出现呕吐、吞咽困难、声音嘶哑或呼吸困难。

2. 疱疹性口炎 起病时常有上呼吸道感染症状，发热，体温可达 38 ~ 40℃，持续 3 ~ 5 天。局部齿龈红肿，触之易出血，继而在齿龈、舌、唇内、颊黏膜处出现散在或成簇的黄白色小水疱，直径约 2 ~ 3mm，周围有红晕，迅速破溃后形成浅溃疡，表面出现黄白色纤维素性渗出物，多个溃疡可形成不规则的大溃疡，口角及唇周皮肤亦常发生疱疹。局部疼痛剧烈，患儿出现拒食、流涎、烦躁不安等症状，颌下淋巴结肿大。病程约 1 ~ 2 周。

本病应与疱疹性咽峡炎相鉴别。后者由柯萨奇病毒引起，疱疹主要分布在咽部和软腭，有时见于舌，不累及齿龈和颊黏膜，颌下淋巴结不肿大，多发生于夏秋季。

3. 溃疡性口炎 多见于婴幼儿，常见于舌、唇内及颊黏膜处，可蔓延到唇及咽喉部。发病初期口腔黏膜充血水肿，而后形成大小不等的糜烂或溃疡，表面覆盖纤维素性渗出物的假膜，常呈灰白色，边界清楚，易拭去，擦拭后露出创面，不久又被假膜覆盖。患儿局部疼痛明显而致流涎、拒食、烦躁，伴发热，可达 39 ~ 40℃，颌下淋巴结肿大。病程持续约 1 周。

【治疗要点】

以保持口腔清洁、局部涂药、对症处理为主，注意补充水分和营养，严重者全身用药。

1. 鹅口疮 10 万 ~ 20 万 U/ml 制霉菌素鱼肝油混悬液局部涂抹，可用 2% 碳酸氢钠溶液于哺乳前后清洁口腔。

2. 疱疹性口炎 1% ~ 3% 过氧化氢局部清洗后，局部可喷撒西瓜霜、锡类散、冰硼散等中成药，疼痛明显者于餐前涂 2% 利多卡因止痛，有继发感染者可用抗生素。

3. 溃疡性口炎 1% ~ 3% 过氧化氢局部清洗后，涂抹有效抗生素，局部 5% 金霉素鱼肝油涂抹，也可用西瓜霜、冰硼散、锡类散等。

【护理评估】

1. 健康史 详细询问患儿发病情况，评估有无全身性及局部性感染、损伤史、接触史、用药史、饮食习惯、食具的清洁卫生情况等。

2. 身体状况 评估口腔黏膜病变的情况，观察是否有黏膜破损、疱疹，破损的部位、局部有无疼痛、有无淋巴结肿大，是否有高热、烦躁、哭闹等全身症状。

3. 心理 - 社会状况 发病初期症状不明显时，一般家长未给予足够的重视；病情进展局部疼痛明显时，可能导致进食困难、拒食或剧烈哭闹、烦躁不安等，家长通常会出现焦虑、担心病情恶化等心理。应注意评估托幼机构有无采取措施预防口腔炎发生及流行，家长对该病的病因、护理方法的了解程度；患儿对住院、治疗有无恐惧心理等。

【护理诊断/护理问题】

1. 口腔黏膜受损 与口腔卫生差、抵抗力低下等导致的感染有关。

2. 疼痛 与口腔黏膜炎症、破损有关。

3. 体温过高 与口腔黏膜炎症、感染有关。

4. 潜在并发症 高热惊厥。

5. 营养失调：低于机体需要量 与口腔局部疼痛影响进食有关。

6. 知识缺乏 与患儿家长缺乏口腔卫生的相关护理知识有关。

【护理目标】

1. 患儿口腔疼痛减轻或消失。

2. 患儿体温下降或恢复正常。

3. 患儿进食逐渐恢复至正常水平。

4. 家长掌握口腔涂药的方法。

【护理措施】

1. 饮食护理 以高热量、高蛋白、含丰富维生素饮食为主，温凉流质或半流质为宜，忌酸、辣、热、粗、硬等刺激性食物，以防加重疼痛。对不能进食者，应给予静脉营养，以确保能量与水分供给。患儿使用的食具专人专用，使用煮沸消毒或高压灭菌消毒。

2. 对症护理

（1）发热护理 密切监测体温变化，如体温超过38.5℃（腋温）应给予物理降温，如松解衣服、置冰袋等，效果不好时给予退热药物。鼓励患儿多喝水，保证充分的水分。退热后及时更换汗湿的衣服，避免反复受凉。患儿高热、烦躁或有惊厥先兆表现时，可给予镇静剂。

（2）口腔护理 鼓励患儿多饮水，进食后漱口，保持口腔黏膜湿润和清洁，减少细菌的繁殖。餐后1小时左右清洗口腔，动作应轻、快、准，以免引起呕吐。对于长期应用抗生素、激素类药物的患儿，注意加强口腔黏膜的观察。对流涎者，及时清除流出物，保持皮肤干燥、清洁，避免引起皮肤湿疹及糜烂。

3. 用药护理 涂药前应先清洗口腔，然后将无菌纱布或干棉球放在颊黏膜腮腺管口处和舌系带两侧，以隔断唾液；再用干棉球将病变部位黏膜表面吸干净；用棉签轻轻滚动涂药，涂药后嘱患儿闭口10分钟，然后取出隔离唾液的纱布或棉球，嘱患儿不要立即漱口、饮水或进食。

4. 心理护理 多与患儿及家长沟通，态度亲切和蔼。解释疾病的相关知识，尤其患儿哭闹拒食的原因，使其对疾病防治有所认识，减轻其焦虑、恐惧心理。

5. 健康教育

（1）向家长讲述口炎发生的原因、影响因素等相关知识。

（2）给家长示教清洁口腔及局部涂药的方法，做口腔护理前后要洗手，讲解多饮水的意义。

（3）告诉家长患儿的食具要专人专用，用后要煮沸消毒或高压消毒，鹅口疮患儿使用过的食具应放于5%碳酸氢钠溶液中浸泡30分钟后消毒。

（4）纠正患儿不良饮食习惯，避免挑食、偏食，纠正吮指、不刷牙的不良习惯，鼓励年长儿饭后漱口，养成良好的卫生习惯。

（5）疱疹性口炎传染性强，患儿应与其他小儿隔离，避免传染。

❓ 想一想

患儿，6个月，患疱疹性口炎3天，发热，体温最高为39.3℃，流涎、拒食、哭闹，家长非常着急。作为一名儿科护士，此时，你应该如何对家长进行指导呢？

答案解析

【护理评价】

1. 患儿口腔疼痛是否减轻或消失。

2. 患儿体温是否下降或恢复正常。

3. 患儿进食是否逐渐恢复至正常水平。

4. 家长是否熟悉口腔涂药的方法。

第三节　腹泻病 ℮ 微课

婴幼儿腹泻又称腹泻病，是一组由多病原、多因素引起的以大便次数增多和大便性状改变为特征的消化道综合征，可伴有发热、呕吐、腹痛等症状，严重者会有不同程度的水、电解质、酸碱平衡紊乱。本病好发于6个月至2岁婴幼儿，1岁以内者约占50%，一年四季均可发病，以夏秋季发病率最高。在我国，婴幼儿腹泻是居第2位的小儿常见多发病，每年有1~2次发病高峰，第一次为6~8月，主要病原体是大肠埃希菌与痢疾志贺菌；第二次为10~12月，称秋季腹泻，主要病原体是轮状病毒。婴幼儿腹泻是造成儿童营养不良、生长发育障碍的主要原因之一，是我国儿童保健重点防治的"四病"之一。

【病因】

引起婴幼儿腹泻的病因可分为感染性及非感染性，而婴幼儿特殊体质也是腹泻病的主要易感因素。

1. 易感因素

（1）婴幼儿消化系统发育不成熟，胃酸和消化酶分泌量少，酶的活性低，对于食物质和量的变化有时不能适应，耐受力差。

（2）婴幼儿生长发育速度快，对营养素的需求量相对较多，消化道负担较重，因此易发生消化功能紊乱。

（3）机体防御功能差：①胃酸少，酸度低，胃排空较快，对进入胃内的细菌杀灭能力减弱；②血液中免疫球蛋白和胃肠道SIgA含量均较低。

（4）肠道菌群易失调：正常肠道菌群对入侵的致病微生物有拮抗作用，新生儿生后尚未建立正常肠道菌群时或由于使用抗生素等引起肠道菌群失调时，均易患肠道感染。

（5）人工喂养：人工喂养的婴儿发生肠道感染的概率比母乳喂养儿高10倍。母乳中含有大量体液因子（SIgA、乳铁蛋白等）、巨噬细胞和粒细胞等，可以直接灭菌，母乳中的乳糖有助于乳酸杆菌、双歧杆菌生长，其乳铁蛋白含量高，能够有效地抑制大肠埃希菌的生长和活性，从而保护肠黏膜，增强胃肠道的抵抗力，有很强的抗肠道感染作用。家畜乳中虽然也有上述某些成分，但在加热过程中易被破坏，而且人工喂养的食物和食具极易污染，故人工喂养儿肠道感染发生率明显高于母乳喂养儿。

2. 感染因素

（1）肠道内感染　引起小儿腹泻最常见的原因是肠道内感染，可由多种病原引起，如病毒、细菌、真菌、寄生虫等。①病毒感染：最常见，80%婴幼儿腹泻由病毒感染引起，其中又以轮状病毒引起的秋季腹泻最常见，其次是柯萨奇病毒、埃可病毒和腺病毒等。②细菌感染：常见的细菌感染（除外法定传染病）以大肠埃希菌为主，分为致病性、产毒性、侵袭性、出血性及黏附－聚集性5种；其次有空肠弯曲菌、耶尔森菌、鼠伤寒沙门菌、金黄色葡萄球菌等。③真菌和寄生虫：也可引起腹泻，真菌以白色念珠菌多见，寄生虫以蓝氏贾第鞭毛虫、阿米巴原虫和隐孢子虫多见。

（2）肠道外感染　由于发热及病原体的毒素作用可使消化功能紊乱，故患中耳炎、上呼吸道感染、肺炎、肾盂肾炎、皮肤感染及急性传染病时可伴腹泻。

3. 非感染因素

（1）饮食因素　①喂养不当：多见于人工喂养儿。喂养不定时、不适当或以淀粉类食物为主食，或饮食中脂肪过多以及断奶后突然改变食物品种，均能引起腹泻（消化不良）。②过敏因素：对牛奶、豆浆或某些食物成分过敏或不耐受等可引起腹泻。③原发性或继发性双糖酶（主要是乳糖酶）缺乏或活性降低：肠道对糖的吸收不良引起腹泻。

（2）气候因素　气候突然变化、腹部受凉使肠蠕动增加；天气过热使消化液分泌减少、口渴致饮奶过多等都可诱发消化功能紊乱，导致腹泻。

【发病机制】

1. 感染性腹泻　病原体侵入消化道，可致肠黏膜发生充血、水肿、炎症细胞浸润、溃疡和渗出等病变，使肠道黏膜重吸收水和电解质的能力受损，引起肠液在肠道内大量堆积而引起腹泻。另外，病原体产生毒素，使小肠液分泌增加，超过结肠的吸收能力，导致腹泻。腹泻后丢失大量的水和电解质，引起脱水、酸中毒及电解质紊乱。

2. 非感染性腹泻　多由摄入食物的量过多或食物的质发生改变引起，食物消化吸收不充分而堆积于小肠上部，使肠内酸度减低，肠道下部细菌上移和繁殖，产生内源性感染，并且未消化的食物发生腐败和发酵，造成肠道刺激、肠蠕动亢进，引起腹泻、脱水、电解质紊乱和酸碱失衡。

【临床表现】

小儿腹泻可以根据病因，分为感染性腹泻和非感染性腹泻；也可以根据病程长短，分为急性腹泻（病程在2周以内，最多见）、迁延性腹泻（病程在2周至2个月）和慢性腹泻（病程在2个月以上）；临床上较常用的是根据病情轻重分为轻型腹泻、重型腹泻。

1. 轻型腹泻　多由饮食和气候因素或肠道外感染引起。起病可急可缓，多以胃肠道症状为主，表现为食欲不振，偶有溢乳或呕吐。大便次数增多，但每日大便次数一般不超过10次，量也不多，呈黄色或黄绿色，稀糊状或蛋花样，常见白色或黄白色奶瓣。一般无脱水及全身中毒症状，多在数日内痊愈。

2. 重型腹泻　多由肠道内感染所致或由轻型腹泻发展而来。临床特征为胃肠道症状较轻型腹泻重，并常伴有较明显的水、电解质及酸碱平衡紊乱和全身中毒症状。

（1）胃肠道症状　腹泻频繁、量多，大便每日多10次以上，多者可达数十次，呈黄色水样或蛋花汤样便，常有呕吐，严重者呕吐物为咖啡色液体，少数患儿可有少量血便。常伴有食欲低下，腹痛、腹胀，可发生臀红。

（2）全身中毒症状　发热或体温不升，烦躁不安，精神萎靡，严重者嗜睡甚至昏迷、休克等。

（3）水、电解质及酸碱平衡紊乱　如下。

①脱水：根据脱水程度，分为轻度脱水、中度脱水和重度脱水（表7-1）。根据脱水性质，分为等渗性脱水、低渗性脱水和高渗性脱水。等渗性脱水最多见，为一般脱水表现；低渗性脱水除一般脱水表现外，可出现血压下降、休克、嗜睡、昏迷等；高渗性脱水少见，除一般脱水表现外，还可出现烦渴、高热、烦躁、肌张力增高、惊厥等（表7-2）。

表7-1　不同程度脱水的临床表现

	轻度脱水	中度脱水	重度脱水
失水占体重百分比	3%～5%	5%～10%	>10%
呼吸	正常	加深，可略快	深而快
皮肤弹性	稍差	差	极差
口腔黏膜	稍干燥	干燥	极干燥

续表

	轻度脱水	中度脱水	重度脱水
眼窝及前囟	稍凹陷	明显凹陷	深凹陷
眼泪	有	少	无
尿量	稍减少	明显减少	极少或无尿
酸中毒及休克	无	不明显	有

表7-2　不同性质脱水的临床表现

	等渗性脱水	低渗性脱水	高渗性脱水
水、电解质丢失	大致相同	电解质丢失为主	水丢失为主
血钠浓度（mmol/L)	130～150	<130	>150
皮肤弹性	稍差	极差	尚可
口渴	明显	不明显	极明显，烦渴
血压	低	很低，易休克	正常或稍低
精神状态	精神萎靡	嗜睡、昏迷或惊厥	惊厥、肌张力增高

②代谢性酸中毒：腹泻时丢失的大量肠液为碱性物质；进食少和肠吸收不良，热量不足，体内脂肪氧化增加，酮体生成增多；血容量减少，血液浓缩，循环缓慢，组织缺氧，乳酸堆积；肾血流量不足，尿量减少，酸性代谢产物在体内堆积。以上原因均可引起酸中毒，故中、重度脱水有不同程度的酸中毒。临床上将酸中毒分为轻、中、重三种程度，有不同的临床表现（表7-3）。

表7-3　代谢性酸中毒的分度及临床表现

	轻度	中度	重度
CO_2CP（mmol/L)	18～13	13～9	<9
精神状态	正常	精神萎靡、烦躁不安	昏睡、昏迷
呼吸改变	呼吸稍快	呼吸深大	呼吸深快、有烂苹果味
口唇颜色	正常	樱桃红	发绀

③低钾血症：腹泻及治疗过程中出现低血钾的原因很多，比如呕吐、腹泻时大量丢失钾；进食减少，钾摄入不足；肾脏的保钾功能低于保钠功能。但在脱水未纠正前，血钾浓度多显示正常，是由于脱水使血液浓缩，酸中毒状态会导致钾由细胞内向细胞外转移，尿少使钾排出量减少等原因。补液过程中，输入不含钾的溶液后，随着脱水的纠正、血钾被稀释、酸中毒被纠正和输入的葡萄糖合成糖原等，钾由细胞外向细胞内转移；利尿后，钾排出增加；从大便继续丢失，使血钾降低，随即出现低钾症状。主要临床表现为精神萎靡，腹胀，肠鸣音减弱甚至肠麻痹，心音低钝，心律失常，神经、肌肉兴奋性降低，腱反射减弱或消失等。心电图显示ST段下降，T波低平，出现U波、Q-T间期延长等。

④低钙血症和低镁血症：多由于患儿进食少、吸收不良以及从大便丢失钙、镁导致。同样，在脱水和酸中毒时，由于血液浓缩和离子钙增加，可不出现低钙表现。但在脱水和酸中毒被纠正后，即出现低钙症状。临床表现为抽搐或惊厥等；极少数患儿经补钙后症状仍不好转，应考虑为低镁血症，表现为肌肉震颤、手足搐搦或惊厥。

3. 几种常见类型肠炎　不同病原体导致肠炎的临床表现不尽相同，各有特点（表7-4）。

表7-4　不同病原体肠炎所致腹泻的临床表现

	好发季节	全身症状	大便特点	脱水、酸中毒情况
轮状病毒肠炎	秋冬季多见	常伴发热，有上呼吸道感染，感染中毒症状不明显	黄色水样或蛋花汤样，含少量黏液，无臭味	常发生
金黄色葡萄球菌肠炎	—	伴发热、呕吐及不同程度全身中毒症状	典型大便为暗绿色	不同程度的脱水、电解质紊乱
真菌性肠炎	—	常伴鹅口疮	泡沫较多、带黏液，有时可见豆腐渣样细块	严重者可出现脱水、电解质紊乱
致病性和产毒性大肠埃希菌肠炎	夏季多见	常伴呕吐，严重者伴发热	蛋花汤样或水样大便，混有黏液	严重者出现脱水、电解质紊乱和酸中毒
侵袭性大肠埃希菌肠炎	夏季多见	恶心呕吐、腹痛、里急后重，可出现严重的全身中毒症状甚至休克	痢疾样黏液脓血便	严重者出现脱水、电解质紊乱和酸中毒
出血性大肠埃希菌肠炎	夏季多见	常伴低热或不发热	黄色水样便，后转为血水便，有特殊臭味	严重者可出现

4. 迁延性腹泻和慢性腹泻　病因较复杂，感染、食物过敏、免疫缺陷、药物因素、先天畸形等均可引起，大多与营养不良和急性感染未彻底治疗有关，以人工喂养儿和营养不良儿多见。其表现为腹泻迁延不愈，病情反复，大便次数、性状非常不稳定，严重时可出现水、电解质紊乱。营养不良儿腹泻迁延不愈，会加重营养不良，形成恶性循环，引起免疫功能低下，容易继发感染，最终导致多脏器功能障碍。

👁 看一看

生理性腹泻

生理性腹泻多见于6个月以内的母乳喂养儿，具有如下特点。①每天大便次数从2~3次到8~9次不等，呈黏糊状，臭味不明显。②婴儿多虚胖，常伴湿疹。③患儿虽然排便次数多，体重与身长与同年龄儿接近，不伴其他症状，食欲好、睡眠佳，生长发育正常。生理性腹泻患儿一般不必断奶，也无需服药治疗，随着小儿年龄增长及辅食的添加，大便逐渐转为正常。

【辅助检查】

1. 血常规　细菌感染时，白细胞总数及中性粒细胞增多；病毒感染时，淋巴细胞增多；过敏性肠炎及寄生虫引起的肠炎，嗜酸性粒细胞增多。

2. 大便检查　轻型腹泻患儿粪便镜检可见大量脂肪球；中、重型腹泻患儿粪便镜检可见大量白细胞，有些可有不同数量的红细胞。

3. 病原学检查　细菌性肠炎大便培养可检出致病菌；真菌性肠炎大便涂片可见真菌孢子和假菌丝；病毒感染者可做病毒分离等检查。

4. 血液生化检查　血钠的测定可判定脱水的性质，通过血清钾测定可了解体内缺钾的程度，通过血气分析可了解体内酸碱失衡程度和性质。重症患儿可测血钙、血镁、尿素氮等。

【治疗要点】

腹泻的治疗原则是调整饮食，控制感染，预防和纠正脱水、电解质紊乱和酸碱平衡失调，对症处理，预防并发症的发生。

1. 调整饮食　强调坚持继续喂养，以满足生理需要，补充疾病消耗，缩短病程。可根据疾病的特殊病理生理状况、个体消化吸收功能及饮食习惯进行合理调整。

2. 纠正水、电解质及酸碱平衡紊乱　参见本章第四节相关内容。

3. 控制感染　对病毒性感染和非侵袭性细菌感染患儿，无需应用抗生素，合理应用液体疗法，选用微生态制剂和黏膜保护剂，一般可痊愈；对侵袭性细菌性肠炎，一般需用抗生素，可根据临床特点选择相应抗生素，然后根据大便细菌培养及药敏试验结果进行调整。①致病性大肠埃希菌：可选用呋喃唑酮、复方磺胺甲噁唑等口服，中毒症状重者可用庆大霉素、头孢菌素等。②金黄色葡萄球菌：应停用原来的抗生素，做细菌敏感试验。可选用半合成耐青霉素酶的青霉素，如：苯甲异噁唑青霉素，或用红霉素类、头孢菌素等，必要时联合用药。③真菌：应用制霉菌素、克霉唑或氟康唑等口服。

4. 微生态疗法　适用于迁延性与慢性腹泻伴有明显肠道菌群紊乱的患儿，常用双歧杆菌、嗜酸乳杆菌、粪链球菌等。

5. 黏膜保护剂　适用于急性水样便腹泻（病毒性或产毒素细菌性），常用的有蒙脱石散（思密达）。

6. 对症治疗　腹泻一般不宜用止泻剂，因止泻会增加毒素吸收。对于急性腹泻患儿，可给予元素锌缩短病程。对呕吐严重者，可针刺足三里、内关或肌注氯丙嗪等。对高热者，给予物理降温或遵医嘱给予药物降温。

【护理评估】

1. 健康史　评估患儿的喂养史（喂养方式、乳品的种类及配制方法、喂哺次数和量以及添加辅食和断乳情况），有无不洁饮食史和食物过敏史，是否有其他疾病及长期使用抗生素史；了解腹泻开始的时间，每天大便的次数、颜色、性状、量及气味等。

2. 身体状况　评估脱水程度和性质，检查肛周皮肤有无发红、发炎和破损。

3. 心理-社会状况　评估患儿家长的文化程度、对疾病的心理反应及认识程度、喂养方式及护理知识等，评估患儿的家庭条件状况、卫生环境等。

【护理诊断/护理问题】

1. 腹泻　与感染、喂养不当等感染和非感染性因素有关。

2. 体液不足　与腹泻、呕吐丢失过多和摄入量不足有关。

3. 体温过高　与肠道感染有关。

4. 营养失调：低于机体需要量　与腹泻、呕吐、体液丢失过多以及摄入量不足有关。

5. 有皮肤完整性受损的危险　与大便次数多、排泄物刺激肛周皮肤有关。

6. 知识缺乏　患儿家长缺乏合理喂养知识及腹泻相关的护理知识。

【护理目标】

1. 患儿大便次数及性状逐渐恢复正常。

2. 患儿脱水、电解质紊乱得以纠正，尿量恢复正常。

3. 患儿体温逐渐恢复正常。

4. 患儿得到充足的营养，体重恢复正常。

5. 患儿臀部皮肤保持完整，无破损或破损后得到及时发现和护理。

6. 患儿家长能掌握儿童喂养知识及腹泻病预防和护理的相关知识。

【护理措施】

1. 一般护理

（1）调整饮食：①对母乳喂养者，应继续母乳喂养，暂停辅食，缩短每次喂乳时间，少量多次喂哺。②伴严重呕吐患儿暂禁食（不禁水）4~6小时。③对人工喂养者，可用等量的稀释牛乳、米汤或其他代乳品喂养，病情好转后，逐渐给予半流质饮食，少量多餐，逐步过渡到正常饮食。④病毒性肠炎多伴有双糖酶缺乏，可暂停乳类喂养，改用代乳品、发酵乳或去乳糖配方乳，腹泻停止后逐渐恢复正常乳。

（2）严格执行消毒隔离制度，避免交叉感染。

2. 对症护理

（1）控制感染，维持体温正常　对感染性患儿采取消化道隔离，排泄物、常规物品、标本等按照规定处理，严格执行消毒隔离制度及手消毒。监测体温，对体温过高者鼓励多饮水，并采用物理降温或遵医嘱给予药物降温。

（2）臀部护理　选用清洁、柔软的尿布，勤更换，避免使用塑料布包裹。每次便后用温水清洗臀部，注意蘸干、涂油，保持会阴部及肛周皮肤干燥，预防臀红。若出现渗出和溃疡，采用暴露、光照疗法，促进创面干燥，加速愈合。

3. 用药护理　补充液体，纠正水、电解质及酸碱平衡紊乱（详见本章第四节相关内容）。

4. 观察病情　密切监测生命体征的变化，注意观察大便颜色、性状、量及气味变化，监测脱水纠正情况等。

5. 心理护理　根据患儿情况，给予合理的安慰和解释，消除患儿及家长焦虑不安的情绪，并主动关心、帮助患儿，使其身心舒适。

6. 健康教育

（1）护理指导　向家长讲述腹泻的病因、治疗措施和预后、护理要点；指导家长准确配置口服补液盐（ORS溶液）；教会更换尿布、臀部护理的正确方法。讲述微生态制剂和黏膜保护剂的作用及注意事项，如蒙脱石散不能和其他药物同时服用，以防其他药物被吸附，应在两次奶或两餐间服用。指导家长正确执行消毒隔离，避免交叉感染。

（2）预防指导　鼓励儿童增加户外活动，增强体质；注意气候变化，防止受凉；及时治疗营养不良、佝偻病；避免长期滥用广谱抗生素，以免发生肠道菌群失调。

【护理评价】

1. 患儿大便次数及性状是否恢复正常。

2. 患儿脱水、电解质紊乱、酸碱失衡是否得以纠正。

3. 患儿体温是否恢复正常。

4. 患儿营养是否充足，是否实现预期目标。

5. 患儿臀部皮肤是否保持完整，破损者是否恢复正常。

6. 患儿家长能否掌握儿童喂养知识及腹泻病预防和护理的相关知识。

第四节　儿童液体疗法及护理

体液是人体的重要组成部分，保持体液平衡是维持生命的重要条件。体液由细胞外液和细胞内液组成，其中，细胞外液由血浆、间质液构成，血浆和细胞内液的含量相对稳定。体液中水、电解质、酸碱度、渗透压等的动态平衡依赖于神经、内分泌、肺特别是肾脏等的正常调节功能。

【儿童体液特点】

1. 体液的总量和分布　年龄愈小，体液总量相对愈多，主要是间质液的比例较高，细胞内液和血浆的比例则与成人相近（表7-5）。因此，小儿发生急性脱水时，首先丢失间质液，短时间即可出现脱水症状。

表 7-5　不同年龄小儿的体液分布（占体重的百分比）

年龄	细胞内液	细胞外液		体液总量
		血浆	间质液	
足月新生儿	35%	6%	37%	78%
1 岁	40%	5%	25%	70%
2~14 岁	40%	5%	20%	65%
成年人	40%~45%	5%	10%~15%	55%~60%

2. 体液调节　人体体液调节主要靠肾、肺、血浆中的缓冲系统及神经、内分泌系统的调节功能，尤以肾脏的浓缩和稀释功能对于体液平衡调节起着重要作用。儿童时期，肾功能发育不成熟，肾脏对体液平衡的调节功能差，故易出现水、电解质及酸碱平衡紊乱，年龄越小，这种情况越明显。

3. 水的代谢　儿童每日需水量与热量消耗成正比，由于儿童新陈代谢旺盛，需水量相对于成人较多。正常婴儿每日需水量约为 150ml/kg，以后每 3 岁减去 25ml/kg，9 岁时为 75ml/kg。婴儿对缺水的耐受力比成人差，在呕吐、腹泻等病理情况下，较成人更易发生脱水。

4. 体液的电解质组成　小儿体液电解质组成与成人相似，细胞外液以 Na^+、Cl^-、HCO_3^- 为主，Na^+ 对维持细胞外液的渗透压起主要作用；细胞内主要的阳离子是 K^+，主要的阴离子为 HPO_4^{2-} 和蛋白质。新生儿生后 2~3 天内，血钾、氯、磷和乳酸根偏高，血钠、钙、碳酸氢根偏低。

【常用溶液】

1. 口服补液盐（ORS 溶液）　是世界卫生组织（WHO）推荐用以治疗急性腹泻合并脱水患儿的一种溶液，经临床应用已取得良好疗效。传统配方的成分为：氯化钠 3.5g，碳酸氢钠 2.5g，氯化钾 1.5g，葡萄糖 20.0g。以温开水 1000ml 溶解，张力为 2/3 张，含钾浓度为 0.15%。ORS 溶液适用于轻、中度脱水且无严重呕吐者。2006 年 WHO 推荐的低渗性配方，成分为：氯化钠 2.6g，枸橼酸钠 2.9g，氯化钾 1.5g，葡萄糖 13.5g，加水 1000ml 配成，张力为 1/2 张，更为安全。

2. 非电解质溶液　常用 5% 葡萄糖溶液（5% GS）和 10% 葡萄糖溶液（10% GS）。其中，5% 葡萄糖溶液为等渗液，10% 葡萄糖溶液为高渗液，均为无张力液体，由于葡萄糖输入体内后，最终被分解成 CO_2 和水，失去其渗透压作用，但能供给能量，或转变成糖原储存在体内，主要用于补充水分、热量及纠正体液的高渗状态。

3. 电解质溶液　均为有张力液体，主要用于补充丢失的体液、电解质，纠正体液的渗透压和酸碱平衡失调。

（1）生理盐水（0.9% 氯化钠溶液）　其渗透压与血浆离子渗透压近似，为等张溶液。但与血浆中的 Na^+（142mmol/L）和 Cl^-（103mmol/L）相比，其 Cl^- 的含量相对高，因此，大量输入生理盐水可致血氯升高，造成高氯性酸中毒。

（2）林格溶液（复方氯化钠溶液）　其组成为 0.86% 氯化钠、0.03% 氯化钾和 0.03% 氯化钙，也是等张液。其作用和缺点与生理盐水基本相同，但不会因大量输注而发生稀释性低血钾和低血钙。乳酸林格液的特点在于电解质组成接近生理状态，一般情况下，其所含少量的乳酸可在肝脏迅速代谢，大量输注时应考虑其对血乳酸水平的影响。

（3）碱性溶液　主要用于纠正代谢性酸中毒。①碳酸氢钠溶液：1.4% 碳酸氢钠溶液为等渗液，可直接增加缓冲碱，纠正酸中毒的作用迅速，为治疗代谢性酸中毒时的首选溶液。5% 碳酸氢钠溶液为高渗溶液，可用 5% 或 10% 葡萄糖溶液稀释 3.5 倍，即为等渗液。②乳酸钠溶液：1.87% 乳酸钠溶液为等渗液，其需在有氧条件下，经肝脏代谢产生 HCO_3^- 而起缓冲作用，显效较缓慢。因此，肝功能不全、缺氧、休克、新生儿期及乳酸潴留性酸中毒时，不宜使用。11.2% 乳酸钠溶液为高渗溶液，可用 5% 或

10%葡萄糖溶液稀释6倍，即为等渗溶液。

（4）氯化钾溶液　用于纠正低钾血症。常用浓度为10%和15%，不可直接静脉推注，否则可致心肌抑制，有发生心跳骤停的危险；静脉滴注时应稀释，最高浓度不超过0.3%，静脉缓慢滴入。

4. 混合溶液　临床应用液体疗法时，常将各种溶液按不同比例配成混合溶液，以满足临床不同患儿液体疗法的需要。几种常用混合溶液的组成及临床应用见表7-6。

表7-6　几种常用混合溶液的组成和应用

混合溶液	生理盐水	5%~10% 葡萄糖	1.4%碳酸氢钠	张力	应用
1:1	1	1	—	1/2	轻中度等渗性脱水
2:1	2	—	1	1	低渗性或重度脱水
2:3:1	2	3	1	1/2	轻中度等渗性脱水
4:3:2	4	3	2	2/3	中度低渗性脱水
1:2	1	2	—	1/3	高渗性脱水
1:4	1	4	—	1/5	生理需要

注:混合液体张力 = （盐份数 + 碱份数）/总份数。

【液体疗法】

液体疗法是根据患儿脱水情况选择恰当的溶液，其目的是纠正水、电解质紊乱和酸碱失衡，维持机体内环境的稳定。

1. 口服 ORS 溶液　适用于腹泻时脱水的预防和轻、中度脱水且无严重呕吐者的治疗。

（1）补液量　累积损失量按轻度脱水 50ml/kg、中度脱水 80~100ml/kg，少量多次喂服，于 4~6 小时喂完；继续损失量根据排便次数和量而定。脱水纠正后，可将口服补液盐溶液用等量水稀释，根据病情需要随时口服。

（2）方法　一般每 1~2 分钟喂 5ml（约 1 小勺），稍大的患儿可以用杯子少量多次饮用。

（3）注意事项　服用 ORS 溶液期间应让患儿照常饮水，防止高钠血症的发生；如患儿出现眼睑水肿，应停止服用 ORS 溶液，改用白开水；在口服 ORS 溶液期间，如呕吐频繁或腹泻、脱水加重、出现腹胀，应改为静脉补液；新生儿，心、肾功能不全，休克及明显腹胀者不宜应用 ORS 溶液。

2. 静脉补液　适用于中度以上脱水、吐泻严重或腹胀的患儿。所补液体的性质、量、滴注持续时间等必须根据患儿脱水的性质和程度决定，静脉补液过程中应遵循的原则如下。①"三定"：即"定量、定性、定速"。②"三先"：即"先快后慢、先浓后淡（电解质含量）、先盐后糖"。③"三补"：即"见尿补钾、见酸补碱、防惊补钙补镁"。

（1）定量（补液总量）　腹泻患儿入院第一天补液总量包括累积损失量、继续损失量和生理需要量三部分。补液总量约为：轻度脱水 90~120ml/kg；中度脱水 120~150ml/kg；重度脱水 150~180ml/kg；可视病情增减。其中，累积损失量由脱水程度决定，并与体重呈正相关：轻度脱水 30~50ml/kg；中度脱水 50~100ml/kg；重度脱水 100~120ml/kg。继续损失量根据患儿入院后脱水情况、临床症状予以补充，一般每天 10~40ml/kg。生理需要量主要是基础代谢所需，患儿在禁食的情况下，一般每天 60~80ml/kg。通常经过第一天补液，患儿的水、电解质紊乱可基本得以纠正。

（2）定性（补液种类）　由脱水性质而定：等渗性脱水用 1/2 张含钠液；低渗性脱水用 2/3 张含钠液；高渗性脱水用 1/3 张含钠液。脱水性质判断困难时，先按等渗性脱水处理。

（3）定速　由脱水程度而定，总体原则是先快后慢。①扩容阶段：适用于重度脱水伴有外周循环衰竭及休克患儿，首先进行扩容，快速输入 2:1 等张含钠液 20ml/kg（总量最多不超过 300ml），于 30~60 分钟内静脉推注或滴入，以尽快纠正休克、改善微循环。②快速补液阶段：本阶段主要补充累积损失量，大约占总液量的一半（扣除扩容量），按 8~10ml/（kg·h）的速度，常在 8~12 小时内输完。③缓慢补液阶段：该阶段主要补充生理需要量和吐泻等继续损失量，取总液量的另一半，按 5ml/（kg·h）的速度在后 12~16 小时内匀速滴完（表 7-7）。

表 7-7　液体疗法的定量、定性和定速

第一天补液		累积损失量	继续损失量	生理需要量
定量	轻度脱水	30~50ml/kg	10~40ml/kg	60~80ml/kg
	中度脱水	50~100ml/kg		
	重度脱水	100~120ml/kg		
定性	低渗性脱水	2/3 张	1/3~1/2 张	1/5~1/4 张
	等渗性脱水	1/2 张		
	高渗性脱水	1/5~1/3 张		
定速		*于 8~12 小时内输入（每小时 8~10ml/kg）	在补完累积损失量后的 12~16 小时内输入（每小时 5ml/kg）	

* 重度脱水应用 2∶1 溶液先扩容。

练一练

患儿，6 个月，腹泻、重度脱水伴酸中毒，应选用（　　）扩容

A. 2∶1 等张含钠液　　　　B. 2/3 张含钠液　　　　C. 1.4% 碳酸氢钠溶液

D. 1/3 张含钠溶液　　　　E. 10% 氯化钾

答案解析

（4）纠正酸中毒　主要措施为去除病因，治疗原发病。轻度酸中毒在补液后可自行纠正，且随着脱水、休克纠正，循环血容量增加，肾血流量增加，肾功能得到改善，肾脏排酸增加，也有利于缓解酸中毒。重度酸中毒首选 1.4% 碳酸氢钠溶液。

（5）纠正低钾血症　腹泻患儿若出现乏力、腹胀、肠鸣音减弱、腱反射消失、心音低钝等症状，应考虑低血钾。补钾注意事项：见尿补钾或治疗前 6 小时内排过尿；静脉滴注浓度不超过 0.3%，一般稀释为 0.2%~0.3%，新生儿可为 0.15%~0.2%；滴速不宜过快，每日静脉补钾时间不少于 8 小时；严禁静脉推注；因细胞内钾恢复较慢，一般静脉补钾要持续 4~6 天；能口服时，改为口服补钾。

（6）纠正低钙血症和低镁血症　患儿若补液中出现抽搐，可静脉缓慢注射 10% 葡萄糖酸钙 5~10ml 与 5% 或 10% 葡萄糖溶液按 1∶1 稀释后缓慢静推，时间不少于 10 分钟，必要时 4~6 小时后重复一次。若血钠、血钙恢复正常后，出现震颤、抽搐，应考虑低血镁，可用 25% 硫酸镁 0.1ml/kg 臀部肌内注射。

【液体疗法的护理】

1. 输液前准备工作　输液前全面了解患儿病情，与患儿家长沟通，向其解释补液的目的、补液需要的时间及可能发生的情况，使其了解治疗的全过程，能积极配合治疗及护理；严格无菌操作及消毒隔离。

2. 严格掌握输液速度　明确每小时输入量，计算并随时检查每分钟滴数。有条件者最好使用输液泵，以便更精确地控制输液速度，防止出现心衰、肺水肿等并发症。

3. 密切观察病情

（1）监测生命体征　包括体温、脉搏、血压、呼吸等，监测体重变化。若出现烦躁不安、脉搏加快等，应警惕是否有输液过量或输液过快等情况。

（2）观察脱水情况 补液中要注意观察患儿意识状态、口渴及皮肤、黏膜干燥程度，眼窝及前囟凹陷程度，尿量等；比较治疗前后变化，判断病情转归及治疗效果等。如补液方案合理，患儿一般于补液后 3～4 小时内开始排尿，说明血容量恢复；补液后 8～12 小时，口唇颜色及呼吸深度、频率逐渐恢复正常，说明酸中毒情况基本纠正；补液后 24 小时，皮肤弹性恢复，眼窝凹陷消失，口唇湿润、口渴缓解，说明脱水已被纠正；若补液后眼睑出现水肿，警惕输入钠盐过多；补液后尿量增多而脱水症状未明显好转，则可能是葡萄糖补充过多，宜增加溶液中电解质的比例。

（3）观察低血钾、低血钙、低血镁表现 患儿有无面色及肌张力改变，有无心音低钝或心律不齐，有无腹胀，有无腱反射减弱或消失，有无震颤、抽搐、惊厥等症状。

（4）观察出入量 液体入量包括静脉补充、口服液体及食物中所含水分；液体出量包括尿量、呕吐量、大便带走的水分以及不显性失水量。应准确记录 24 小时出入量，维持体液平衡。

护爱生命

当患儿及家长懂得护士，护士懂得患儿，就有了医患和谐，也有了最好的康复。腹泻患儿尤其是严重腹泻患儿，其家长难免存在担忧、焦虑的情绪。护理人员除对患儿进行基础护理外，还应与家长积极沟通，人文宣教，将患儿病情、护理要点、注意事项详细介绍，帮助患儿家长了解详细情况，减少对病情不了解导致的过度紧张和焦虑。家属是患儿的支撑者和保护者，通过对患儿家属的人文关怀，可以缓解其心理压力，使其更好地配合治疗及护理，不仅可减少住院时间，还能大大提高患儿及家属对医院护理的满意度。

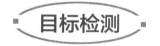

目标检测

答案解析

一、单项选择题

1. 小儿生理性流涎好发的年（月）龄是（ ）

  A. 1～2 个月 　　　　B. 4～6 个月 　　　　C. 6～9 个月

  D. 9～12 个月 　　　 E. 12～18 个月

2. 母乳喂养儿的粪便颜色为（ ）

  A. 深黄色 　　　　　　B. 淡黄色 　　　　　　C. 金黄色

  D. 浅绿色 　　　　　　E. 黄绿色

3. 婴儿容易发生溢乳的原因是（ ）

  A. 胃排空时间短 　　　B. 胃呈垂直位 　　　　C. 胃肠逆蠕动

  D. 贲门松而幽门紧 　　E. 胃容量小

4. 鹅口疮的临床表现是（ ）

  A. 口腔黏膜弥漫性充血 　　　　　　　　B. 溃疡表面有黄白色渗出物

  C. 因疼痛出现拒乳和流涎 　　　　　　　D. 疼痛明显

  E. 口腔黏膜有乳凝块样物

5. 疱疹性口炎与溃疡性口炎的共同特征是（ ）

  A. 口腔黏膜可见大小不等的溃疡 　　　　B. 口腔黏膜出现奶凝块状物

  C. 口腔黏膜充血水肿呈红绒状 　　　　　D. 咽及软腭出现黄白色小水疱

  E. 口腔黏膜出现白色小水疱

6. 引起小儿秋季腹泻的常见病原体是（　）

    A. 埃可病毒　　　　　　B. 冠状病毒　　　　　　　C. 大肠埃希菌

    D. 柯萨奇病毒　　　　　E. 轮状病毒

7. 轻型腹泻与重型腹泻的区别要点是（　）

    A. 大便次数多少

    B. 有无呕吐

    C. 大便镜检有无白细胞

    D. 有无水、电解质紊乱及全身中毒表现

    E. 大便性状

8. 下列针对腹泻病的治疗措施中，错误的是（　）

    A. 纠正水、电解质紊乱　　B. 控制肠道感染　　　　C. 及时使用止泻药

    D. 给予助消化药　　　　　E. 给予微生态调节剂

9. 患儿，7个月，呕吐、腹泻4天，大便15次／日，皮肤弹性极差，无尿，血清钠141mmol/L。患儿脱水的程度和性质是（　）

    A. 轻度高渗性脱水　　　　B. 重度低渗性脱水　　　　C. 轻度等渗性脱水

    D. 重度等渗性脱水　　　　E. 中度等渗性脱水

10. 小儿腹泻伴脱水，补液后出现眼睑水肿，说明（　）

    A. 液体中电解质比例过低　　　　　　　　B. 液体中电解质比例过高

    C. 葡萄糖溶液比例过高　　　　　　　　　D. 输液速度过慢

    E. 输液速度过快

二、综合问答题

1. 小儿腹泻应如何调整饮食？

2. 小儿腹泻补钾的原则有哪些？

3. 如何判断腹泻小儿脱水的程度？

（郑冠琳）

书网融合……

   重点回顾　　　　　微课　　　　　习题

第八章　呼吸系统疾病患儿的护理

PPT

<table>
<tr><td rowspan="1">学习目标</td><td>

知识目标：

1. 掌握　急性上呼吸道感染、急性感染性喉炎、急性支气管炎及肺炎的临床表现、治疗要点与护理措施。

2. 熟悉　急性上呼吸道感染的病因；肺炎的病因与分类。

3. 了解　儿童呼吸系统解剖、生理、免疫特点。

能力目标：

1. 能运用呼吸道感染性疾病的护理知识，处理相关护理问题。

2. 能对患呼吸系统疾病的小儿及家长进行健康宣教。

3. 能尊重和保护患儿权益，增强家长对疾病的认识。

素质目标：

1. 具有善于沟通、工作细致的职业素养。

2. 具备临床应变能力及良好的职业情操。

</td></tr>
</table>

导学情景

情景描述： 今日早晨，张女士抱着 6 个月的儿子图图来院就诊，她和医生说，孩子 1 周前开始发热、咳嗽，在家服用感冒冲剂不见好转，今晨体温 39.3℃，咳嗽加重并伴有喘息。胸部 X 线检查显示：两肺出现多处大小不等的斑片状影。

情景分析： 根据上述情况，判断图图患了肺炎。肺炎属于呼吸系统疾病，是儿科的常见病，也是我国儿童保健重点防治的四大疾病之一，一年四季均可发病，临床表现为发热、咳嗽、气促、呼吸困难等，重症肺炎可以引起循环系统、神经系统、消化系统症状，应及时治疗并加强护理。

讨论： 如何对肺炎患儿进行发热的护理？如何观察病情？

学前导语： 儿童呼吸系统解剖、生理、免疫特点使得儿童易患呼吸道感染，另外，儿童其他疾病如佝偻病、营养不良、贫血等的影响，也使儿童易患感染。所以在照顾儿童过程中，应注意居室环境，注意加强体格锻炼，增强体质，提高抵抗力。作为一名护理工作者，要掌握护理知识，能够对儿童及其家庭进行健康宣教，了解儿童呼吸系统疾病的用药原则，更好地护理患儿。呼吸系统疾病的临床表现都有哪些？如何根据临床表现提出首要的护理问题呢？

呼吸系统疾病是儿科的常见病、多发病，急性呼吸道感染约占儿科门诊疾病的 60% 以上。各年龄时期小儿呼吸系统解剖生理特点不同，使疾病的发生、发展、预后及护理等方面各具特点。

第一节　儿童呼吸系统解剖生理特点

儿童呼吸系统的解剖生理特点与呼吸道疾病的发生、预后及防治有着密切的关系。

【解剖特点】

呼吸系统以环状软骨下缘为界，分为上、下呼吸道。上呼吸道包括鼻、鼻窦、咽、咽鼓管及喉；下呼吸道包括气管、支气管、毛细支气管、肺泡管及肺泡。

1. 上呼吸道

（1）鼻　婴幼儿鼻腔相对短小，后鼻道狭窄，无鼻毛，黏膜柔嫩，血管丰富，易受感染，易发生黏膜肿胀、堵塞，从而引起呼吸困难。

（2）鼻窦　新生儿上颌窦和筛窦极小，2岁后迅速增大，12岁充分发育。鼻腔黏膜与鼻窦黏膜相连续，鼻窦口相对较大，故急性鼻炎时常累及鼻窦导致鼻窦炎，其中，以上颌窦和筛窦最易感染。

（3）鼻泪管和咽鼓管　鼻泪管位于眼的内眦，婴幼儿鼻泪管短，瓣膜发育不全，故鼻腔感染易致结膜炎症。婴幼儿咽鼓管宽、短、直，呈水平位，故鼻炎、咽炎时易致中耳炎。

（4）咽部　狭窄且垂直，富有淋巴组织，咽后壁淋巴组织感染时，易发生咽后壁脓肿。腭扁桃体1岁末逐渐增大，4～10岁达发育高峰，14～15岁时逐渐退化，故扁桃体炎常见于年长儿。咽扁桃体又称为腺样体，6个月已发育，位于鼻咽顶部与后壁交界处，严重腺样体肥大是小儿阻塞性睡眠呼吸暂停综合征的重要原因。

（5）喉　儿童喉部呈漏斗状，管腔狭窄，软骨柔软，黏膜柔嫩，富有血管和淋巴组织，轻微炎症即可引起喉头水肿，喉头狭窄致吸气性呼吸困难。

2. 下呼吸道

（1）气管和支气管　管腔相对狭窄，黏膜柔嫩，血管丰富，软骨柔软，缺乏弹力组织，支撑作用小。黏液分泌不足致气道干燥，纤毛运动差致清除能力弱，因此，婴幼儿易发生呼吸道感染致气道阻塞。儿童右支气管短而粗，为气管的直接延伸，因此，气道异物时易进入右侧支气管。

（2）肺　儿童肺泡数量少，肺泡小，弹力组织发育差，血管丰富，间质发育旺盛，使肺含血量多而含气量相对少，故易发生肺部感染，感染后致黏液阻塞，引起间质性炎症、肺不张和肺气肿等。

（3）胸廓　儿童胸廓短，前后径相对较长，呈圆桶状；肋骨水平位，膈肌位置较高，肺脏相对较大；呼吸肌发育差。因此，儿童呼吸时，胸廓不能充分扩张，影响肺的通气和换气，如肺部病变时，易出现呼吸困难，致缺氧和 CO_2 潴留。婴儿胸廓活动范围小，呼吸肌发育不全，肌力弱，易疲劳，易发生呼吸衰竭。儿童纵隔体积相对较大，周围组织松软，在胸腔积液或气胸时易致纵隔移位。

【生理特点】

1. 呼吸频率和节律　儿童呼吸频率高，年龄越小，频率越高（表8-1）。婴幼儿尤其是新生儿、早产儿，呼吸中枢发育不完善，呼吸调节能力差，易出现呼吸节律不齐甚至呼吸暂停。

表8-1　各年龄小儿呼吸和脉搏频率（次/分）

年龄	呼吸	脉搏	呼吸：脉搏
新生儿	40～45	120～140	1：3
1岁以下	30～40	110～130	1：（3～4）
2～3岁	25～30	100～120	1：（3～4）
4～7岁	20～25	80～100	1：4
8～14岁	18～20	70～90	1：4

2. 呼吸类型　婴幼儿胸廓活动受限，呼吸肌发育不全，肋骨水平，肋间隙小，故婴幼儿呈腹式呼吸。随着年龄增长，呼吸肌逐渐发育，膈肌下降，肋骨斜位，胸廓体积变大，开始出现胸式呼吸；7岁后逐渐接近成人，以混合式呼吸为主。

3. 呼吸功能 婴幼儿呼吸储备量小，易发生呼吸衰竭。年龄越小，潮气量越小。儿童肺脏较小，肺泡毛细血管容量较成人小，气体总弥散量也小。气道管腔小，阻力较成人大，因此，小儿发生喘息的机会较多。随年龄增长，气道管腔逐渐增大，阻力从而逐渐减小。

4. 血气分析 新生儿和婴幼儿的肺功能检查难以进行，但可以通过血气分析了解血氧饱和度水平和血液酸碱平衡状态，为诊断和治疗提供依据（表8-2）。

表8-2 儿童血气分析正常值

项目	新生儿	< 2岁	> 2岁
pH	7.35 ~ 7.45	7.35 ~ 7.45	7.35 ~ 7.45
PaO_2（kPa）	8 ~ 12	10.6 ~ 13.3	10.6 ~ 13.3
$PaCO_2$（kPa）	4.00 ~ 4.67	4.00 ~ 4.67	4.67 ~ 6.00
HCO_3^-（mmol/L）	20 ~ 22	20 ~ 22	22 ~ 24
BE（mmol/L）	−6 ~ +2	−6 ~ +2	−4 ~ +2
SaO_2（%）	90 ~ 97	95 ~ 97	96 ~ 98

【免疫特点】

儿童呼吸道的非特异性和特异性免疫功能均较差。如咳嗽反射及纤毛运动功能差，不能有效清除吸入的尘埃和异物颗粒。婴幼儿辅助性T细胞功能暂时性低下，分泌型IgA、IgG含量低。此外，婴幼儿由于乳铁蛋白、溶菌酶、干扰素及补体等的数量和活性不足，易患呼吸道感染。

第二节 急性上呼吸道感染 微课

急性上呼吸道感染简称上感，俗称"感冒"，是由各种病原体引起的急性感染，当鼻咽部、喉部及扁桃体等器官感染时，常称为"急性鼻炎""急性咽炎""急性喉炎""急性扁桃体炎"等。该病四季均可发生，以冬、春季节及气候骤变时多见，是小儿最常见的急性感染性疾病。

【病因】

各种病原体均可引起急性上感，但90%以上为病毒所致，主要有鼻病毒、呼吸道合胞病毒、流感病毒、副流感病毒、腺病毒、柯萨奇病毒、埃可病毒、冠状病毒等；也可继发细菌感染，最常见的是溶血性链球菌，其次为肺炎链球菌、流感嗜血杆菌等。

由于儿童呼吸系统的解剖、生理和免疫特点，婴幼儿易患呼吸道感染。若婴幼儿患有营养不良、维生素D缺乏性佝偻病、贫血等疾病，或生活环境不良如通风不良、居室拥挤、阳光不足、空气污染、被动吸烟、冷暖失调、护理不当等，往往容易诱发本病。

练一练

小儿上呼吸道感染常见的病原体是（ ）

A. 肺炎链球菌　　　B. 病毒　　　C. 肺炎支原体

D. 真菌　　　E. 原虫

答案解析

【临床表现】

1. 一般类型上感 临床症状轻重不一，与年龄、病原体和机体抵抗力不同有关。年长儿全身症状较轻，以呼吸道局部症状为主；婴儿病情多数较重，常有明显的全身症状。

（1）局部症状　主要是鼻部症状，如喷嚏、鼻塞、流涕、咳嗽、咽部不适和咽痛等，多于3~4天后自然痊愈。新生儿和小婴儿可因鼻塞而张口呼吸，影响吸吮而拒乳。

（2）全身症状　发热，体温可达39~40℃，伴有畏寒，甚至出现高热惊厥。患儿有烦躁不安、头痛、全身不适、乏力等，常伴有呕吐、腹泻、腹痛等消化道症状，部分患儿发病早期可有阵发性脐周疼痛，无压痛，与发热所致肠痉挛或肠系膜淋巴结炎有关。

（3）体征　体检可见咽部充血，扁桃体可肿大，颌下淋巴结可肿大并有触痛，而肺部呼吸音多正常。部分肠道病毒感染的患儿可见不同形态的皮疹。

2. 两种特殊类型上感

（1）疱疹性咽峡炎　病原体为柯萨奇A组病毒。好发于夏秋季。临床表现为急起高热、咽痛、流涎、厌食、呕吐等；体检可见咽部充血，在咽腭弓、软腭、悬雍垂的黏膜上可见多个2~4mm大小、灰白色的疱疹，周围有红晕，破溃后形成小溃疡，病程大约1周。

（2）咽结合膜热　病原体为腺病毒。常发生于春夏季，散发或发生小流行。以高热、咽炎、结膜炎为特征。临床表现为高热、咽痛、眼部刺痛，体检可见咽部充血、白色点片状分泌物，周围无红晕，易于剥离；一侧或双侧滤泡性结膜炎，可伴有球结膜出血、颈及耳后淋巴结肿大。病程1~2周。

3. 并发症　小儿的急性上呼吸道感染较成人并发症多，可并发鼻窦炎、中耳炎、咽后壁脓肿、喉炎、颈淋巴结炎、支气管炎、支气管肺炎等，其中，支气管肺炎是婴幼儿时期最严重的并发症。年长儿若为溶血性链球菌感染，可并发急性肾小球肾炎和风湿热。

【辅助检查】

病毒感染时，血白细胞计数在病毒感染时偏少或正常。病毒分离和血清学检查有助于明确病原。细菌感染时，外周血白细胞增高，中性粒细胞增高，咽拭子培养可发现致病菌，C反应蛋白升高。

【治疗要点】

1. 一般治疗　以支持疗法及对症处理为主，注意预防并发症。

2. 病因治疗　单纯病毒性上呼吸道感染属于自限性疾病，尚无特异性抗病毒药物，可采用中药制剂治疗，如银翘散、板蓝根冲剂、大青叶等。若为流感病毒感染，可用磷酸奥司他韦口服；继发细菌感染者，应加用抗生素，常选用青霉素类、头孢菌素类或大环内酯类抗生素。如为溶血性链球菌感染，或既往有风湿热、肾炎病史者，可用青霉素10~14天。

3. 对症治疗　体温超过38.5℃者，可进行物理降温或遵医嘱药物降温；对热性惊厥者，给予镇静、止惊处理；对鼻塞者，可酌情给予减充血剂；咽痛者可含服咽喉片。

【护理评估】

1. 健康史　评估患儿的发病情况，有无"受凉"史，近期是否有类似疾病的接触史；有无营养不良、维生素D缺乏性佝偻病、先天性心脏病等基础疾病，使患儿抵抗力下降，易患本病，且多有反复发作病史。

2. 身体状况　评估患儿呼吸道局部症状，是否出现喷嚏、鼻塞、流涕、咽部不适、高热、烦躁不安、哭闹等全身症状，部分患儿甚至出现热性惊厥；评估患儿有无食欲不振、呕吐、腹痛、腹泻等消化道症状。

3. 社会–心理状况　本病症状多数较轻，家长在患儿起病初期多不重视，但部分患儿起病急，出现高热甚至发生惊厥等严重表现。应注意评估家长对本病的认识程度，是否有担心病情恶化等焦虑现象；特殊类型上感可引起局部区域流行，应注意评估流行病学情况。

【护理诊断/护理问题】

1. 体温过高　与上呼吸道炎症有关。

2. 舒适度减弱　与鼻塞、流涕、喷嚏、咽痛等有关。

3. 潜在并发症　热性惊厥。

4. 知识缺乏　患儿家长缺乏上呼吸道感染护理与预防的相关知识。

【护理措施】

1. 一般护理

（1）休息与活动　患儿应卧床休息，减少活动，保持室内安静；居室定时通风，保持室内空气清新，但应避免对流风；维持室内温度在 18~22℃，湿度 50%~60%；患儿衣着、被子不宜过多、过厚，以免影响机体散热；保持皮肤清洁，及时更换被汗液浸湿的衣被。

（2）饮食护理　鼓励患儿多喝水，保证摄入充足的水分，入量不足者，可采用静脉补液。给予易消化、含维生素丰富的清淡食物，少量多餐。

2. 对症护理

（1）发热的护理　密切观察体温变化，发热患儿每 4 小时测量体温一次并记录，如为超高热或发生热性惊厥者，须 1~2 小时测温一次。体温超过 38.5℃ 时应给予降温处理，可遵医嘱使用对乙酰氨基酚或布洛芬等退热剂，防止热性惊厥的发生；不推荐使用物理降温方法，如温水擦浴、乙醇擦浴、冰敷等，会明显增加患儿不适感。退热处理 1 小时后复测体温，随时注意有无新的症状或体征出现。

（2）促进舒适　及时清除鼻腔及咽喉部分泌物和干痂，保持鼻孔周围的清洁，可在鼻孔周围皮肤涂抹凡士林、液体石蜡等，减轻分泌物的刺激。嘱患儿不要用力擤鼻，以免炎症经咽鼓管蔓延而导致中耳炎。鼻塞严重者，可先清除鼻腔分泌物，再酌情给予 0.5% 麻黄碱液滴鼻，每天 2~3 次，每次 1~2 滴，但不可连续使用 3~4 天或以上，以免出现黏膜损伤；如婴儿因鼻塞而妨碍吸吮，可在哺乳前 15 分钟滴鼻，保证鼻腔通畅。注意观察咽部充血、水肿、化脓情况，及时发现病情变化，咽部不适时可给予润喉含片或雾化吸入，保持口腔清洁，年长儿饭后漱口，口唇涂油类以免干燥，避免进食过烫、辛辣刺激性食物。

3. 用药护理　使用退热剂后应注意多饮水，以免因大量出汗而虚脱；惊厥的患儿应用镇静药物，注意观察止惊效果及药物的不良反应；使用抗生素时，注意观察有无过敏反应的发生。

4. 病情观察　密切观察患儿体温的变化，警惕热性惊厥的发生，备好急救物品和药品。注意咳嗽性质、口腔黏膜改变及皮肤有无皮疹等，以便早期发现麻疹、猩红热、百日咳、流行性脑脊髓膜炎等急性传染病。注意观察咽部充血、水肿、化脓情况，疑有咽后壁脓肿时，及时报告医生，同时要注意防止脓肿破溃后脓液流入气管引起窒息。喉炎患儿视病情轻重，可间断或持续吸氧，不仅可增加氧气吸入，且可减少喉痉挛，减轻呼吸困难和心脏负担。

5. 健康教育　指导家长掌握急性上呼吸道感染的预防知识，增强抵抗力是预防的关键。

（1）居室经常开窗通风，保持室内空气新鲜。多进行户外活动，多晒太阳，预防维生素 D 缺乏性佝偻病，加强体格锻炼，增强体质，提高抵抗力；根据气温的变化增减衣服，避免过热或过冷，提高御寒能力；合理安排生活制度，保证充足的睡眠。

（2）合理喂养，保证营养均衡，婴儿提倡母乳喂养，及时添加辅食，饮食宜清淡、易消化，纠正偏食、挑食习惯，避免出现营养不良、贫血等疾病。

（3）避免去人多拥挤及通风不良的场所，防止交叉感染，保证室内空气的清新、流通。在集体托幼机构中，如有呼吸道感染流行，应早期隔离患儿，积极治疗患儿，也可用食醋熏蒸法消毒居室空气。

👁 **看一看**

儿童药物降温措施

儿童使用退热药物首推对乙酰氨基酚和布洛芬，建议每次疾病过程中选择一种药物。不推荐两种药物联合使用，也不推荐交替使用。解热镇痛药物不能有效地预防热性惊厥的发生。

第三节 急性感染性喉炎

急性感染性喉炎是指喉部黏膜急性弥漫性炎症，以犬吠样咳嗽、声音嘶哑、喉鸣和吸气性呼吸困难为临床特点，多发生于冬春季节，婴幼儿多见。

【病因】

病毒或细菌感染均可引起，也可并发于麻疹、流感等急性传染病。常见的病毒有副流感病毒、流感病毒和腺病毒；常见的细菌有金黄色葡萄球菌、肺炎链球菌。由于儿童喉腔狭小，黏膜薄嫩，血管丰富，发生炎症时易充血、水肿而出现喉梗阻。

【临床表现】

起病急，症状重。可有不同程度的发热、犬吠样咳嗽、声音嘶哑、吸气性喉鸣和三凹征。严重时可出现发绀、烦躁不安、面色苍白、心率加快、吸气性呼吸困难等症状。体检可见咽部充血，间接喉镜检查可见喉部及声带充血、水肿。一般白天症状轻，夜间入睡后喉部肌肉松弛，分泌物阻塞而梗阻加重，若抢救不及时，可窒息死亡。按吸气性呼吸困难的轻重程度，将喉梗阻分为四度（表8-3）。

表8-3 急性感染性喉炎喉梗阻分度

分度	临床特点	体征
Ⅰ度	患儿安静时无症状，仅于活动或哭闹后出现吸气性喉鸣和呼吸困难	听诊肺部呼吸音及心率均无改变
Ⅱ度	患儿安静时有喉鸣和吸气性呼吸困难	肺部听诊可闻及喉传导音或管状呼吸音，心率加快
Ⅲ度	除上述喉梗阻症状外，患儿因缺氧出现烦躁不安、口唇及指、趾发绀，双眼圆睁，惊恐万状，头面部出汗	肺部呼吸音明显减弱，心率快，心音低钝
Ⅳ度	患儿逐渐衰竭，昏睡或昏迷，面色苍白或发灰，由于无力呼吸，三凹征可不明显	肺部呼吸音几乎消失，仅有气管传导音，心律不齐，心音低钝

【治疗要点】

保持呼吸道通畅，缺氧者给予吸氧，烦躁不安者要及时镇静，痰多者选用祛痰剂；不宜使用氯丙嗪和吗啡。如为病毒感染，可选用利巴韦林；如考虑为细菌感染，及时给予抗菌药物，可选用青霉素、大环内酯类或头孢菌素类抗生素。选用糖皮质激素抗炎、抑制变态反应，以减轻喉头水肿、缓解喉梗阻。轻症可口服泼尼松，Ⅱ度以上患儿静脉滴注地塞米松、氢化可的松或甲泼尼龙。吸入型糖皮质激素，如布地奈德混悬液雾化吸入，可促进黏膜水肿消退。若经上述处理后仍严重缺氧或有Ⅲ度以上喉梗阻者，应立即进行气管插管，必要时行气管切开。

【护理诊断/护理问题】

1. 低效性呼吸型态 与喉头水肿有关。

2. 有窒息的危险　与喉梗阻有关。

3. 体温过高　与感染有关。

4. 焦虑　与呼吸困难不能缓解有关。

【护理措施】

1. 一般护理　保持室内空气新鲜，室温控制在 18～22℃，湿度 50%～60%，注意休息，保持安静，置患儿于舒适体位。

2. 对症护理

（1）改善呼吸功能　可给予半坐卧位或抬高床头，及时吸氧。

（2）保持呼吸道通畅，预防窒息　及时清除患儿口鼻腔分泌物，遵医嘱给予雾化吸入，有利于缓解喉头水肿，改善通气。注意观察患儿的呼吸、心率、精神状态、呼吸困难的程度，随时做好气管切开的准备，以备急救。

（3）发热的护理　密切监测患儿体温变化，高热患儿宜采取相应的降温措施，防止热性惊厥的发生。给予清淡、易消化的流质或半流质饮食，保证营养和水分供应。

3. 心理护理　由于起病急、症状重，患儿极度紧张、烦躁不安，护理人员应守护在床旁，通过暗示、诱导等方法使患儿情绪逐渐趋于稳定；允许家长陪护在患儿身边，避免患儿产生分离性焦虑；病情平稳后，通过讲故事或做游戏等活动转移其注意力，使患儿主动配合治疗和护理；耐心解答家长的疑问，并适当开展健康教育，提高家长的应对能力。

4. 健康教育　关心患儿，及时向家长解释病情的发展和可能采取的治疗方案；指导家长正确护理患儿，若患儿夜间或睡眠时病情突然加重，可立即给予吸入湿润的空气，减轻喉部水肿症状，增加户外活动，加强体格锻炼，提高机体抵抗力。

第四节　急性支气管炎

急性支气管炎是指由各种病原体引起的支气管黏膜的急性炎症，气管常同时受累，故又称急性气管支气管炎。本病大多数继发于上呼吸道感染，或为急性呼吸道传染病如流感、麻疹、百日咳、猩红热等的一种表现。婴幼儿多见。

【病因】

病原为各种病毒、细菌，或为混合感染。能引起上呼吸道感染的病原体皆可引起支气管炎，较常见的细菌有肺炎链球菌、溶血性链球菌。特异性体质、免疫功能低下、营养障碍、佝偻病和支气管结构异常等均为本病的危险因素。

【临床表现】

多先有上呼吸道感染症状，之后以咳嗽为主要症状，初为干咳，以后有痰。婴幼儿症状较重，常有发热、精神不振、食欲不佳或呕吐、腹泻等症状。一般无全身症状。体检肺部呼吸音粗糙，或有不固定的散在干啰音和粗中湿啰音，常在体位改变或咳嗽后随分泌物的排出而减少或消失。婴幼儿因有痰不易咳出，可有痰鸣音。

哮喘性支气管炎是婴幼儿时期有哮喘表现的一类特殊类型的急性支气管炎。除了具有急性支气管炎的临床特点外，还常有湿疹或其他过敏史，或出现类似哮喘的表现，表现为呼气性呼吸困难，肺部叩诊呈鼓音，听诊两肺布满哮鸣音及少量的粗湿啰音，有反复发作的倾向。本病随年龄增长逐渐痊愈，仅有少数发展为支气管哮喘。

【治疗要点】

主要是控制感染和对症治疗,如化痰、止咳、平喘等。病毒感染时,采用抗病毒药物治疗;对年幼体弱儿或有发热、痰多而黄,白细胞增多时须考虑为细菌感染,使用抗生素。一般不用镇咳剂或镇静剂,以免抑制咳嗽反射,影响痰液排出。痰液黏稠时,可用祛痰药物,如氨溴索、N-乙酰半胱氨酸等。喘憋严重时应用支气管舒张剂,可雾化吸入沙丁胺醇或硫酸特布他林等 β₂ 受体激动剂,或使用氨茶碱;也可以吸入糖皮质激素,如布地奈德混悬液。喘息严重者短期使用糖皮质激素,如口服泼尼松 3~5 天。烦躁不安者慎用镇静剂。

【护理诊断/护理问题】

1. 清理呼吸道无效　与痰液黏稠不易咳出有关。

2. 体温过高　与细菌感染或病毒感染有关。

3. 知识缺乏　家长缺乏有关本病的护理及预后知识。

【护理措施】

1. 一般护理

（1）**休息与活动**　保持室内空气清新,温湿度适宜,避免痰液干燥,可利于排痰。避免剧烈活动和游戏,注意休息。

（2）**饮食护理**　保证充足的水分及营养,鼓励患儿多饮水,稀释痰液,利于咳出。

2. 对症护理

（1）**保持呼吸道通畅**　及时清除鼻腔分泌物及鼻痂,保持呼吸道的通畅。鼓励患儿多饮水,使痰液稀释易于咳出;对分泌物黏稠者,注意提高病室湿度,以湿化空气,湿润呼吸道,也可使用超声雾化吸入。对无力咳嗽或卧床患儿,应经常变换患儿体位,拍击背部,指导并鼓励患儿有效咳嗽,使呼吸道分泌物易于排出;可采用氧气雾化吸入,有利于痰液的稀释排出。若有呼吸困难、发绀,应立即吸氧,并协助医生积极处理。

（2）**发热的护理**　注意休息,监测体温,体温超过 38.5℃ 时采取降温措施,以防发生热性惊厥。

3. 药物护理　遵医嘱使用抗生素、糖皮质激素、止咳祛痰剂和平喘剂。用药后,注意观察药物疗效和副作用。

4. 健康教育　加强营养,增强体质。积极开展户外活动,进行体格锻炼,增强机体对气温变化的适应能力。在呼吸道疾病流行期间,不要让小孩到公共场所,以免交叉感染。积极预防营养不良、佝偻病、贫血和各种传染病,按时预防接种,增强机体的免疫能力。

第五节　肺　炎

肺炎是指由不同病原体或其他因素（吸入或过敏）所致的肺部炎症,多由急性上呼吸道感染或支气管炎向下蔓延所致,以发热、咳嗽、气促、呼吸困难和肺部固定湿啰音为主要临床表现,严重者可出现循环、消化、神经系统相应症状。肺炎是儿科常见病,也是我国 5 岁以下小儿死因的第一位,被列为我国儿童保健重点防治的"四病"之一。一年四季均可发病,以冬春季节多见。

【肺炎分类】

1. 病因分类

（1）**病毒性肺炎**　呼吸道合胞病毒、腺病毒、流感病毒、副流感病毒、鼻病毒和肠道病毒等。

（2）**细菌性肺炎**　肺炎链球菌、流感嗜血杆菌、金黄色葡萄球菌、大肠埃希菌、肺炎克雷伯菌、军团菌等。

（3）支原体肺炎　由肺炎支原体引起。

（4）衣原体肺炎　由沙眼衣原体和肺炎衣原体引起。

（5）真菌性肺炎　由白色念珠菌、隐球菌等引起。

（6）原虫性肺炎　包括肺包虫病、肺弓形虫病等。

（7）非感染性因素引起的肺炎　吸入性肺炎、坠积性肺炎、过敏性肺炎等。

2. 病理分类　分为大叶性肺炎、支气管肺炎和间质性肺炎。

3. 病程分类

（1）急性肺炎　病程 <1 个月。

（2）迁延性肺炎　病程为 1~3 个月。

（3）慢性肺炎　病程 >3 个月。

4. 病情分类

（1）轻症肺炎　主要为呼吸系统表现，其他系统仅轻微受累。

（2）重症肺炎　除呼吸系统表现外，其他系统亦严重受累，可有器官衰竭及全身中毒症状，甚至危及生命。

5. 临床表现典型与否分类

（1）典型肺炎　肺炎链球菌、金黄色葡萄球菌、流感嗜血杆菌、大肠埃希菌等引起的肺炎。

（2）非典型肺炎　肺炎支原体、衣原体、军团菌、某些病毒（如汉坦病毒、新型冠状病毒）等引起的肺炎。

6. 肺炎发生地区分类

（1）社区获得性肺炎　健康儿童在医院外获得的感染性肺炎。

（2）医院获得性肺炎　患儿入院时不存在、也不处于潜伏期而在入院 48 小时后发生的感染性肺炎，包括在医院感染而于出院 48 小时内发生的肺炎。

支气管肺炎是儿童最常见的肺炎，主要多见于 2 岁以下儿童，起病急，四季均可发病，以冬春季节多见，下面进行详细介绍。

【病因】

1. 病原体　本病最常见为细菌和病毒感染，也可由病毒、细菌"混合感染"。发展中国家以细菌感染为主，以肺炎链球菌多见；发达国家以病毒感染为主，最常见的病毒是呼吸道合胞病毒，其次为腺病毒、流感病毒和副流感病毒等。近年来，肺炎支原体、衣原体和流感嗜血杆菌感染有增加趋势。

2. 环境因素　居室拥挤、通风不良、空气污浊、冷暖失调等均可使机体的抵抗力降低，对病原体的易感性增加，易诱发肺炎的发生。

3. 内在因素　婴幼儿机体免疫功能不健全及儿童呼吸系统解剖生理特点，使婴幼儿易发生肺炎。此外，营养不良、维生素 D 缺乏性佝偻病、先天性心脏病、低出生体重儿、免疫缺陷者均易发生本病。

【病理生理】

病原体多由呼吸道侵入，少数由血行进入肺部，引起小支气管、肺泡、肺间质炎症。病理变化以肺组织充血、水肿、炎症细胞浸润为主。炎症使小支气管管腔狭窄甚至阻塞，造成通气障碍；肺泡内充满渗出物，肺泡壁因充血水肿而增厚，造成换气障碍。由于通气和换气障碍，氧进入肺泡、氧自肺泡弥散至血液和 CO_2 排出均发生障碍，血氧含量下降，致低氧血症，血液中 CO_2 浓度升高，严重者同时伴有高碳酸血症。患儿出现呼吸与心率增快，为增加呼吸深度，出现鼻翼扇动和三凹征。重者可出现呼吸衰竭。缺氧、CO_2 潴留及病原体毒素和炎症产物吸收产生毒血症，导致循环系统、消化系统、神经系统一系列改变以及酸碱平衡失调和电解质紊乱。

1. **循环系统** 缺氧使肺小动脉反射性收缩，造成肺动脉高压，使右心负荷加重；病原体和毒素侵袭心肌，引起心肌炎；肺动脉高压和中毒性心肌炎是诱发心力衰竭的主要原因。重者可出现微循环障碍、休克、弥散性血管内凝血。

2. **消化系统** 低氧血症和病原体毒素作用可引起胃肠功能紊乱，出现腹泻、呕吐，甚至发生缺氧、中毒性肠麻痹。毛细血管通透性增高，可导致消化道出血。

3. **神经系统** 缺氧和 CO_2 潴留可使脑毛细血管扩张，血流减慢，血管壁的通透性增加而致颅内压增加。严重缺氧使脑细胞无氧代谢增加，造成乳酸堆积、$Na^+ - K^+$ 离子泵转运功能障碍，引起脑细胞内钠水潴留，形成脑水肿。病原体和毒素的作用也可引起脑水肿。

4. **酸碱平衡失调和电解质紊乱** 缺氧时，体内需氧代谢障碍，酸性代谢产物增加，加上高热、进食少、脂肪分解等原因，常引起代谢性酸中毒；同时，由于 CO_2 排出受阻，可产生呼吸性酸中毒。因此，严重者存在不同程度的混合性酸中毒。缺氧和 CO_2 潴留导致肾小动脉痉挛而引起钠水潴留，抗利尿激素分泌增加，钠泵功能失调，使 Na^+ 进入细胞内，造成低钠血症（图 8-1）。

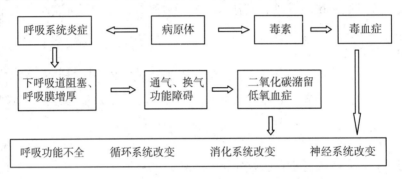

图 8-1 小儿肺炎的病理生理

【临床表现】

1. **轻症肺炎** 以呼吸系统症状为主，起病急，主要表现为发热、咳嗽、气促及肺部固定中、细湿啰音。①发热：热型不定，多为不规则热，亦可为稽留热或弛张热；新生儿、重度营养不良患儿体温可不升高。②咳嗽：较频繁，初为刺激性干咳，极期咳嗽减轻，恢复期咳嗽有痰，新生儿仅表现为口吐白沫。③气促：多发生于发热、咳嗽之后，呼吸加快，每分钟可达 40～80 次，重者可有鼻翼扇动、三凹征及唇周发绀等。④全身症状：精神不振、食欲减退、烦躁不安、轻度腹泻或呕吐。⑤典型体征：早期不明显，以后可闻及固定的中、细湿啰音。

2. **重症肺炎** 除呼吸系统症状外，常有全身中毒症状及循环、神经和消化等系统严重功能障碍。

（1）**循环系统** 可发生心肌炎、心包炎和心力衰竭。心肌炎表现为面色苍白、心动过速、心音低钝、心律不齐及心电图 ST 段下移、T 波平坦或倒置；肺炎合并心力衰竭时，可表现为骤发极度烦躁不安，明显发绀，面色苍白或发灰；安静状态下呼吸突然加快（婴儿 >60 次/分，幼儿 >50 次/分，儿童 >40 次/分）；安静状态下心率突然增快（婴儿 >180 次/分，幼儿 >160 次/分，儿童 >140 次/分）；心音低钝、奔马律、颈静脉怒张；肝脏迅速增大；少尿或无尿，眼睑或双下肢水肿。

（2）**神经系统** 脑水肿时表现为烦躁、嗜睡，眼球上窜、凝视，前囟隆起等；中毒性脑病表现为烦躁、嗜睡，双眼凝视；昏睡、昏迷、惊厥；瞳孔对光反应迟钝或消失；呼吸节律不齐，呼吸心跳解离（有心跳，无呼吸）；有脑膜刺激征，脑脊液检查压力增高。

（3）**消化系统** 可出现中毒性肠麻痹，表现为严重腹胀，膈肌升高，加重呼吸困难；听诊肠鸣音消失。重症患儿还可出现消化道出血，吐咖啡渣样物，大便潜血试验阳性或柏油样便。

（4）**弥散性血管内凝血（DIC）** 表现为血压下降、四肢凉、脉细数，皮肤、黏膜及胃肠道出血。

3. 几种不同病原体所致肺炎的特点　见表 8-4。

表 8-4　几种不同病原体所致肺炎的特点

	腺病毒肺炎	呼吸道合胞病毒肺炎	金黄色葡萄球菌肺炎	肺炎支原体肺炎
好发年龄	6 个月至 2 岁	2~6 个月	婴幼儿多见	学龄儿童多见
临床特点	起病急，中毒症状重，稽留热，热程长，咳嗽频繁，阵发性喘憋，呼吸困难、发绀等，易发生心肌炎、心衰、中毒性脑病等	起病急，低中度发热，主要症状为咳嗽、喘息、气促，重症出现明显呼吸困难、喘憋、缺氧症状	起病急，病情重，进展快，全身中毒症状明显，弛张热，皮肤可有荨麻疹或猩红热样皮疹，易并发休克、败血症、化脓病灶等	起病缓慢，常有发热，以咳嗽为突出症状，初为干咳，后转为顽固性剧咳，常有黏稠痰液
肺部体征	肺部体征出现较晚，多在高热 3~7 天后才出现湿啰音	以哮鸣音为主，肺底可闻及细湿啰音	肺部体征出现较早，可闻及中、细湿啰音	肺部体征常不明显，少数可闻及干、湿啰音
实验室检查	白细胞总数正常或偏低	白细胞总数大多正常	白细胞总数和中性粒细胞增多，可伴核左移	白细胞数正常或增多，血清冷凝集试验多阳性
胸部 X 线	大小不等片状阴影或融合成大病灶，多伴有肺气肿	小点片状、斑片状阴影，不同程度肺气肿及支气管周围炎	小片浸润阴影，可很快出现肺脓肿、肺大疱或脓胸等	支气管肺炎改变，或间质性肺炎改变，均匀一致的片状阴影，或肺门阴影增浓
治疗	抗病毒药物	抗病毒药物	苯唑西林钠等抗生素	大环内酯类抗生素

4. 并发症　早期合理治疗则并发症少见。若延误诊断或病原体致病力强，出现中毒症状或呼吸困难突然加重，体温持续不退或退而复升，应考虑有并发症的可能，如脓胸、脓气胸、肺大疱等。脓胸临床表现为高热不退、呼吸困难加重，患侧呼吸运动受限，叩诊呈浊音，听诊呼吸音减弱，积脓较多时，纵隔和气管向健侧移位，胸腔穿刺可抽出脓液；脓气胸表现为突然呼吸困难加剧、剧烈咳嗽、烦躁不安、面色发绀，叩诊呈鼓音，听诊呼吸音减弱或消失，立位 X 线检查可见液气面；肺大疱体积小者无症状，体积大者可引起呼吸困难。此三种并发症多见于金黄色葡萄球菌肺炎、耐药肺炎链球菌肺炎和某些革兰阴性杆菌肺炎。

【辅助检查】

1. 外周血检查　①细菌性肺炎：白细胞总数及中性粒细胞增高，并有核转移，血清 C 反应蛋白浓度升高；②病毒性肺炎：白细胞大多正常或降低。

2. 病原学检查　采集痰液、气管分泌物、胸腔穿刺液、肺穿刺液、血标本做细菌培养和鉴定，同时可进行药物敏感试验，如明确细菌性病原，对治疗有指导意义；病毒学检查可进行病毒分离，取感染的肺组织、支气管肺泡灌洗液、鼻咽分泌物病毒进行培养、分离是病毒病原诊断的可靠方法。

3. 胸部 X 线检查　X 线检查可见早期两肺纹理增粗，透光度减低；以后两肺出现大小不等的点状或小斑片状影，或融合成大片状阴影，以双肺的下野和中内带居多，可伴有肺气肿或肺不张改变。

【治疗要点】

采取综合措施，积极控制感染，对症治疗，改善肺的通气功能，防治并发症。

1. 控制感染　应根据不同病原菌选择敏感抗生素，使用原则为：早期、联合、足量、足疗程，重症宜经静脉途径给药。①肺炎链球菌：首选青霉素或阿莫西林；耐药者可选用头孢曲松、头孢噻肟等；青霉素过敏者选用大环内酯类抗生素，如红霉素等。②金黄色葡萄球菌：首选苯唑西林钠或氯唑西林，耐药者选用万古霉素。③流感嗜血杆菌：首选阿莫西林/克拉维酸、氨苄西林/舒巴坦；④肺炎支原体和衣原体：首选大环内酯类抗生素，如阿奇霉素、红霉素和罗红霉素。

病毒感染：可选用利巴韦林（病毒唑）、α 干扰素等抗病毒药物，部分中药制剂有一定抗病毒疗效。

抗生素用药时间应持续到体温正常后 5 ~ 7 天，临床症状基本消失后 3 天。

2. 对症治疗 有缺氧症状时，及时吸氧，行降温、止咳、祛痰、平喘治疗，纠正电解质及酸碱平衡紊乱。喘憋严重者可应用支气管解痉剂。

3. 糖皮质激素 全身中毒症状明显、有严重喘憋或呼吸衰竭、合并感染中毒性休克或出现中毒性脑病时，可短期应用糖皮质激素，如地塞米松，疗程 3 ~ 5 天。

4. 防治并发症 积极预防和治疗心力衰竭，给予吸氧、镇静、强心、利尿和血管活性药物；合并中毒性脑病者，予镇静、止惊、降低颅内压和促进脑细胞恢复等药物处理；合并中毒性肠麻痹，给予禁食、胃肠减压，也可使用酚妥拉明静脉注射；并发脓胸和脓气胸，宜早期引流。

【护理评估】

1. 健康史 详细询问发病情况，了解有无反复呼吸道感染史，发病前有无受凉或呼吸道传染病接触史；患儿有无营养不良、佝偻病、先天性心脏病、免疫功能低下等疾病，家庭成员是否有呼吸道疾病病史。

2. 身体状况 评估患儿是否有发热、咳嗽、气促等症状；观察患儿体温增高的程度、热型，咳嗽和痰液性质；检查是否有气促、发绀、鼻翼扇动、三凹征等情况；听诊肺部啰音的性质及分布情况；注意观察有无循环、神经、消化系统受累的临床表现。

3. 社会－心理状况 评估患儿和家长的心理状态，了解其对疾病防治知识的认识程度以及家庭经济情况；患儿有无因住院惧怕陌生环境，与父母分离而产生焦虑、发呆、沉闷不语或攻击行为等；评估患儿家长有无因对疾病的担忧及家庭正常生活秩序的打乱而产生焦虑不安、忧虑、抱怨等心理反应。

【护理诊断/护理问题】

1. 清理呼吸道无效 与呼吸道分泌物增多、黏稠且不易排出有关。

2. 气体交换受损 与肺部炎症造成的通气和换气障碍有关。

3. 体温过高 与肺部感染有关。

4. 营养失调：低于机体的需要量 与摄入不足、消耗增加有关。

5. 潜在并发症 心力衰竭、中毒性脑病、中毒性肠麻痹、脓胸等。

6. 知识缺乏 与患儿家长缺乏有关肺炎的护理和预防知识有关。

【护理目标】

1. 患儿能顺利有效地咳出痰液，呼吸道通畅。

2. 患儿气促、发绀症状逐渐改善以至消失，呼吸平衡。

3. 患儿体温恢复正常。

4. 患儿住院期间能得到充足的营养。

5. 患儿不发生并发症，或发生时得到及时发现和处理。

6. 患儿家长能说出有关肺炎的护理与预防要点。

【护理措施】

1. 一般护理

（1）休息与活动 保持室内安静舒适，定时开窗通风，保持空气新鲜，室温保持在 18 ~ 20℃，湿度 50% ~ 60%；注意被褥清洁、穿衣宽松，勤换尿布，保持皮肤清洁，利于患儿休息。急性期卧床休息，各项护理操作集中进行，尽量使患儿安静，减少氧耗。

（2）饮食护理 保证充足的水分及营养供给，鼓励患儿多饮水，必要时可由静脉补充；选择营养丰富、易消化的流质或半流质饮食，多饮水，少量多餐，避免过饱影响呼吸。重症不能进食者，可遵医嘱给予静脉输液，静脉输液时严格控制输液量和输液速度，滴注的速度应控制在每小时 5ml/kg 以下，最好使用输液泵，保持液体均匀滴入，以免发生心力衰竭。给予易消化、营养丰富的流质、半流质饮食，既有利于痰液的湿化，也有利于营养物质的消化吸收。

2. 对症护理

（1）维持呼吸道通畅　①清除口鼻分泌物：根据病情采取相应的体位，以利于呼吸道分泌物的排出；卧床时头、胸部稍抬高，应经常更换体位，以减少肺部淤血，促进炎症吸收；指导患儿进行有效的咳嗽，同时轻拍背部，使呼吸道分泌物易于排出。方法是：五指并拢，稍向内合掌，由下向上、由外向内地轻拍背部，边拍边鼓励患儿咳嗽，拍背时间为 10 分钟，一般以餐前或餐后 2 小时进行为宜。根据病情或病变部位，可进行体位引流。②湿化痰液：分泌物多、黏稠，影响呼吸时，可遵医嘱给予雾化吸入，使痰液变稀薄以利于咳出，必要时也可用吸痰器，吸痰不宜在患儿进食后 1 小时内进行，以免引起恶心、呕吐，吸痰压力应 <40kPa，及时清除痰液。

（2）改善呼吸功能　患儿有烦躁、口唇发绀、呼吸困难、面色灰白等缺氧表现时，应立即给氧，有助于改善发绀，改善低氧血症。给氧时，应注意给氧浓度与氧流量，一般采用鼻前庭导管给氧，主张以低浓度、低流量、温湿化给氧为宜，经湿化的氧流量为 0.5~1L/min，氧浓度不超过 40%；缺氧明显者可用面罩或头罩给氧，新生儿或婴幼儿可用面罩、氧帐、鼻塞给氧，氧流量为 2~4L/min，氧浓度50%~60%；危重患儿发生呼吸衰竭时，给予机械通气给氧，根据患儿的不同情况分别给予持续正压给氧（CPAP）、间歇正压给氧（IPPB）或呼吸终末正压给氧（PEEP）等。

（3）维持体温正常　发热可使机体代谢加快，耗氧量增加，使机体缺氧加重、消耗增加，同时又可诱发热性惊厥，故对发热者应密切监测体温变化，警惕热性惊厥的发生。遵医嘱给予降温措施，衣服和被子不宜过多、过紧，以免影响散热，出汗后及时更换衣服。

3. 用药护理　遵医嘱给予支气管解痉、祛痰药，遵医嘱使用抗生素治疗肺部炎症、改善通气，并注意观察药物疗效及不良反应。

？ 想一想

婴幼儿容易感染呼吸系统疾病，特别是冬春季。因护理不当等原因，小儿易患肺炎，患儿会出现发热、咳嗽、气促、呼吸困难等症状，严重时会累及其他系统，严重威胁小儿健康。如果你是一名儿科护士，如何指导家长进行发热的护理呢？

答案解析

4. 密切观察病情　①如果患儿出现烦躁不安、面色苍白、气喘加剧、呼吸加快（>60 次/分），并有心率加速、出现心音低钝或奔马律、肝脏短时间内急剧增大，考虑肺炎合并心力衰竭，应及时报告医师，立即给予吸氧并减慢输液速度。②应密切观察患儿神志情况、瞳孔的变化及肌张力等，若有烦躁或嗜睡、惊厥、昏迷、呼吸不规则、肌张力增高等颅内高压表现，应考虑脑水肿、中毒性脑病的可能，需及时报告医生并配合抢救。③观察有无腹胀、肠鸣音是否减弱或消失及是否有便血，以便及时发现中毒性肠麻痹和胃肠道出血。④并发脓气胸时，出现剧咳、气急加重、烦躁不安、呼吸困难、发绀加重，必须时行紧急胸腔穿刺抽液和抽气。

5. 健康教育　指导家长加强患儿的营养，培养良好的饮食和卫生习惯，增强体质。进食高蛋白、高维生素饮食，增加户外活动，提高对气温变化的适应能力。从小养成锻炼身体的好习惯，尤其加强呼吸运动锻炼，改善呼吸功能。积极预防、治疗容易引起呼吸系统急性炎症的疾病，如营养不良、佝偻病、贫血及先天性心脏病等。教育患儿养成良好的卫生习惯，不随地吐痰，防止病菌污染空气而传染他人。做好对家长的卫生宣传工作，在肺炎高发季节，对易患肺炎的高危儿加强卫生管理，劝阻他们不要到公共场所去，以防交叉感染。

【护理评价】

1. 患儿能否有效排痰，呼吸困难症状是否消失。
2. 患儿能否维持正常的呼吸功能。
3. 患儿体温能否维持在正常范围。
4. 患儿营养状况是否良好，是否实现预期目标。
5. 患儿能否维持足够的心排血量，无其他并发症发生。
6. 患儿家长有关肺炎防治与护理的知识是否有所增加。

❤ 护爱生命

我国卫生健康主管部门将肺炎列为儿童四病防治的首位，年龄越小，肺炎越重，病死率越高，严重威胁儿童的健康。儿童是国家的未来、民族的希望，应优先保障儿童健康，使儿童的常见疾病得到有效防治，加大科学育儿、预防疾病、及时就医、合理用药、合理膳食、应急避险、心理健康等知识和技能的宣传普及力度。促进儿童健康成长，能够为国家可持续发展提供宝贵资源和不竭动力，是建设社会主义现代化强国、实现中华民族伟大复兴中国梦的必然要求。

第六节　支气管哮喘

支气管哮喘简称哮喘，是一种气道慢性炎症性疾病，导致易感体气道高反应性，当接触物理、化学、生物等刺激因素时，发生广泛多变的可逆性气流受限，从而引起反复发作的喘息、咳嗽、气促、胸闷等症状，常在夜间和（或）清晨发作或加剧，多数患儿可经治疗而缓解或自行缓解。支气管哮喘是儿童最常见的慢性呼吸道疾病。

【病因】

尚未完全清楚。70%～80%的儿童哮喘发病于5岁以前，约20%的患儿有家族史，特异反应性体质或过敏体质与本病的形成关系很大，多数患儿有婴儿湿疹、变应性鼻炎和（或）食物（药物）过敏史。早期防治至关重要。

常见的危险因素有以下几种。①吸入过敏原：包括室内的尘螨、动物毛屑及排泄物、蟑螂、真菌等，室外的花粉、真菌等。②食入过敏原：包括牛奶、鱼、虾、螃蟹、鸡蛋和花生等。③呼吸道感染：多见于病毒及支原体感染，是诱发儿童哮喘的最常见因素。④强烈的情绪变化：如大哭、大笑、生气或愤怒等。⑤运动和过度通气。⑥冷空气。⑦药物和食品添加剂：如阿司匹林、非甾体类抗炎药物。⑧职业粉尘及气体：如强烈气味（被动吸烟）、粉尘等。

【发病机制】

支气管哮喘发病机制极为复杂，尚未完全清楚，与免疫、神经、精神、内分泌因素、遗传和神经信号通路密切相关。气道慢性炎症被认为是哮喘的本质。一些患儿哮喘发作与情绪有关，其原因不明。哮喘具有遗传倾向，患儿及其家庭成员患过敏性疾病和特应性体质者，其哮喘发生率明显高于正常人群。

【临床表现】

本病以咳嗽、喘息、呼吸困难、胸闷为典型表现，常反复发作，以夜间和清晨为重。婴幼儿起病缓慢，年长儿大多起病较急，发作前常有刺激性干咳、喷嚏、流涕、胸闷等表现，随后出现喘息、咳嗽、咳白色黏痰，伴有呼气性呼吸困难和喘鸣声。重者烦躁不安，面色苍白，鼻翼扇动，口唇及指甲发绀，呼吸困难，大汗淋漓，端坐呼吸。体检可见桶状胸、三凹征，听诊两肺布满哮鸣音，严重者气道广泛堵塞，哮鸣音可消失，称"闭锁肺"，是哮喘最危险的体征。叩诊鼓音，膈肌下移，心浊音界缩小，提示发生肺气肿；发作间歇，多数患儿可无任何症状和体征。

不典型表现为运动或体力劳动时乏力、气促或胸闷。婴幼儿哭闹或玩耍后出现喘息或喘鸣音，或仅有夜间或清晨的咳嗽。儿童慢性或反复咳嗽有时可能是支气管哮喘的唯一症状，也就是咳嗽变异性哮喘，常在夜间和清晨发作，运动可加重咳嗽。

若哮喘严重发作，经合理应用缓解药物后仍有严重或进行性呼吸困难，称哮喘危重状态（哮喘持续状态）；如支气管阻塞未及时得到缓解，可迅速发展为呼吸衰竭，直接威胁生命。

👁 **看一看**

儿童哮喘的评估

1. 评估内容　①哮喘控制评估（包括症状控制和将来不良后果危险因素）；②治疗方面问题评估，特别是吸入技术和依从性；③并存疾病的评估。

2. 哮喘症状控制评估的评估指标　在过去4周是否有以下情况：①6岁及以上儿童白天症状＞每周2次（≤5岁儿童为＞每周1次）；②因为哮喘而夜间惊醒；③6岁及以上儿童应急药物使用＞每周2次（≤5岁儿童为＞每周1次）；④任何因为哮喘的活动受限。四项均无，为控制良好；有其中任何1~2项，为部分控制；有其中任意3~4项，为未控制。

【辅助检查】

1. 肺功能监测　是诊断哮喘的重要手段，也是评估哮喘病情严重程度和控制水平的重要依据，适用于5岁以上患儿。哮喘时，第一秒用力呼气量/用力肺活量（FEV1/FVC）降低，呼气峰流速（PEF）降低。呼气峰流速的日间变异率是诊断哮喘和反映哮喘严重程度的重要指标。如PEF日间变异率≥13%有助于确诊为哮喘。

2. 胸部X线检查　急性期，胸部X线正常或呈间质性改变，可有肺气肿或肺不张。

3. 变应原试验　是诊断变态反应性疾病的首要手段。血清特异性IgE测试也有助于了解患儿过敏状态，协助哮喘诊断。

【治疗要点】

坚持长期、持续、规范、个性化的治疗原则，祛除病因、控制发作和预防复发。注重药物和非药物治疗相结合，重视哮喘防治教育、避免接触变应原、生命质量的提高等方面。

治疗哮喘的药物有缓解药物和控制药物。急性期发作，使用缓解药物，包括吸入型速效β₂受体激动剂、抗胆碱能药物、茶碱等。哮喘慢性持续期，使用控制药物，包括糖皮质激素、白三烯调节剂、缓释茶碱、长效β₂受体激动剂、肥大细胞膜稳定剂等。β₂受体激动剂是目前哮喘急性发作期治疗中最有效、临床应用最广的支气管舒张剂。

【护理诊断/护理问题】

1. 低效性呼吸型态　与支气管痉挛、气道阻力增加有关。

2. 清理呼吸道无效　与呼吸道分泌物黏稠、体弱无力排痰有关。

3. 潜在并发症　呼吸衰竭、心力衰竭。

4. 焦虑　与哮喘反复发作有关。

5. 知识缺乏　缺乏哮喘的防护知识。

【护理措施】

1. 一般护理

（1）休息与活动　为患儿提供舒适安静的环境，空气清新，温湿度适宜，使患儿注意休息，保持空气流通，避免接触有害气味、花草、地毯、皮毛、烟及飞尘等。安抚患儿，避免情绪激动。

（2）饮食护理　给予营养丰富、清淡的流质或半流质饮食，避免食用可诱发哮喘的食物，如鱼、虾、蛋等。

2. 对症护理　维持气道通畅，缓解呼吸困难。

（1）为利于呼吸，使患儿采取坐位或半卧位；给予患儿鼻导管或面罩吸氧，氧浓度不宜过高，40%为宜。定时进行血气分析，及时调整氧流量，保持 PaO_2 为 9.3～12.0kPa（70～90mmHg）。

（2）给予雾化吸入、背部叩击或体位引流等方法，促进痰液排出；鼓励患儿多饮水，防止呼吸道分泌物黏稠而形成痰栓；对痰液多而无力咳出者，及时吸痰。

（3）教会并鼓励患儿做深而慢的呼吸运动。

3. 用药护理　遵医嘱进行药物治疗，给予支气管扩张剂和糖皮质激素，吸入治疗具有用量少、起效快、副作用小等优点，是首选的药物治疗方法。

4. 密切观察病情变化　注意观察患儿呼吸困难的表现及病情变化。观察患儿有无大量出汗、疲倦、发绀情况，是否有烦躁不安、气喘加剧、心率加快以及肝脏短时间内迅速增大的情况，警惕并发症的发生，警惕哮喘危重状态的发生，及时报告医生共同抢救。

5. 心理护理　哮喘发作时，安抚并守护在患儿身边，鼓励患儿将不适及时告诉医护人员，尽量满足患儿的合理要求。向患儿及家长解释哮喘的诱因及治疗过程，指导家长用正确态度对待患儿，采取措施以缓解患儿恐惧心理。

6. 健康教育

（1）指导呼吸运动，加强呼吸肌的功能　运动前，先清除呼吸道分泌物。①腹部呼吸运动：平躺，双手平放在身体两侧，膝弯曲，脚平放。用鼻连续吸气并放松上腹部，但胸部不扩张，缩紧双唇，慢慢吐气，直到吐完，重复以上动作10次。②向前弯曲运动：坐在椅上，背伸直，头向前向下低至膝部，使腹肌收缩，慢慢上升躯干并由鼻吸气，扩张上腹部，胸部保持直立不动，由口将气慢慢吹出。③胸部扩张运动：坐在椅子上，将手掌放在左右两侧的最下肋骨上，吸气，扩张下肋骨，然后由口吐气，收缩上胸部和下腹部，用手掌下压肋骨，可将肺底部的空气排出，重复以上动作10次。

（2）用药方法及预防知识　指导家长给患儿加强营养，多进行户外活动，多晒太阳，增强体质，预防呼吸道感染。指导患儿及家长确认哮喘发作的诱因，避免接触可能的变应原，祛除各种诱发因素；教会患儿及家长对病情进行监测，辨认哮喘发作的早期征象、发作表现并掌握适当的处理方法。教会患儿及家长选用长期预防与快速缓解的药物，正确安全用药，在适当时候及时就医，以控制哮喘严重发作。

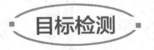

目标检测

答案解析

一、单项选择题

1. 婴幼儿易患呼吸道感染的主要原因是（　　）

　　A. 呼吸道短　　　　　　　B. 呼吸道长　　　　　　　C. 呼吸道黏膜薄嫩

　　D. 呼吸道免疫功能差　　　E. 呼吸频率快

2. 呼吸系统以（　　）为界，分为上、下呼吸道

    A. 咽部　　　　　　　　　B. 环状软骨　　　　　　　　C. 气管

    D. 支气管分叉处　　　　　E. 会厌和喉

3. 健康幼儿的呼吸次数是每分钟（　　）

    A. 15～20 次　　　　　　　B. 25～30 次　　　　　　　　C. 35～40 次

    D. 45～50 次　　　　　　　E. 55～60 次

4. 婴幼儿上呼吸道感染易并发中耳炎的主要原因是（　　）

    A. 咽鼓管较宽、短，呈水平位　　　　　　　B. 咽鼓管较窄、长、呈斜位

    C. 咽鼓管淋巴组织丰富　　　　　　　　　　D. 咽鼓管易充血水肿

    E. 咽鼓管缺少分泌型 IgA

5. 急性咽结合膜热的病原体为（　　）

    A. 腺病毒　　　　　　　　B. 柯萨奇病毒　　　　　　　C. 鼻病毒

    D. 金黄色葡萄球菌　　　　E. 白色念珠菌

6. 小儿与成人急性呼吸道感染最重要的不同点是（　　）

    A. 有发热　　　　　　　　B. 鼻塞较重　　　　　　　　C. 咽充血明显

    D. 并发症较多　　　　　　E. 颌下淋巴结肿大明显

7. 小儿肺炎并发心力衰竭主要是由于（　　）

    A. 循环充血和高血压　　　　　　　　　　　B. 末梢循环衰竭和心肌间质水肿

    C. 心率过快　　　　　　　　　　　　　　　D. 肺动脉高压和中毒性心肌炎

    E. 脓胸、脓气胸

8. 婴幼儿时期最常见的肺炎是（　　）

    A. 支原体肺炎　　　　　　B. 大叶性肺炎　　　　　　　C. 间质性肺炎

    D. 病毒性肺炎　　　　　　E. 支气管肺炎

9. 小儿细菌性肺炎最主要的病原体为（　　）

    A. 金黄色葡萄球菌　　　　B. 大肠埃希菌　　　　　　　C. 肺炎链球菌

    D. 流感嗜血杆菌　　　　　E. 肺炎克雷伯菌

10. 金黄色葡萄球菌肺炎患儿突然出现呼吸急促，首先应考虑（　　）

    A. 高热　　　　　　　　　B. 酸中毒　　　　　　　　　C. 肺炎加重

    D. 脓气胸　　　　　　　　E. 心力衰竭

11. 重症肺炎患儿出现严重腹胀、肠鸣音消失大多是由于（　　）

    A. 消化功能紊乱　　　　　B. 低钠血症　　　　　　　　C. 中毒性肠麻痹

    D. 低钾血症　　　　　　　E. 中毒性脑病

12. 对支原体肺炎敏感的抗生素是（　　）

    A. 青霉素　　　　　　　　B. 先锋霉素　　　　　　　　C. 复方甲基异噁唑

    D. 红霉素　　　　　　　　E. 利巴韦林

13. 小儿轻症肺炎与重症肺炎最主要的区别是（　　）

    A. 咳嗽的剧烈程度　　　　　　　　　　　　B. 肺部听诊湿性啰音是否固定

    C. 有无循环等系统明显受累的表现　　　　　D. 有无发绀

    E. 胸部 X 线有无肺气肿

14. 护理肺炎病儿时，尤其应注意（　　）

    A. 做好口腔护理　　　　B. 休息　　　　　　　　C. 保持呼吸道通畅

    D. 进食清淡食物　　　　E. 加强皮肤护理

15. 重症肺炎常见的酸碱平衡紊乱是（　　）

    A. 代谢性酸中毒　　　　B. 代谢性碱中毒　　　　C. 呼吸性酸中毒

    D. 呼吸性碱中毒　　　　E. 混合性酸中毒

16. 患儿，男，2岁。咳嗽3天，体温38℃，双肺有干性及不固定湿啰音。其诊断应首先考虑是（　　）

    A. 支气管肺炎　　　　　B. 急性支气管炎　　　　C. 急性上呼吸道感染

    D. 毛细支气管炎　　　　E. 支气管异物

17. 患儿，女，4岁。因呼吸困难3小时就诊。查体：体温38.2℃，烦躁不安，呼吸急促，三凹征，咳嗽如犬吠，双肺呼吸音粗，可闻及吸气性喘鸣音，心率124次/分。考虑为（　　）

    A. 气管异物　　　　　　B. 支气管哮喘　　　　　C. 急性喉炎

    D. 白喉　　　　　　　　E. 慢性支气管炎

18. 患儿，男，3岁。2天前受凉后出现发热、鼻塞严重、烦躁不安等上感症状。护士为患儿用0.5%麻黄碱液滴鼻的频率为（　　）

    A. 哺乳后5分钟　　　　B. 哺乳前5分钟　　　　C. 哺乳前15分钟

    D. 哺乳前30分钟　　　　E. 每小时一次

二、综合问答题

1. 急性感染性喉炎喉梗阻如何分度？

2. 小儿肺炎按病程如何分类？

3. 小儿肺炎的主要护理问题有哪些？

（杨丽娜）

书网融合……

📄 重点回顾　　　📱 微课　　　📋 习题

第九章　循环系统疾病患儿的护理

PPT

学习目标

知识目标：

1. 掌握　儿童心率、血压的正常值范围；先天性心脏病的分类、临床表现及护理措施；病毒性心肌炎的临床表现；充血性心力衰竭的临床表现及用药护理。

2. 熟悉　胎儿血液循环和出生后血液循环的改变；先天性心脏病的病因、血流动力学改变及治疗原则。

3. 了解　小儿循环系统解剖生理特点；病毒性心肌炎的病因及治疗要点。

能力目标：

能运用所学知识对常见先天性心脏病和病毒性心肌炎提出护理诊断，制定护理计划并实施护理措施。

素质目标：

具有对先天性心脏病患儿的同理心及爱心。

📖 导学情景

情景描述： 晨晨出生后 4 个月起青紫明显，哭闹时尤为严重，是个名副其实的"紫娃娃"。竖抱晨晨时，他喜欢将双膝屈曲，大腿贴近腹部。一天吃奶时，晨晨出现了呼吸困难、烦躁，并且青紫加重，后来还昏厥了，父母赶紧带他到医院就诊。

情景分析： 根据上述情况，判断晨晨患了先天性心脏病：法洛四联症。法洛四联症是先心病中最严重的类型之一。体检可见患儿生长发育迟缓，青紫和杵状指（趾）。患儿常在吃奶或哭闹后出现缺氧发作。此外，婴儿常喜竖抱时将双膝屈曲，大腿贴腹部，侧卧时双膝屈曲。由于长期缺氧、红细胞增多，血液黏稠度高，血流变慢引起脑血栓、脑脓肿。因此，护理要点主要是常饮水、预防感染、纠正脱水，避免缺氧发作及血栓的形成。

讨论： 先天性心脏病分为哪几类？每一类型的主要特点是什么？

学前导语： 各类先心病的临床表现不尽相同，治疗与护理的要点也有区别。各类先心病病情观察的要点分别有哪些？

第一节　儿童循环系统解剖生理特点

一、心脏的胚胎发育

胚胎发育至第 2 周，开始形成原始心脏，原始心脏是一个纵直管道，由外表收缩环把它分为心房、心室、心球三部分。胚胎第 4 周时，心房和心室是共腔的，房和室的划分最早是在房室交界处的背、腹面各长出一心内膜垫，最后两垫相接，将心脏分为心房和心室。心球在以后逐渐形成心室的流出道。心脏在胚胎第 4 周开始有循环作用；胚胎第 8 周，房室中隔完全形成，即成为具有四腔的心脏。所以，心脏胚胎发育的关键时期是胚胎第 2~8 周，在此期间如受到某些物理、化学和生物因素的影响，则易引起心血管发育畸形。

二、胎儿血液循环和出生后的改变

（一）正常胎儿的血液循环

胎儿时期的营养和气体交换是通过脐血管和胎盘与母体之间以弥散方式进行的。由胎盘来的动脉血经脐静脉进入胎儿体内，至肝下缘分成两支。一支入肝，与门静脉血汇合后，经肝静脉流入下腔静脉；另一支经静脉导管入下腔静脉，与来自下半身的静脉血混合，共同流入右心房。由于下腔静脉瓣的阻隔，来自下腔静脉的混合血（以动脉血为主）流入右心房后，约 1/3 经卵圆孔流入左心房，再经左心室入升主动脉，主要供应心、脑及上肢，其余的流入右心室。来自上半身回流的静脉血经上腔静脉流入右心房后，绝大部分与来自下腔静脉的混合血一起经右心室，进入肺动脉。由于胎儿肺呈压缩状态，进入肺动脉的血液只有少量流入肺，经肺静脉回到左心房；其余大部分的血液经动脉导管流入降主动脉（以静脉血为主），供应腹腔器官及下肢，最后经过脐动脉回至胎盘，重新进行营养和气体交换（图 9-1）。

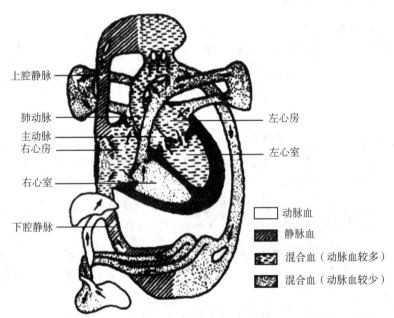

上腔静脉

肺动脉 —— 左心房
主动脉
右心房 —— 左心室

右心室

下腔静脉

动脉血
静脉血
混合血（动脉血较多）
混合血（动脉血较少）

图 9-1　正常胎儿血液循环示意图

综上，胎儿血液循环有以下特点：①胎儿营养物质和气体是通过脐血管、胎盘与母体进行交换的；②静脉导管、卵圆孔、动脉导管是胎儿血液循环的特殊通道；③因为肺无呼吸，所以胎儿只有体循环而无有效的肺循环；④胎儿时期左、右心脏都向全身供血；⑤除脐静脉内是动脉血外，胎儿体内大多为混合血；⑥肝脏的血液含氧最丰富，其次是心、脑及上半身，腹腔器官和下半身血液含氧最少。

（二）出生后血液循环的改变

1. 脐带结扎　出生后，新生儿脐血管被阻断，呼吸建立，肺泡扩张，肺循环压力下降，肺脏开始进行有效的气体交换。脐血管在血流停止后 6~8 周完全闭锁，形成韧带，脐动脉变成膀胱韧带，脐静脉变成肝圆韧带。

2. 卵圆孔关闭　肺膨胀后，肺血流量明显增多，由肺静脉回流到左心房的血液增多，左心房压力因而也增高。当左心房压力超过右心房压力时，卵圆孔发生功能上的关闭，生后 5~7 个月时，卵圆孔解剖上大多闭合，15%～20%的人可保留卵圆孔，但无左向右分流。

3. 动脉导管闭合　由于肺循环压力降低和体循环压力升高，动脉导管处逆转为左向右分流，同时，自主呼吸使血氧增高，动脉导管壁平滑肌受到刺激后收缩，流经动脉导管的血流逐渐减少，最后停止，形成功能性关闭。约80%的婴儿于生后3个月、95%的婴儿于生后1年内，动脉导管解剖上关闭，形成动脉韧带。若动脉导管持续未闭，可认为有畸形存在。

三、正常各年龄儿童心脏、心率、血压的特点

（一）心脏重量、大小和位置

小儿心脏相对于成人的重，随着年龄的增长，心脏重量与体重的比值下降。

小儿心脏的位置随年龄增长而改变。2岁以下婴幼儿的心脏多呈横位，心尖搏动位于左侧第4肋间、锁骨中线外侧1.0～2.0cm，心尖部主要为右心室；2岁以后，随着小儿的站立行走、肺及胸部的发育和横膈的下降等，心脏逐渐转变为斜位，心尖部转变为左心室，心尖搏动逐渐移至锁骨中线内侧0.5～1.0cm。小儿心脏在婴幼儿期为球形、圆锥形或椭圆形，6岁以后形状接近于成人，为长椭圆形。

（二）心率

由于小儿新陈代谢旺盛，身体组织需要更多的血液供给，但心脏每次搏出量有限，只有通过增加搏动次数来满足需要。此外，婴幼儿交感神经兴奋性较高，故心率较快。年龄愈小，心率愈快（表9-1）。

表9-1　不同年龄阶段儿童的心率

	年龄				
	新生儿	1岁以内	2～3岁	4～7岁	8～14岁
心率（次/分）	120～140	110～130	100～120	80～100	70～90

小儿心率易受多种因素影响，如活动、哭闹、进食、发热都会导致心率变化。因此，应在小儿安静时测心率、脉搏，每次测1分钟。2岁以下，测量部位为心尖和颞动脉；2岁以后，测量部位为桡动脉和颈动脉。一般体温每升高1℃，脉搏每分钟增加10～15次。入睡时，脉搏每分钟减少10～12次。

（三）血压

新生儿由于心搏出量较少，血管口径较粗，动脉壁柔软，故血压偏低。新生儿收缩压平均为60～70mmHg（8.0～9.3kPa）；1岁时为70～80mmHg（9.3～10.7kPa）；2岁以后：收缩压（mmHg）＝年龄×2＋80mmHg（年龄×0.26＋10.7kPa）。舒张压为收缩压的2/3。收缩压高于此标准20mmHg（2.67kPa）为高血压，低于此标准20mmHg（2.67kPa）为低血压。

第二节　先天性心脏病 @微课

先天性心脏病（CHD）简称先心病，是胎儿期心脏或大血管发育异常导致的先天畸形，是小儿最常见的心脏病，发病率在活产婴儿中为7‰～8‰，而在早产儿中的发病率为成熟儿的2～3倍。小儿年龄越小，发病率越高。各类先心病中，以室间隔缺损发病率最高，其次为房间隔缺损、动脉导管未闭和肺动脉狭窄。存活的紫绀型先心病中，以法洛四联症最常见。

【病因】

在胎儿心脏发育阶段，任何影响心脏胚胎发育的因素，均可使心脏某一部分发育停顿或异常而产生先天性心脏畸形，主要是遗传与环境因素相互作用所致。

1. 遗传因素 主要为染色体异位与畸变、单一基因突变、多基因病变和先天性代谢紊乱。

2. 环境因素 主要是孕早期宫内感染，如风疹、流行性感冒、流行性腮腺炎及柯萨奇病毒感染等。孕母缺乏叶酸、接触放射线、服用某些药物（抗癫痫药、抗癌药等）、患有代谢性疾病（糖尿病、苯丙酮尿症等）、妊娠早期饮酒或吸毒等均可导致本病。

【分类】

根据左右心腔或大血管间有无直接分流和临床有无青紫，分为三类。

1. 左向右分流型（潜伏青紫型） 在左右心之间或主动脉与肺动脉之间有异常通路，在正常情况下，由于体循环压力大于肺循环，左心压力高于右心，导致血液经异常通道自左向右分流，右心的静脉血不会进入左心，故无青紫。当患儿剧烈哭闹、屏气或任何病理情况致肺动脉或右心压力增高并超过左心压力时，则可出现血液自右向左分流而出现暂时性青紫，故又称潜伏青紫型。此型在临床上最为常见，主要有室间隔缺损（图9-2）、房间隔缺损（图9-3）、动脉导管未闭（图9-4）等。

2. 右向左分流型（青紫型） 某些原因（如右心室流出道狭窄）致使右心室压力增高并超过左心室，导致血液经异常通道从右向左分流，右心的静脉血大量流入体循环；或大动脉起源异常，使大量静脉血流入体循环，均可出现全身持续性青紫。此型临床病情重、病死率高，如法洛四联症（图9-5）、大动脉错位等。

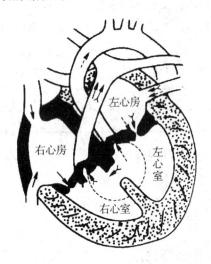

图9-2 室间隔缺损血液循环示意图

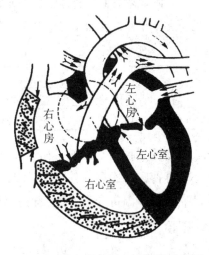

图9-3 房间隔缺损血液循环示意图

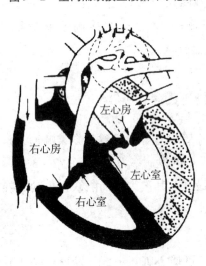

图9-4 动脉导管未闭血液循环示意图

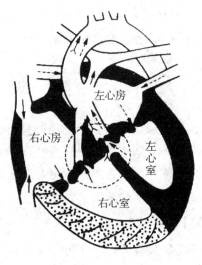

图9-5 法洛四联症血液循环示意图

3. 无分流型（无青紫型）　心脏左、右两侧或动、静脉之间无异常通路或分流，故不出现青紫。常见的有肺动脉狭窄、主动脉缩窄、右位心等。

【临床表现】

1. 室间隔缺损（VSD）　简称室缺，是最常见的先心病，发病率占小儿先心病的30%～50%，常与其他心脏畸形同时存在。按缺损部位，可分为膜周部缺损、漏斗部缺损、肌部缺损，其中，膜周部缺损最为多见。按缺损大小，可分为：小型缺损，直径在0.5cm以下；中型缺损，直径0.5～1.0cm；大型缺损，直径大于1.0cm。

临床表现取决于缺损的大小和肺循环的阻力。

小型缺损，患儿无明显症状，生长发育正常，胸廓无畸形，仅活动后稍感疲乏，多于体检时发现心脏杂音。

缺损较大时，体循环血量减少，患儿多生长迟缓、体重不增、消瘦、喂养困难，活动后出现乏力、气短、多汗；分流引起肺循环充血，导致易患反复呼吸道感染、充血性心力衰竭等。有时因扩张的肺动脉压迫喉返神经，引起声音嘶哑。另外，大量左向右分流使肺循环血流量明显增加，当超过肺血管的容量限度时，出现容量性肺动脉高压；肺动脉压力的升高致肺小动脉痉挛，肺小动脉中层和内膜层逐渐增厚、管腔变小，最终发展为不可逆的阻力性肺动脉高压。肺动脉压力的增高使右心室压力随之增高，当右心室收缩压超过左心室时，左向右分流逆转为右向左分流，患儿出现持续紫绀，即艾森曼格综合征。

体格检查：心前区隆起，心界扩大，胸骨左缘第3～4肋间可闻及Ⅲ～Ⅴ级粗糙响亮的全收缩期杂音，向四周广泛传导，可扪及收缩期震颤，当肺动脉压力增高时，肺动脉第二心音增强。分流量大时，在心尖区可闻及二尖瓣相对狭窄的较柔和舒张中期杂音。

并发症：室间隔缺损易并发支气管炎、支气管肺炎、充血性心力衰竭、肺水肿和感染性心内膜炎。

2. 房间隔缺损（ASD）　简称房缺，约占先心病发病总数的7%～15%，女性较多见，男女比约为1：2。

临床表现取决于分流量的多少。

分流量少者无症状，仅在体检时发现胸骨左缘第2～3肋间有收缩期杂音。

缺损较大的患儿因分流量大而致体循环血流量不足，影响生长发育，表现为体形瘦长、身材矮小、面色苍白，活动后气促、易疲乏及出汗等。分流导致肺循环充血而易反复发生呼吸道感染，严重者发生心力衰竭。当患儿剧哭、屏气、合并肺炎或心力衰竭时，右心房压力可超过左心房，出现暂时性右向左分流而出现青紫。肺循环血量增加，压力增高，晚期可导致肺小动脉肌层及内膜增厚，管腔狭窄，成年后出现艾森曼格综合征，即出现右向左分流，临床上出现持续紫绀。

体格检查：心前区隆起，心浊音界扩大，一般无震颤。心脏听诊特点：①肺动脉瓣区第二心音增强或亢进；②第二心音固定分裂；③左侧第2～3肋间近胸骨旁可闻及Ⅱ～Ⅲ级喷射性收缩期杂音。

并发症：常见的为肺炎，至青中年期可合并心律失常、肺动脉高压和心力衰竭。

3. 动脉导管未闭（PDA）　约占先心病发病总数的9%～12%（不含早产儿的动脉导管未闭），女性较多见。动脉导管是胎儿期血液循环的重要通道，但出生后持续开放并产生病理、生理改变，即称动脉导管未闭。

临床表现取决于分流量的大小，而分流量的大小与未闭动脉导管的粗细及主、肺动脉的压力差有关。分流量小者，临床上可无症状，仅在体检时发现心脏杂音。分流量大者可出现心悸、气急、咳嗽、乏力、多汗、喂养困难及生长发育迟缓等。长期大量分流，形成动力性肺动脉高压，随之管壁增厚、硬化导致梗阻性肺动脉高压，当肺动脉压力超过主动脉压时，肺动脉血流逆向分流入主动脉，患儿出现差异性紫绀，表现为下半身青紫。

体格检查：患儿多消瘦，心前区隆起，在胸骨左缘第2肋间可闻及粗糙响亮的连续性机器样杂音，占整个收缩期和舒张期，杂音向左锁骨下、颈部和背部传导，肺动脉第二心音增强，分流量大的患儿在心尖部出现舒张中期隆隆样杂音，杂音最响处可扪及震颤。动脉舒张压降低，脉压增宽，可出现周围血管征，如毛细血管搏动、水冲脉及枪击音等。显著肺动脉高压者，出现下半身青紫。

并发症：常见肺炎、充血性心力衰竭、感染性心内膜炎、肺血管病变等。

4. 法洛四联症（TOF）　是存活婴幼儿中最常见的青紫型先心病，占先心病发病总数的10%～15%，男女发病比例接近。法洛四联症由以下四种畸形组成。①肺动脉狭窄：以漏斗部狭窄多见。②室间隔缺损。③主动脉骑跨：主动脉骑跨于室间隔之上。④右心室肥厚：为肺动脉狭窄后右心室负荷增加的结果。其中，以肺动脉狭窄对患儿病理生理和临床表现的影响最为重要。

临床表现如下。①青紫：严重程度和出现的早晚与肺动脉狭窄程度成正比。青紫多见于毛细血管丰富的部位，如唇、指（趾）甲床、球结膜等。因血氧含量下降，活动耐力差，当啼哭、情绪激动、体力劳动及寒冷时，即可出现气急及青紫加重。②蹲踞症状：患儿行走、活动时，常主动取蹲踞体位片刻。蹲踞时，下肢屈曲使静脉回心血量减少，减轻了心脏负荷，同时下肢屈曲受压，体循环阻力增加，使右向左分流减少，从而使缺氧症状得以暂时缓解。③杵状指（趾）：由于长期缺氧，指（趾）端毛细血管扩张、增生，局部软组织和骨组织也增生肥大，表现为指（趾）端膨大如鼓槌状。④阵发性脑缺氧发作：多见于婴儿，常在吃奶或哭闹后出现阵发性呼吸困难，严重者可引起突然昏厥、抽搐；年长儿常表现为头痛、头昏。这是狭窄的肺动脉漏斗部突然发生痉挛，引起一时性肺动脉梗阻，使脑缺氧加重。

体格检查：患儿青紫明显，生长发育迟缓，重者智力发育落后。心前区可稍隆起，胸骨左缘第2～4肋间常可闻及Ⅱ～Ⅲ级喷射性收缩期杂音，多以第3肋间最响，其响度取决于肺动脉狭窄程度。狭窄重，流经肺动脉的血量少，杂音则短促而轻柔，漏斗部痉挛时杂音消失，肺动脉第二心音减弱或消失。

法洛四联症患儿并发感染性心内膜炎、脑脓肿、红细胞增多症及脑血栓。

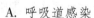 练一练

患儿，男，3岁。自生后8个月起，出现青紫并逐渐加重，生长发育明显落后于同龄儿，杵状指（趾），喜蹲踞。该患儿最易出现的并发症是（　）

A. 呼吸道感染　　　　　B. 病毒性心肌炎　　　　　C. 脑血栓

D. 心力衰竭　　　　　　E. 贫血

答案解析

【辅助检查】

1. X线检查　左向右分流型先心病可见肺野充血、肺动脉段凸出明显、肺门血管影增粗、搏动增强，称"肺门舞蹈"。此外，室缺患儿X线表现为左心房、左心室、右心室增大；房缺表现为右心房、右心室增大；动脉导管未闭时，表现为左心房、左心室增大；法洛四联症时，表现为右心室增大、肺动脉段凹陷、心尖上翘呈"靴形心"，肺门血管影缩小、肺纹理减少、透亮度增加。轻症患儿X线表现可正常。

2. 心电图检查　心电图能反映心房、心室有无肥厚，心脏传导系统有无异常以及有无心律失常。

3. 超声心动图检查　超声心动图能提供心脏内部结构，明确缺损部位，还能提供心脏功能及部分血流动力学信息。常用的有M型超声心动图、二维超声心动图心脏扇形切面显像、三维超声心动图、多普勒彩色血流显像等。

4. 其他 如心导管检查、心血管造影、放射性核素心血管造影、磁共振成像等。

【治疗要点】

治疗原则：内科通过建立合理的生活制度、加强营养、控制感染、对症治疗及防止并发症的发生，达到维持患儿正常生活、安全到达手术适宜年龄的目的。

随着心外科的发展，目前常见先心病均可手术根治。对于分流量不大且有症状的患儿，适宜接受手术治疗的年龄通常为 3~5 岁；但对于分流量大、症状明显或并发心力衰竭者，手术治疗可不受年龄限制。早产儿动脉导管未闭，可于生后一周内使用吲哚美辛（消炎痛），以促进动脉导管关闭。目前，采用心导管介入治疗先心病已取得很大进展，该疗法有损伤小、疗效确切、恢复快及并发症少等优点。

👁 看一看

心导管介入治疗

心导管介入治疗已成为除外科手术外治疗先天性心脏病的一种重要手段，一些先天性心脏病患儿可能因此免于手术治疗或延缓手术治疗时间。

心导管介入术是通过穿刺股动脉或股静脉，插入特制的导管及装置，到达所需治疗的心血管腔内，以替代外科手术治疗。这种非手术治疗的优势是无须开胸，避免了体外循环的风险，缩短了住院时间及康复时间，没有开胸的手术瘢痕。但与手术治疗相比，其发生残余漏的可能性稍大。

介入治疗的方法主要包括：球囊房间隔造口术及房间隔切开术，球囊肺动脉瓣成形术，球囊主动脉瓣成形术，这些治疗可以使本来狭小的结构变宽、关闭的结构开放；介入封堵技术，可使本来开放的关闭，用封堵装置可治疗房间隔缺损、室间隔缺损、动脉导管未闭和侧支血管。

【护理评估】

1. 健康史 了解母亲妊娠史，尤其是妊娠最初 2 个月内有无感染史、接触放射线和用药、饮酒史，母亲是否患有代谢性疾病，家族中有无先心病患者；患儿发现心脏病的时间，既往小儿生长发育的情况、喂养及体重增加情况；有无反复的呼吸道感染病史；是否喜欢蹲踞；有无出现过阵发性呼吸困难或突然昏厥发作。

2. 身体状况 观察患儿精神状态、生长发育的情况；皮肤黏膜有无发绀及其程度，有无杵状指（趾）、胸廓畸形；心脏杂音位置、性质和强度，是否有心音分裂、亢进，特别是肺动脉瓣区第二心音有无异常；有无呼吸急促、鼻翼扇动，以及肺部啰音、肝脏增大、颈静脉怒张等心力衰竭的表现。

3. 心理-社会状况 了解家长对疾病和治疗、防护知识的了解程度以及家庭经济状况；评估家长和患儿目前的心理状况。

【护理诊断/护理问题】

1. 活动无耐力 与先天性心脏病体循环血量减少或血氧饱和度下降有关。

2. 有感染的危险 与肺血增多等有关。

3. 营养失调：低于机体需要量 与喂养困难、食欲低下有关。

4. 生长发育迟缓 与体循环血量减少或血氧下降影响生长发育有关。

5. 潜在并发症 感染性心内膜炎、心力衰竭等。

【护理目标】

1. 患儿活动量得到适当的限制，满足基本生活所需。
2. 患儿不发生感染及各种并发症，发生时能及时发现、合理处理。

3. 患儿获得充足的营养，满足生长发育的需要。

4. 患儿与家长能够获得本病的相关知识，得到心理支持，配合治疗及护理。

【护理措施】

1. 一般护理

（1）休息与活动　休息可以减少心脏负担，使症状缓解。①保持环境安静，加强护理，为患儿提供良好的生活环境，空气新鲜，温度维持在 18～20℃，湿度 55%～65%。重症患儿需卧床休息，限制活动，减少氧耗，保持患儿舒适，减少不良刺激，护理及诊疗操作集中进行，避免哭闹和烦躁。②患儿的活动要适度，避免加重心脏负担。除重症患儿需要卧床休息外，其余患儿应在医护人员或家长监护下进行适量活动。休息和适量活动相互交替可以增强活动耐力，但运动量不宜过大，不能参加体育竞赛；在医护人员的指导下，进行中等强度的运动锻炼对心脏的血流动力学产生积极影响，是安全有效的。在活动和游戏期间，护士应注意对患儿的活动耐力进行评估。若患儿出现面色苍白、皮肤或黏膜发绀、眩晕、胸闷、心悸等症状时，应及时记录及评估其程度，并立即停止活动，卧床休息及抬高床头，及时通知医生。③法洛四联症患儿在活动或行走时，常突然出现蹲踞体位，这是患儿为缓解缺氧所采取的一种被动体位，同时也是机体耐受力低下的表现，此时不可将患儿强行拉起，应让患儿自行起立，或帮助患儿取胸膝卧位进行休息。

（2）饮食护理　注意营养搭配，应供给婴儿和年长儿高蛋白、高维生素、易消化的食物，要少量多餐，勿进食过饱。小婴儿喂乳前最好先吸氧，斜抱位间歇喂乳，每次喂乳时间适当延长，耐心喂哺。由于心排出量减少，胃肠黏膜瘀血、组织缺氧，致使消化功能降低，食欲低下。应调剂食谱，注意食物的色、香、味，鼓励患儿进食，保证营养需要，以增强体质。心力衰竭时，应根据病情采用无盐或低盐饮食。

2. 对症护理

（1）缺氧的护理　患儿出现呼吸急促、青紫等症状时，取半卧位休息。患儿烦躁不安，出现三凹征或点头呼吸，口周、指及趾甲青紫，给予氧气吸入，烦躁者遵医嘱给予镇静剂。尽量避免患儿用力取物或排便，以减少氧及能量消耗。

（2）水肿的护理　患儿出现水肿时，应限制水、钠摄入，根据病情给予无盐或少盐、易消化饮食。避免进食含钠量高的食品，如腌制品、发酵面食、罐头、味精、啤酒、碳酸饮料等。每日食盐摄入量少于 5g，服利尿剂者可适当放宽。尿少者，遵医嘱给利尿剂。每周测量体重 2 次，严重水肿时，每日测体重 1 次。每日做皮肤护理 2 次，动作要轻。保持床单、被褥和衣服的清洁、平整、干燥。定时翻身、局部按摩，预防压疮的发生。水肿明显的患儿，由于循环不良及营养不良，皮肤弹性差、抵抗力低，水肿部位易受损伤，帮助患儿翻身或改变体位时，要避免拖、拉等增加皮肤摩擦的动作，防止皮肤损伤。如皮肤有破损，应及时处理，以防发生皮肤感染。

（3）咳嗽、咯血的护理　当患儿出现咳嗽、咯血时，应绝对卧床休息，抬高床头，头偏向一侧。备好吸痰器，必要时协助患儿排痰。详细记录痰液、咯血的量、颜色、性质等。正确收集痰标本并及时送检，进行痰涂片或痰细菌培养检查。对剧烈咳嗽的患儿，遵医嘱给予药物治疗。口服止咳糖浆后不可以立即饮水，小儿不可以在睡前服用止咳药物。病室内应备有抢救设备，如急救车、吸痰器、吸氧设备、心电监护仪等。若患儿发生病情变化，立即配合医生抢救。危重患儿应设专人护理，密切观察病情，详细记录。

（4）便秘的护理　多食含膳食纤维的蔬菜和水果，以保持大便通畅，适当活动，防止便秘。患儿出现便秘时，应立即报告医师处理，遵医嘱给予缓泻剂，注意不能使用大剂量液体灌肠，以防增加心脏负担。严禁病情不稳定的患儿下地独自排便，防止发生意外。

3. 用药护理

（1）应用利尿剂的护理　遵医嘱正确使用利尿剂，并注意不良反应的观察和预防，定期监测血电解质及酸碱平衡情况。特别对使用强利尿剂者，应观察有无电解质、酸碱平衡紊乱及循环血量改变的表现。静脉注射呋塞米后，要注意有无脱水及低钠、低钾等症状的发生。防止低钾血症诱发洋地黄中毒或加重心力衰竭。应用保钾利尿剂时，需注意有无胃肠道反应、嗜睡、乏力、皮疹、高血钾等不良反应。利尿剂应用时，选择早晨或日间为宜，避免夜间排尿过频影响患儿休息。

（2）应用洋地黄的护理　具体参见本章第四节"充血性心力衰竭"相关内容。

4. 病情观察　严密观察病情，防止并发症的发生。

（1）预防充血性心力衰竭　密切观察病情，出现面色苍白、烦躁不安、呼吸困难、端坐呼吸、咯粉红色泡沫样痰、肝脏增大、水肿等心力衰竭表现时，立即通知医生，并按心力衰竭护理。减轻心脏负荷的措施有：置患儿于半卧位或坐位，双腿下垂；限制钠和水的入量；准确记录出入量；减少不良刺激，必要时遵医嘱应用镇静药物；输液速度宜慢；尽量避免患儿用力取物或排便；遵医嘱应用血管扩张剂及利尿药物。

（2）预防脑血栓　法洛四联症患儿血液黏稠度高。当天气炎热、发热、出汗或呕吐、腹泻时，大量体液丢失致血液浓缩，易形成血栓，尤其是脑血栓。因此，应注意液体的补充，必要时可静脉输液。

（3）预防昏厥和抽搐　法洛四联症患儿因活动、哭闹、贫血或感染等出现起阵发性缺氧发作，轻者使其取胸膝位即可缓解；重者应立即吸氧，积极配合医生治疗，遵医嘱给予吗啡及普萘洛尔（心得安）等药物。

（4）预防感染　注意体温的变化，按气候变化及时加减衣服，避免受凉引起呼吸系统感染。除严重心力衰竭的患儿，均需按时进行预防接种；应避免到公共场所、人群集中的地方，以免交叉感染；应与感染性疾病患儿分室收治，避免接触感染患者，注意保护性隔离，避免交叉感染；在接受小手术（如拔牙、扁桃体切除术）时，术前、术后均应按医嘱给足量抗生素，严格执行无菌操作；仔细观察患儿口腔黏膜有无充血和破损，每日进行 2 次口腔护理，一旦发生感染应按医嘱给予抗生素治疗。

5. 心理护理　对患儿关心爱护、态度和蔼，建立良好的护患关系，消除患儿的紧张。对家长解释病情和检查、治疗经过，取得他们的理解和配合。

6. 健康教育

（1）向患儿及家长介绍先心病的病因、临床表现、护理要点以及手术适宜年龄，宣传心脏外科手术的进展，增强患儿及家长治愈疾病的信心。

（2）指导家长合理安排患儿饮食，耐心喂养。可给予富含蛋白质、维生素及能量较高的食物，以满足小儿生长发育需要，同时要多食含膳食纤维的蔬菜和水果，以保持大便通畅。

（3）建立合理的生活制度，使患儿劳逸结合。教会家长评估患儿活动耐量的方法和限制活动的指征，学会观察心力衰竭和脑缺氧的表现，以便及时就诊。

（4）强调预防感染、加强护理的重要性，按时预防接种并遵医嘱用药。

（5）要求家长定期带患儿到医院复查，调整心功能到最佳状态，使患儿能安全到达手术适宜年龄。

（6）加强孕期的保健，特别是在妊娠早期适量补充叶酸，积极预防风疹、流感等病毒性疾病以及避免与发病有关的高危因素接触，对预防先心病具有积极意义。目前，在妊娠早、中期可通过胎儿超声心动图、染色体及基因诊断等方法，对先心病进行早期诊断和早期干预。

？ 想一想

法洛四联症患儿缺氧发作时，使用普萘洛尔（心得安）进行治疗的目的是什么？

答案解析

【护理评价】

1. 患儿活动耐力是否增加，能否满足基本生活所需。
2. 患儿有无发生感染及各种并发症，发生时能否及时发现、合理处理。
3. 患儿能否获得充足的营养，能否满足生长发育的需要。
4. 患儿与家长是否了解本病的相关知识，能否积极配合治疗及护理。

♥ 护爱生命

先天性心脏病是严重危害人类特别是儿童健康的常见疾病。重症先心病是我国新生儿和婴幼儿死亡的主要原因之一。怀孕早期病毒感染等环境因素是造成先心病的主要致病因素。

目前，新生儿先心病筛查推荐心脏听诊和经皮测血氧饱和度，这两项筛查无创、快速、简便。推广新生儿先心病筛查有利于降低先心病的病死率和致残率，对于提高基层医务人员的诊断技能、完善公共卫生体系建设等具有重要意义，会产生巨大的社会效益。

第三节 病毒性心肌炎

病毒性心肌炎（viral myocarditis）是病毒侵犯心肌，引起心肌细胞变性、坏死和间质炎症，部分病例可伴有心包炎或心内膜炎。本病临床表现轻重不一，轻者预后大多良好，重者可发生心力衰竭、心源性休克或严重心律失常甚至猝死。

【病因】

很多病毒感染可引起心肌炎，主要是肠道和呼吸道病毒，尤其以柯萨奇病毒最常见，其次为埃可病毒，其他如脊髓灰质炎病毒、腺病毒、流感病毒和副流感病毒、传染性肝炎病毒、麻疹病毒等。

【发病机制】

发病机制尚不完全清楚。在病毒性心肌炎急性期，病毒通过心肌细胞的相关受体直接侵入心肌细胞，导致心肌细胞的变性、坏死和溶解的病理变化。机体受病毒的刺激，激活细胞和体液免疫反应，导致触发人体自身免疫反应而引起心肌损害。

【临床表现】

1. 前驱症状 在起病前数日或 1～3 周，多有上呼吸道或肠道等前驱病毒感染史，常伴有发热、全身不适、咽痛、肌痛、腹痛、腹泻和皮疹等症状。

2. 心肌炎表现 轻症患儿可无自觉症状，仅表现为心电图的异常；一般病例患儿表现为精神萎靡、疲乏无力、食欲缺乏、恶心呕吐、腹痛、气促、心悸和心前区不适或胸痛；重症者则暴发心源性休克、急性心力衰竭，可在数小时或数天内死亡。

体格检查：心脏大小正常或扩大，第一心音低钝，出现奔马律，安静时心动过速，伴心包炎者可听到心包摩擦音。严重时甚至出现血压下降，发展为充血性心力衰竭或心源性休克。

分期：①急性期：新发病，症状及检查阳性发现明显且多变，一般病程在半年以内。②迁延期：临床症状反复出现，客观检查指标迁延不愈，病程多在半年至 1 年。③慢性期：进行性心脏增大，反复心力衰竭或心律失常，病情时轻时重，病程在 1 年以上。

【辅助检查】

1. 血清心肌酶谱测定 病程早期，血清肌酸激酶（CK）及其同工酶（CK－MB）、乳酸脱氢酶（LDH）及其同工醇（LDH_1）、血清天冬氨酸转氨酶（AST）均增高。病程中，多有抗心肌抗体增高。

2. 心电图检查 心肌损害明显时，可见 T 波及 ST 段的改变。另外，可以发现因心肌损害而导致的心律失常的发生。

3. 超声心动图检查 可显示心房、心室的扩大，心室收缩功能受损程度，探查有无心包积液以及瓣膜功能状态。

4. 血象及血沉 急性期，白细胞总数轻度增高，以中性粒细胞为主；部分病例血沉轻度或中度增快。

【治疗要点】

本病目前尚无特效治疗，主要是减轻心脏负荷，改善心肌代谢和心功能，促进心肌修复。

急性期强调休息，减轻心脏负荷；临床上多用1,6－二磷酸果糖改善心肌能量代谢，同时应用大剂量维生素 C 和能量合剂等；丙种球蛋白可减轻心肌细胞损害；对合并心源性休克、致死性心律失常的重症患儿，可早期、足量应用皮质激素。控制心力衰竭用强心药。

【护理评估】

1. 健康史 详细询问发病前有无呼吸道和消化道病毒感染史，有无传染病接触史；有无发热、乏力、胸闷、心悸及心前区不适等症状；患病以来的饮食、睡眠及活动耐力情况。

2. 身体状况 体格检查时，心脏大小、心律、心率等有无改变等。

3. 心理－社会状况 病情较重、病程长的患儿，由于陌生的环境、疾病的痛苦及限制活动，可产生焦虑、恐惧和紧张等不良心理。家长因缺乏本病的有关知识，担心疾病对患儿生命造成威胁或影响今后的健康，常表现出紧张、忧虑、歉疚等不良情绪。

【护理诊断/护理问题】

1. 活动无耐力 与心肌收缩力下降、组织供氧不足有关。

2. 潜在并发症 心律失常、心力衰竭、心源性休克等。

【护理目标】

1. 患儿心脏功能逐渐改善，活动量逐渐增加，胸闷、心悸等症状逐渐消失。

2. 病程中不出现并发症，或出现并发症能及时发现并合理治疗。

【护理措施】

1. 一般护理

（1）休息与活动 为减轻心脏负担，急性期应卧床休息，至热退后 3～4 周；有心脏扩大、心力衰竭者，应绝对卧床休息并延长卧床时间，一般总的休息时间不少于 3～6 个月。

（2）饮食护理 可给予高营养、易消化、低盐的食物，避免刺激性食物及暴饮暴食。

2. 对症护理

（1）患儿出现胸闷、气促、心悸时应卧床休息，必要时给予吸氧。

（2）烦躁不安者可遵医嘱给予镇静剂，并做好患儿及家长的解释和安慰工作，保持病室环境安静。

（3）有心力衰竭时应置患儿于半卧位，尽量保持其安静，给予吸氧（乙醇湿化的氧气），静脉给药应注意滴注的速度不要过快，以免加重心脏负担。

3. 用药护理

（1）1，6－二磷酸果糖忌与碱性液、钙盐混合使用，因与洋地黄有协同作用，故心衰时慎用。

（2）对于有心律失常的患儿，在应用抗心律失常药物时，应注意观察其疗效及有无副作用的出现，必要时应予以心电监护。

（3）合并心力衰竭的患儿应用洋地黄的护理：具体参见本章第四节"充血性心力衰竭"相关内容。

（4）心源性休克患儿抢救时，应用血管活性药物要监测患儿血压，并根据血压调节滴速，此时最好能使用输液泵，避免血压波动过大。

4. 病情观察

（1）密切观察和记录患儿神志、面色及皮肤颜色、心率、心律、呼吸、体温和血压变化，及早发现心力衰竭和心源性休克的迹象，以便及时处理。

（2）有心律失常者应进行连续心电监护，发现多源性期前收缩、频发室性期前收缩、高度房室传导阻滞、阵发性室性或室上性心动过速、严重心动过缓等心律失常时，应立即报告医生，采取紧急处理措施。

5. 心理护理 对患儿关心爱护、态度和蔼，建立良好的护患关系，消除患儿的紧张心理。对家长和年长儿解释病情和检查、治疗经过，取得他们的理解和配合。

6. 健康指导

（1）向患儿和家长介绍本病发生的病因、临床表现、治疗和预后，减轻患儿及家长的焦虑和恐惧心理，积极配合治疗和护理。

（2）向患儿和家长强调休息对病毒性心肌炎恢复的重要性，为患儿提供安静、舒适的休养环境，尽量安慰与爱抚患儿，避免哭闹或烦躁，以免加重心脏负担。

（3）向患儿和家长宣传预防呼吸道和消化道感染的常识，疾病流行期间尽量避免去公共场所，加强护理。

（4）对带药出院的患儿，应让患儿和家长了解药物的名称、剂量、用药方法及其副作用。嘱咐患儿出院后定期到门诊复查。

第四节　充血性心力衰竭

充血性心力衰竭（congestive heart failure）简称心衰，是指心脏工作能力（心肌收缩或舒张功能）下降，即心排血量绝对或相对不足，不能满足全身组织代谢的需要，同时出现肺循环和（或）体循环淤血的状况，是小儿时期常见的危重急症之一。各年龄段均可发病，1岁以内心衰的发病率最高。

【病因】

1. 心血管因素 儿童时期，1岁以内心衰的发病率最高，其中，先天性心脏病引起者最多见。其他如心肌炎、心内膜弹力纤维增生症、心糖原累积症、心瓣膜狭窄、主动脉狭窄、肥厚型心肌病等使心肌收缩力减弱或心脏的负荷增加，也可导致心衰的发生。

2. 非心血管因素 支气管肺炎、毛细支气管炎、支气管哮喘、急性肾炎、严重贫血、脓毒败血症、婴儿期严重电解质紊乱和酸中毒、甲状腺功能亢进、维生素 B_1 缺乏、低血糖等均可导致心衰的发生。

【病理生理】

心脏的主要功能是向全身组织输送足够的血液，从而满足机体的正常活动和生长发育的需要。当心肌发生病损或心脏长期负荷加重，心肌收缩就会逐渐减退。早期，可通过加快心率、心肌肥厚和心脏扩大进行代偿，以调整心排出量来满足机体需要，此阶段临床上无症状，为心脏功能代偿期。心功能进一步减退后，以上代偿机制不能维持足够的心排血量，出现静脉回流受阻、体内水分潴留、脏器淤血等，即发展为充血性心力衰竭。

【临床表现】

1. 婴幼儿心衰的症状 常见为呼吸浅快、喂养困难、体重增长缓慢、烦躁多汗、哭声低弱，肝脏进行性增大，肺部闻及干啰音和哮鸣音，颈静脉怒张不明显。水肿首先见于颜面、眼睑等部位，严重时鼻唇三角区呈现青紫。

2. 年长儿心衰的症状 与成人相似，主要表现如下。①心排血量不足：乏力、多汗、食欲减退、心率增快、呼吸浅快等。②右心衰主要表现为体循环淤血：颈静脉怒张，肝肿大、压痛，肝颈静脉回流征阳性，尿少和水肿。③左心衰主要表现为肺静脉淤血：呼吸困难、气促、咳粉红色泡沫痰、端坐呼吸、肺底部闻及湿啰音。心脏常可闻及第一心音减弱和奔马律。

3. 心力衰竭的诊断指征 ①安静时心率增快，婴儿 >180 次/分，幼儿 >160 次/分，不能用发热或缺氧解释者。②呼吸困难，青紫突然加重，安静时呼吸 >60 次/分。③肝肿大达肋下3cm以上，而不能以横膈下移等原因解释者。④心音明显低钝或出现奔马律。⑤突然烦躁不安，面色苍白或发灰，而不能用原有疾病解释者。⑥尿少、下肢浮肿。上述前4项为主要临床诊断依据。

【辅助检查】

1. 胸部 X 线检查 心影普遍增大，心脏搏动减弱，肺纹理增多，肺淤血。

2. 心电图检查 不能表明有无心衰，但有助于病因诊断和指导洋地黄的应用。

3. 超声心动图检查 心房和心室腔扩大，M 型超声显示心室收缩时间延长，射血分数降低。

【治疗要点】

祛除病因与诱因，改善心功能，消除钠水潴留，降低氧的消耗和纠正代谢紊乱。

1. 一般治疗 患儿取平卧位或半卧位休息，限制钠和水的入量，及时给予吸氧。烦躁、哭闹者酌情给予镇静剂。

2. 洋地黄类药物的应用 能增强心肌的收缩力，减慢心率，从而增加心输出量，有效改善心脏功能。地高辛最常用，可口服或静脉使用。

（1）洋地黄化 病情较重或不能口服者可选择毛花苷丙（西地兰）或地高辛静注，首剂用洋地黄总量的1/2，余量分2次，每隔4~6小时给予1次。多数患儿可于8~12小时内达到洋地黄化。能口服的患儿，开始给予地高辛口服，首次给洋地黄化总量的1/3或1/2，余量分为2次，每隔6~8小时给予。

（2）维持量 洋地黄化后12小时可给予维持量。维持量的疗程视病情而定。

3. 利尿剂的应用 利尿剂能促进水、钠排出，减轻心脏负荷，以利于心脏功能的改善。当使用洋地黄类药物而心力衰竭仍未完全控制，或伴有显著水肿者，宜加用利尿剂。

4. 血管扩张剂的应用 小动脉的扩张使心脏后负荷降低，从而增加心搏出量，同时静脉的扩张使前负荷降低，心室充盈压下降，肺充血的症状可得到缓解。常用药物有依那普利、硝普钠及酚妥拉明。

5. 其他治疗 去除病因，治疗原发病。如为先天性心脏病所致，治疗原则主要为防治并发症及加强手术后护理。

【护理诊断/护理问题】

1. 心输出量减少 与心肌收缩力降低有关。

2. 体液过多 与心功能下降、循环淤血有关。

3. 气体交换功能受损 与肺淤血有关。

4. 焦虑 与疾病的痛苦、病情危重及环境改变有关。

【护理措施】

1. 一般护理

（1）**休息与活动** 病室保持安静，避免各种刺激。患儿卧床休息，以减低代谢率，减少耗氧，减轻心脏负担。体位宜取半坐卧位，以利于呼吸运动。

（2）**饮食护理** 轻者给予低盐饮食，每日钠盐摄入量不应超过 0.5~1g；重者给予无盐饮食。少食多餐，防止过饱。婴儿喂奶时所用人工奶嘴柔软且开孔稍大，以避免喂奶费力，但要防止发生呛咳；吸吮困难者用滴管喂或鼻饲。鼓励患儿多吃蔬菜、水果，并保持大便通畅，避免用力排便，必要时可用开塞露通便或睡前服少量的食物油。

2. 对症护理 有呼吸困难和发绀者应给予氧气吸入。急性肺水肿患儿吸氧时，给予乙醇湿化的氧气吸入，因乙醇吸入后可降低肺泡内泡沫的表面张力而使泡沫破裂，增加气体与肺泡壁的接触面积，改善气体交换功能。

3. 用药护理

（1）**洋地黄制剂** ①每次用前测量脉搏。当婴幼儿脉率<80~90次/分、年长儿<60~70次/分或患儿脉搏节律不规则时，应暂停用药，并报告医生。②严格按剂量用药，一般首次应给总量的1/2。注射毛花苷丙时速度要缓慢，时间大于5分钟，否则可引起毒性反应，严重者可危及生命。注射用药量少于0.5ml时，要用生理盐水稀释后用1ml注射器吸药，口服时与其他的药物分开。服药后呕吐，要联系医生，决定补服或用其他途径给药。③当出现心率过慢、心律失常、恶心呕吐、食欲减退、黄绿视、视力模糊、嗜睡、头晕等毒性反应时，应停服洋地黄，并与医生联系及时采取措施。

（2）**利尿剂** 尽量在清晨或上午给药，以避免夜间多次排尿影响休息。观察水肿变化，定时测体重及记录尿量。用药期间应多食含钾丰富的食物如牛奶、柑橘、菠菜、豆类等，以免出现低钾血症而增加洋地黄的毒性反应。观察有无低血钾的表现，如四肢软弱无力、腹胀、心音低钝、心律失常等。

（3）**血管扩张剂** 密切观察心率和血压的变化，避免血压过度下降；给药时避免药液外渗，以防局部组织坏死；使用或保存硝普钠时应避光，药液要现用现配，以免硝普钠降解。

4. 观察病情 密切观察生命体征，脉搏必须数满1分钟，必要时监测心率，详细记录出入量，定时测量体重，了解水肿情况。

5. 心理护理 急性心力衰竭时，因病情危重，患儿家长及年长儿感到紧张、恐惧；慢性心力衰竭者常因反复发作，病程较长，应评估患儿家庭经济情况及承受能力。

6. 健康教育 介绍心力衰竭的病因、诱因及防治措施，适当休息，避免情绪激动和过度活动；注意营养，防止受凉感冒；教会年长儿自我检测脉搏的方法，教会家长掌握出院后的一般用药和家庭护理方法。

答案解析

目标检测

一、单项选择题

1. 先天性心脏病右向左分流型最明显的外观特征是（　　）

    A. 心脏杂音　　　　　　　B. 发育迟缓　　　　　　　C. 持续发绀（青紫）

    D. 心前区隆起　　　　　　E. 活动耐力下降

2. 胚胎发育中，心脏形成的关键期是（　　）

    A. 10～20 周　　　　　　　B. 8～18 周　　　　　　　C. 5～12 周

    D. 3～10 周　　　　　　　E. 2～8 周

3. 新生儿正常心率范围为

    A. 90～110 次/分　　　　　B. 100～120 次/分　　　　C. 110～130 次/分

    D. 120～140 次/分　　　　E. 140～160 次/分

4. 房间隔缺损患儿如进行胸部 X 线检查，可发现（　　）

    A. 左房明显增大　　　　　B. 主动脉弓抬高　　　　　C. 左室增大

    D. 肺门舞蹈　　　　　　　E. 心脏外形无改变

5. 护理法洛四联症患儿时，给予充足水分的主要目的是（　　）

    A. 预防形成脑血栓　　　　　　　　　　　B. 预防并发肺感染

    C. 预防并发亚急性细菌性心内膜炎　　　　D. 预防心力衰竭

    E. 预防中枢神经系统感染

6. 下列先天性心脏病患儿出院时对家长的健康宣教中，错误的是（　　）

    A. 避免患儿长时间剧烈哭闹　　　　　　　B. 积极参加各种体育运动

    C. 避免受凉，防止感冒　　　　　　　　　D. 按免疫程序接种疫苗

    E. 少量多餐，给予高蛋白、高热量、易消化的饮食

7. 法洛四联症患儿缺氧发作时宜采取的体位是（　　）

    A. 平卧位　　　　　　　　B. 俯卧位　　　　　　　　C. 中凹卧位

    D. 头高足低位　　　　　　E. 膝胸位

8. 法洛四联症患儿突然缺氧发作，是由于（　　）

    A. 长期脑缺氧　　　　　　B. 并发脑血栓　　　　　　C. 并发脑脓肿

    D. 心力衰竭　　　　　　　E. 肺动脉狭窄处肌肉痉挛

9. 护士评估先天性心脏病患儿时，如发现下半身青紫，应考虑（　　）

    A. 室间隔缺损　　　　　　B. 房间隔缺损　　　　　　C. 动脉导管未闭

    D. 法洛四联症　　　　　　E. 肺动脉狭窄

10. 患儿，8 岁，先天性心脏病并发充血性心力衰竭，已服用地高辛维持治疗 6 个月。护士给该患
    儿服用地高辛时，须先测量患儿的（　　）

    A. 体温　　　　　　　　　B. 脉搏　　　　　　　　　C. 呼吸

    D. 血压　　　　　　　　　E. 意识

二、综合问答题

1. 法洛四联症患儿缺氧发作时，该如何处理？

2. 充血性心力衰竭患儿使用洋地黄制剂的护理措施有哪些？

（吴华平）

书网融合······

重点回顾

微课

习题

第十章 泌尿系统疾病患儿的护理

PPT

导学情景

情景描述：小宝，今年5岁，上幼儿园中班。3天前，小宝出现眼睑水肿，尿量也比平时减少，家长认为与之前的饮食有关，未引起重视。1天前，家长发现，小宝不但眼睑水肿加重了，双腿也有水肿，且尿量明显减少，于是赶紧带小宝到医院就诊。医生询问病史发现，小宝在2周前曾患过"感冒"，但是没有做任何治疗就自行缓解了，只是精神状态不太好，并且不想吃饭，也没有之前活泼好动。查体：体温38.2℃，心率100次/分，呼吸28次/分，血压140/90mmHg，眼睑、颜面及双下肢水肿，其他未见明显异常。尿液检查：尿蛋白+，镜下可见大量红细胞，白细胞3~5/HP。血常规：红细胞和血红蛋白轻度下降，ASO 500U，补体C3减少。

情景分析：根据上述情况，判断小宝患了急性肾小球肾炎。患儿2周前患"感冒"，且"ASO 500U"，说明为急性链球菌感染后引起的疾病，结合出现的血尿、水肿、高血压和蛋白尿等，可进一步判定小宝患了急性肾小球肾炎。

讨论：患儿在发生链球菌感染后，为何会导致肾炎？

学前导语：致肾炎链球菌作为抗原，刺激机体产生相应抗体，形成抗原抗体复合物，沉积于肾小球基底膜并激活补体，引起一系列免疫损伤性炎症，使肾小球毛细血管丛产生损害，最终导致急性肾小球肾炎的发生。急性肾小球肾炎的典型表现和严重表现分别是什么？

泌尿系统疾病是儿科的常见病、多发病，其中，急性肾小球肾炎发病率位居首位，肾病综合征其次。由于疾病的病因、发病机制、病理生理、临床表现、治疗要点、预后不同，其护理及健康宣教等方面各具特点。

第一节　儿童泌尿系统解剖生理特点

一、解剖特点

1. 肾脏　小儿年龄越小，肾脏相对越重。婴儿腰部较短，肝脏位置偏低，故右肾位置低于左肾，加之腹壁肌肉薄而松弛，2 岁以内健康小儿腹部常可扪及右肾。

2. 输尿管　婴幼儿输尿管长而弯曲，管壁肌肉及弹力纤维发育不良，故容易受压及扭曲而导致梗阻，造成尿潴留而诱发泌尿道感染。

3. 膀胱　婴儿膀胱位置较高，膀胱充盈时，膀胱顶部常在耻骨联合之上，顶入腹腔，触诊时容易扪及，以后随着年龄增长而逐渐下降至骨盆内。

4. 尿道　男婴尿道较长，但常有包茎或包皮过长致尿垢积聚；女婴尿道仅长 1cm（性成熟期 3 ~ 5cm），外口暴露且接近肛门，故男女婴均可发生上行性细菌感染。

二、生理特点

（一）肾功能

新生儿出生时的肾小球滤过率较低，仅为成人的 1/4，早产儿更低，3 ~ 6 个月时为成人的 1/2，6 ~ 12 个月为成人的 3/4，故不能有效地排出过多的水分和溶质，2 岁时方达成人水平。新生儿及婴幼儿肾小管的功能不够成熟，对水、钠的调节较差，如输入过多钠，容易发生钠水潴留而水肿；由于髓祥短，尿素形成少以及抗利尿激素分泌不足，尿液浓缩功能不足，在应激状态下保留水分的能力低于年长儿和成人。婴儿每从尿中排出 1mmol 溶质，需水分 1.4 ~ 2.4ml，成人仅需 0.7 ml，在液体丢失或入量不足时易发生脱水，甚至诱发急性肾功能不全。新生儿对药物的排泄功能较差，故用药种类及剂量均应慎重选择。小儿肾功能一般到 1 ~ 1.5 岁时才达成人水平。

（二）小儿排尿及尿液特点

1. 排尿次数　93% 的新生儿于生后 24 小时内排尿，99% 在 48 小时内排尿。生后头几天，因入量少，每日排尿仅 4 ~ 5 次；1 周后，因新陈代谢旺盛，进水量较多而膀胱容量小，排尿突增至每日 20 ~ 25 次；1 岁时每日排尿 15 ~ 16 次；至学龄前和学龄期，每日 6 ~ 7 次。

2. 尿量　小儿正常尿量为：新生儿生后 48 小时的正常尿量一般为每小时 1 ~ 3ml/kg，以后逐渐增加；1 岁为 400 ~ 500ml/d；幼儿为 500 ~ 600ml/d；学龄前儿童为 600 ~ 800ml/d；学龄儿童为 800 ~ 1400ml/d。新生儿每小时尿量 <1ml/kg，婴幼儿 <200ml/d，学龄前儿童为 <300ml/d，学龄儿童 <400ml/d 时为少尿。新生儿尿量 <0.5ml/kg 或其他年龄小儿每天尿量 <50ml 均为无尿。每日尿量超过正常排出量的 3 倍为多尿。

3. 尿液特点

（1）尿色及酸碱度　生后 2 ~ 3 天，新生儿尿色深，稍浑浊，放置后有红褐色沉淀，为尿酸盐结晶。正常婴幼儿尿液淡黄透明，但在寒冷季节，尿液排出后可变为乳白色沉淀，为盐类结晶。尿 pH 多为 5 ~ 7。

（2）尿渗透压和尿比重　新生儿尿渗透压平均为 240mmol/L，尿比重为 1.006 ~ 1.008，随年龄增长而逐渐增高；婴儿尿渗透压为 50 ~ 600mmol/L，1 岁后接近成人水平；儿童尿渗透压通常为 500 ~

800mmol/L，尿比重为 1.011~1.025。

（3）尿蛋白　正常小儿尿蛋白通常≤100mg/（m² · 24h），定性为阴性。

（4）尿细胞和管型　正常新鲜尿液离心后沉渣镜检：红细胞 <3 个/HP，白细胞 <5 个/HP，偶见透明管型。12 小时尿细胞计数（Addis count）：红细胞 <50 万，白细胞 <100 万，管型 <5000 个为正常。

♥ 护爱生命

儿童肾脏病的急性肾损伤或慢性肾脏病均有可能影响其一生，严重影响成年后的生活质量，因此，早期发现、有效治疗非常重要。因此，应通过宣传，普及"许多成年肾脏病实际从儿童时期就开始"的观念，呼吁人们重视肾脏病在儿童时期的高危因素及高危人群的识别和预防，如遗传史、家族史、低出生体重、肥胖、感染、药物因素等；同时，应注重儿童肾脏病从儿科到成人肾脏病专科的连续医疗照护，加强从儿童到成年肾脏病的系统研究，这对于遏制人类肾脏病的发生发展至关重要。

第二节　急性肾小球肾炎

急性肾小球肾炎（AGN）简称急性肾炎，为儿科常见的免疫反应性肾小球疾病。主要临床表现为急性起病，水肿、少尿、血尿、蛋白尿和高血压。本病多见于感染之后，其中多数发生于溶血性链球菌感染之后，被称为急性链球菌感染后肾小球肾炎（APSGN）；由其他感染引起的急性肾炎，称非链球菌感染后肾炎。临床上通常所谓的急性肾炎是指前者。发病以 5~14 岁多见，小于 2 岁者罕见。男女性别比为 2：1。

【病因与发病机制】

本病是免疫复合物性炎症。发病前 1~3 周常有 A 组乙型溶血性链球菌引起的前驱感染，其中上呼吸道感染最为多见，其次是皮肤感染。致肾炎链球菌作为抗原，刺激机体产生相应抗体，形成抗原抗体复合物，沉积于肾小球基底膜并激活补体，引起一系列免疫损伤性炎症，使肾小球毛细血管丛产生损害。

【病理生理】

本病的病理变化特点是弥漫性、渗出性、增生性肾小球炎症，肾小管病变较轻。肾小球毛细血管腔变窄甚至闭塞，导致肾小球血流量减少，肾小球滤过率下降，体内钠水潴留。临床上出现水肿、少尿、高血压，严重病例可发生严重循环充血、高血压脑病和氮质血症。另一方面，免疫损伤又能使肾小球基底膜有局部裂隙或中断，血液成分漏出毛细血管，尿中出现蛋白、红细胞、白细胞和各种管型。

【临床表现】 📱微课

1. 典型患者

（1）水肿、少尿　约 70% 的患儿有水肿，初为晨起眼睑、面部水肿，渐波及全身，呈非凹陷性，一般多为轻中度。在水肿的同时，尿量明显减少。一般 1~2 周内水肿消退，尿量随之增多。

（2）血尿　几乎所有患儿均有血尿，其中 50%~70% 为肉眼血尿，呈浓茶色或烟灰水样（酸性尿），也可呈洗肉水样（中性或弱碱性尿）。肉眼血尿多在 1~2 周内消失，镜下血尿可持续数月，运动后或并发感染时可暂时加剧。

（3）高血压　约 30%~80% 患儿有高血压，多为轻中度，血压一般为学龄前儿童大于 120/

80mmHg，学龄儿童大于 130/90mmHg，于病程 1~2 周后随尿量增多而降至正常。

2. 严重患者　少数病例在疾病早期（2 周内）可出现下列严重症状，应提高警惕，及时发现和处理。

（1）严重循环充血　由于钠水潴留，血浆容量增加而出现循环充血。表现为气急、发绀、频咳、端坐呼吸、咳粉红色泡沫痰，两肺底湿啰音，心率增快，有时出现奔马律；肝脏肿大，颈静脉怒张。

（2）高血压脑病　由于血压骤升，超过脑血管代偿性收缩机制，使脑血管痉挛或脑血管高度充血扩张而致脑水肿。血压往往在（150~160）/（100~110）mmHg 以上。表现为剧烈头痛，呕吐，复视或一过性失明，严重者突然惊厥、昏迷。

（3）急性肾功能衰竭　由于少尿或无尿，出现暂时性氮质血症、代谢性酸中毒和电解质紊乱（高钾血症）。一般 3~5 日，后随着尿量增加，肾功能逐渐恢复正常。

? 想一想

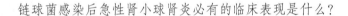

链球菌感染后急性肾小球肾炎必有的临床表现是什么？

答案解析

【辅助检查】

1. 尿液检查　尿蛋白在 +~+++ 之间，镜检除可见大量红细胞外，还可见白细胞、透明管型、颗粒管型或红细胞管型。

2. 血液检查　有轻度贫血，系血容量增加，血液被稀释；血沉增快；血清抗链球菌抗体（如 ASO等）增加，提示新近链球菌感染，是诊断链球菌感染后肾炎的依据；血清总补体（CH50）及 C3 在疾病早期显著下降。

3. 肾功能检查　少尿期有轻度氮质血症，尿素氮、肌酐暂时升高。

【治疗要点】

1. 一般疗法　急性期应卧床休息，限制钠盐与水分，避免使用有肾毒性的药物。

2. 控制链球菌感染和清除病灶　给予青霉素肌注 10~14 天；过敏者改用红霉素。

3. 对症治疗

（1）利尿剂　一般水肿不必使用利尿剂，因为多数病例于起病 1~2 周内自发利尿消肿；明显水肿、少尿或高血压、循环充血者，应用利尿剂。可选用氢氯噻嗪，1~2mg/（kg·d），分 2~3 次口服；口服效果差者用呋塞米 1~2mg/kg，静脉注射或肌内注射，据病情每 6~8 小时可重复给予。

（2）降压药　经休息、利尿及限制水和钠摄入而血压持续升高且舒张压 >90mmHg 时，给予降压药。首选硝苯地平（心痛定），0.25~0.5 mg/（kg·d），口服或舌下含服，每日 3~4 次。血压仍高者可交替使用硝苯地平和卡托普利口服。

（3）高血压脑病　首选硝普钠降压，惊厥时需镇静，脑水肿时给予脱水剂。

（4）严重循环充血　首先严格限制水、钠入量，尽快应用强效利尿剂，促进液体排出；发生肺水肿时用硝普钠扩张血管降压，适当使用快速强心药，但剂量宜小，且不必维持治疗。

（5）急性肾功能衰竭　主要治疗是使患儿度过少尿期，将少尿引起的内环境紊乱降至最低程度。措施为维持水、电解质、酸碱平衡，及时处理水过多、高钾血症与酸中毒，必要时行透析疗法。

【护理评估】

1. 健康史　询问患儿在发病前 1~4 周有无链球菌感染史，如上呼吸道或皮肤感染史。一般扁桃体炎多见于学龄期患儿，从感染到出现急性肾炎症状间隔约 10 天；皮肤脓疱疮多见于学龄前期患儿，间隔时间稍长，约 3 周以上；少数有病毒感染或其他病原感染史。

2. 身体状况　重点评估患儿目前的体征，包括一般状态，如神志、体位、呼吸、脉搏、血压及体重等。重点检查水肿的部位、程度，有无颈静脉怒张及肝脏肿大，肺部有无啰音，心率是否增快及有无奔马律等。

3. 心理－社会状况　患儿多为年长儿，心理压力来源较多，除疾病治疗对活动及饮食严格限制的压力外，尚有来自家庭和社会的压力；加上病程长，会产生紧张、忧虑、失望、对抗及否认等心理反应，表现为情绪低落、烦躁易怒及不合作等。家长因缺乏本病的有关知识，担心转为慢性肾炎、影响患儿将来的健康以及增加家庭的经济负担等，可产生焦虑、失望等心理，渴望寻求治疗方法，愿意接受健康指导并与医务人员合作。

【护理诊断/护理问题】

1. 体液过多　与肾小球滤过率下降、钠水潴留有关。

2. 活动无耐力　与肾炎致水肿、高血压有关。

3. 潜在并发症　急性循环充血、高血压脑病和急性肾衰竭。

4. 知识缺乏　患儿及家长缺乏本病的护理知识。

【护理目标】

1. 患儿尿量增加，水肿减轻或消退。

2. 患儿肉眼血尿消失，血压维持在正常范围内。

3. 患儿无并发症发生，或发生时得到及时发现和处理。

4. 患儿及家长能了解限制活动的意义及饮食调整的方法，积极配合治疗及护理。

【护理措施】

1. 一般护理

（1）休息与活动　休息和减少活动能减轻心脏负担，改善心功能，增加心排血量，继而增加肾血流量，提高肾小球滤过率，减少钠水潴留，减轻临床症状和减少并发症的发生。一般起病 2 周内卧床休息；待水肿消退、血压正常、肉眼血尿消失，方可下床轻微活动；血沉正常可上学，但应避免体育活动；Addis 计数正常后，恢复正常生活。活动中注意观察患儿的状态，调整运动量。

（2）饮食护理　急性期内，有水肿、少尿时，限制钠盐的摄入，食盐量以每日 1~2g 为宜，严重病例钠盐限制于 60~120mg/（kg·d）；有氮质血症时，限制蛋白质的入量，可给予优质动物蛋白 0.5g/（kg·d）；尿量增加、水肿消退、血压正常后，即逐渐恢复正常饮食，以保证生长发育的需要。患儿消化能力下降，忌食油炸食物，宜给高热量、高维生素、适量脂肪的饮食。低盐饮食使患儿食欲下降，应与患儿共同制定菜谱，加强色、香、味，促进患儿食欲。

2. 用药护理　遵医嘱给予利尿剂和降压药，同时观察药物的疗效与不良反应，并及时反馈给医生，调整用药。应用硝普钠需新鲜配制，放置 4 小时后不能再用，整个输液系统须用黑纸或铝箔包裹遮光，防止药物见光分解，并严密监测血压和心率，以免发生低血压。

3. 病情观察

（1）观察患儿尿量、尿色和水肿的情况，详细记录 24 小时的出入液量，每日或隔日测体重一次，及时准确留取尿标本送检。患儿尿量增加，肉眼血尿消失，提示病情好转；若持续少尿，头痛、呕吐，提示可能发生急性肾衰竭，绝对卧床休息，并做好透析前护理。

（2）监测血压变化，如血压突然升高、剧烈头痛、呕吐、眼花或一过性失明、惊厥等，提示高血压脑病，立即报告医生并配合抢救。

（3）观察患儿呼吸、心率、心律、肝脏和精神状态，警惕严重循环充血的发生。

4. 心理护理　关心、体贴患儿，使其消除活动受限带来的紧张心理，耐心对患儿及家长讲解病情及预后。本病绝大多数预后良好，95% 病例能完全恢复，死亡病例在 1% 以下，应消除父母和患儿的顾虑。

5. 健康教育

（1）用患儿和家长能理解的语言介绍急性肾小球肾炎的治疗护理知识，使患儿及家长懂得减少呼吸道和皮肤感染，及早治疗急性扁桃体炎、猩红热、脓疱疮等是预防本病的主要措施。

（2）指导患儿活动量的控制，使患儿及家长理解休息和限制活动的重要性。

（3）告知患儿家长饮食调整的目的和必要性，并介绍合适的食谱。

（4）解释出院后复查的重要性，定期复查尿常规，随访时间一般为半年。

【护理评价】

1. 经治疗和护理，患儿是否尿量增加、水肿减轻或消退。

2. 患儿肉眼血尿是否消失，血压是否维持在正常范围内。

3. 患儿有无并发症发生，或发生时是否得到及时发现和处理。

4. 患儿及家长是否能了解限制活动的意义及饮食调整的方法，是否积极配合治疗及护理。

第三节　肾病综合征

肾病综合征（NS）简称肾病，是一组由多种原因引起的肾小球基底膜通透性增高，导致大量蛋白质从尿中丢失的临床症候群。主要表现为：①大量蛋白尿；②低蛋白血症；③高脂血症；④不同程度的水肿。其中，①②为必备条件。临床上，本病按病因可分为原发性、继发性和先天性三大类。原发性肾病综合征（PNS）占 90% 以上，按临床表现分为单纯性肾病和肾炎性肾病，以单纯性肾病多见。继发性肾病是指在诊断明确的原发病基础上出现肾病表现，如继发于过敏性紫癜、系统性红斑狼疮、乙型肝炎及恶性肿瘤等。先天性肾病属常染色体隐性遗传，多见于新生儿或生后 6 个月内起病，国内少见，预后差。本节主要叙述原发性肾病综合征。

【病因与发病机制】

原发性肾病的病因及发病机制目前尚不明确。单纯性肾病的发病机制可能与 T 淋巴细胞免疫功能紊乱有关。肾炎性肾病患儿的肾组织中，可见免疫球蛋白和补体成分沉积，提示与免疫病理损伤有关。

【病理生理】

1. 大量蛋白尿　是本病最主要的病理生理改变。正常情况下，肾小球基底膜静电屏障作用和分子屏障作用阻碍血浆蛋白从肾小球毛细血管腔排出。当该屏障作用受损时，毛细血管通透性增加，大量小分子、带阴电荷的清蛋白由尿中丢失，称大量蛋白尿，又称选择性蛋白尿。长时间持续大量蛋白尿会促进肾小球系膜硬化和间质病变，导致肾功能不全。

2. 低蛋白血症　大量血浆蛋白经尿中丢失是导致低蛋白血症的主要原因；肾小管对重吸收蛋白质

的分解增加是次要原因；蛋白丢失超过肝脏合成的速度也使血浆蛋白降低。

3. 高脂血症 低蛋白血症刺激肝脏合成蛋白增加，脂蛋白合成也随之增加，因其分子量较大，不能从肾小球滤出而在血中蓄积形成高脂血症。

4. 水肿 低蛋白血症使血浆胶体渗透压下降，造成血浆中水分自血管外渗到组织间隙，引起水肿；血浆胶体渗透压下降，有效循环血量减少，肾素－血管紧张素－醛固酮系统激活，造成钠水潴留，进一步加重水肿。

【临床表现】

1. 单纯性肾病 多见于 2～7 岁患儿，具备肾病四大特征，即大量蛋白尿、低蛋白血症、高脂血症、水肿。主要表现为全身凹陷性水肿，多呈中重度，以颜面、下肢、阴囊明显，常有腹水。病初患儿一般情况尚好，继之出现面色苍白、倦怠、厌食，水肿严重者可有少尿。一般无血尿及高血压。

2. 肾炎性肾病 多见于学龄期患儿，除具备肾病四大特征外，尚有血尿、高血压、氮质血症、血清补体 C3 下降四项中的一项或多项。水肿一般不严重。

练一练

肾炎性肾病综合征区别于单纯性肾病综合征的主要临床表现为（ ）

A. 大量蛋白尿　　　　B. 血尿、高血压　　　　C. 低蛋白血症

D. 高血脂　　　　　　E. 高度水肿

答案解析

---

3. 并发症

（1）**感染** 是本病最常见的并发症。由于肾病患儿免疫功能低下，蛋白质营养不良及应用肾上腺糖皮质激素和（或）免疫抑制剂治疗，患儿常并发各种感染，常见有呼吸道、泌尿道、皮肤感染和原发性腹膜炎等，其中以上呼吸道感染最常见。感染可使病情加重或复发。

（2）**电解质紊乱** 长期应用利尿剂、肾上腺糖皮质激素以及饮食限制等，可引起低钠、低钾、低钙血症。其中，低钠血症较多见，表现为软弱无力、食欲减退、浮肿加重甚至昏厥或休克等。由于钙在血液中与白蛋白结合，可随蛋白尿丢失，且肾病时维生素 D 水平降低可致低钙血症，发生手足搐搦症。

（3）**低血容量性休克** 由于低蛋白血症致血浆胶体渗透压下降，液体外渗到组织间隙，导致血容量不足，在腹泻、呕吐或不恰当的利尿时更易诱发低血容量休克。

（4）**高凝状态及血栓形成** 由于肝脏合成凝血因子和纤维蛋白原增加，尿中丢失抗凝血酶原Ⅲ；高脂血症时，血液黏稠度增高、血流缓慢、血小板聚集增加等原因，使肾病患儿常存在高凝状态，易形成血栓。临床上以肾静脉血栓最常见，表现为突发性腰痛，血尿或血尿加重，少尿，甚至发生肾衰竭。

（5）**急性肾功能衰竭** 多数为低血容量所致的肾前性肾衰竭。

（6）**生长发育延迟** 主要见于频繁复发和长期接受大剂量糖皮质激素治疗的患儿。

【辅助检查】

1. 尿液检查 尿蛋白定性多为 ＋＋＋～＋＋＋＋，24 小时尿蛋白定量≥50mg/kg，或者随机或晨尿尿蛋白/肌酐（mg/mg）≥2.0。可有透明管型、颗粒管型，肾炎性肾病可有较多红细胞。

2. 血液检查 血浆总蛋白及清蛋白降低，血浆清蛋白＜25g/L，A/G 倒置。血胆固醇＞5.7mmol/L。血沉增快。肾炎性肾病有轻重不等的肾功能异常，补体多降低。高凝状态和血栓形成时，血小板明显

增高，血浆纤维蛋白原、尿纤维蛋白裂解产物增高。

3. 病理检查 通过肾活体组织检查，可以确定病理类型。

【治疗要点】

1. 一般治疗 限制盐的摄入，严重水肿、高血压、低血容量的患儿需卧床休息。

2. 对症治疗 水肿较重患儿可用氢氯噻嗪、螺内酯（安体舒通）、呋塞米利尿；水肿显著且血容量不足的患儿可先用低分子右旋糖酐，也可输注血浆和白蛋白。

3. 肾上腺糖皮质激素 本病一旦确诊，首选肾上腺糖皮质激素治疗，常用泼尼松。一般分两个阶段给药，开始足量 $2mg/(kg \cdot d)$，但最大剂量不超过 $60mg/d$，分 $3 \sim 4$ 次服用；若 4 周内尿蛋白转阴，则原量至少巩固 2 周，再改为隔日 $2mg/kg$ 早餐后顿服，减轻其对体内自身皮质醇分泌的抑制作用，继用 4 周，以后每 $2 \sim 4$ 周减量 $2.5 \sim 5mg$，直至停药，疗程必须达 6 个月（中程疗法）。若开始治疗后 4 周尿蛋白未转阴者，可继服至转阴后 2 周，一般不超过 8 周，以后减量方法同前，疗程为 9 个月（长程疗法）。泼尼松疗效较差者，可换用地塞米松、阿赛松（曲安西龙）、康宁克通等。

👁 **看一看**

激素治疗效应

根据激素正规足量治疗 8 周后的效应（以一周内连续检查尿蛋白 3 次的结果为准），可分为以下五种。①激素敏感（完全效应）：尿蛋白完全转阴。②激素部分敏感（部分效应）：尿蛋白减少至 $+ \sim ++$。③激素不敏感（无效应）：尿蛋白仍大于 $+++$。后两者实际上为激素耐药。④激素依赖：即对激素敏感，用药后缓解，减量或停药 2 周内复发，恢复用量或再次用药又缓解，并重复 2 次以上。⑤复发和反复：尿蛋白已转阴，停用激素 4 周以上，尿蛋白又大于 $++$ 者为复发；如在激素治疗过程中出现上述变化者为反复。

4. 免疫抑制剂 对激素耐药、依赖及频复发或频反复、激素治疗有严重副作用的患儿，可联合使用免疫抑制剂治疗，如环磷酰胺、苯丁酸氮芥、雷公藤、环孢素等。常用环磷酰胺 $2 \sim 2.5 \ mg/(kg \cdot d)$，分 3 次口服，疗程 $8 \sim 12$ 周，总量不超过 $200mg/kg$。

5. 其他治疗 应用血管紧张素转换酶抑制剂（如卡托普利）可减少蛋白尿，延缓肾小球硬化，保护肾功能；应用肝素、尿激酶等抗凝及纤溶药物治疗可防治血栓；用左旋咪唑可调节免疫功能；中医中药治疗。

【护理评估】

1. 健康史 询问患儿水肿开始时间、发生部位、发展顺序及程度，目前有无精神萎靡、疲惫、食欲缺乏、呕吐等症状。了解患儿 24 小时排尿次数及尿量、尿色。询问目前药物治疗情况，用药种类、剂量、疗效及副作用等。

2. 身体状况 应该全面评估患儿目前的生命体征、体重、腹围。评估水肿的程度、部位、是否是凹陷性，同时注意并发症的观察。

3. 心理-社会状况 患儿治疗时间较长，导致休学；药物的副作用导致患儿自身形象的改变；家长及患儿对疾病的认识不足等使其产生焦虑、自卑、烦躁、担忧等心理反应。

【护理诊断】

1. 体液过多 与低蛋白血症等导致钠水潴留有关。

2. 营养失调：低于机体需要量　与大量蛋白自尿中丢失有关。

3. 有感染的危险　与免疫力低下有关。

4. 潜在并发症　电解质紊乱、血栓形成、药物副作用。

5. 有皮肤完整性受损的危险　与皮肤水肿有关。

6. 焦虑　与病情反复及病程长有关。

【护理目标】

1. 患儿水肿逐渐消退，尿液恢复正常。

2. 患儿能摄入足够的营养素。

3. 患儿住院期间不发生感染。

4. 患儿服药规律。

5. 患儿无电解质紊乱、血栓形成等情况发生，或发生时得到及时发现与处理。

6. 患儿住院期间不发生皮肤完整性受损。

7. 患儿及家长能叙述疾病的主要表现，了解限制活动的意义及饮食调整方法，配合治疗及护理。

【护理措施】

1. 一般护理

（1）休息与活动　一般无需严格限制活动，但有高度水肿和高血压的患儿应卧床休息，同时应在床上经常变换体位以防血栓形成；腹水严重出现呼吸困难的患儿，应采取半卧位。避免劳累过度，以免病情复发或加重。

（2）饮食护理　饮食不宜限制过严，因患儿水肿主要是低蛋白血症所致。有高度水肿和高血压的患儿应无盐或低盐饮食（每日盐摄入量为 1～2g）。待浮肿消退、血压正常，即应恢复正常饮食，过分限制易致低钠血症和食欲下降。大量蛋白尿期间，蛋白摄入应控制在每日 2g/kg 左右，以补充优质蛋白如乳、鱼、蛋及瘦肉等为宜。过量摄入不能改善患儿的低蛋白血症，相反可使尿蛋白剧增，肾血流量增加，造成肾脏高灌注、高滤过，从而加速肾小球硬化。尿蛋白消失后长期用糖皮质激素治疗期间，应多补充蛋白质，因激素可使机体蛋白质分解代谢增强，出现负氮平衡。为减轻高脂血症，应选择适量植物性脂肪；同时增加富含可溶性纤维的食物如燕麦、豆类等；补充钙和维生素 D，以防骨质疏松。

2. 预防感染

（1）患儿由于免疫力低下，易继发感染，严重感染甚至可危及患儿生命。应向患儿及家长解释预防感染的重要性，尽量避免到人多的公共场所。

（2）做好保护性隔离，肾病患儿与感染性疾病患儿分室收治，病房每日进行空气消毒，减少探视人数。

（3）加强皮肤护理：保持皮肤清洁干燥；及时更换内衣，内衣及被褥应松软；卧床期间勤翻身，每 2 小时 1 次，勤局部按摩，促进血循环；臀部及四肢水肿严重时可垫棉圈；阴囊水肿时用棉垫或吊带托起；若皮肤破损，可涂碘伏预防感染。

（4）做好会阴部清洁，每日用 3% 硼酸坐浴 1～2 次，以预防尿路感染。

（5）严重水肿者应尽量避免肌内注射，以防药液外渗，导致局部潮湿、糜烂或感染。

（6）注意监测体温、血常规等，及时发现感染灶，发生感染者给予抗生素治疗。

3. 用药护理

（1）利尿剂　应用利尿剂时注意准确记录 24 小时尿量和尿色，按时送检尿及血标本，观察尿常规变化和有无低血钾、低血钠等并发症的发生。

（2）激素　治疗期间注意患儿体重、腹围、血压、尿量、尿蛋白等变化，评估水肿改善、尿蛋白转阴情况；严格遵医嘱发放药物，并保证患儿服药；注意观察激素的副作用，如高血压、消化道溃疡、骨质疏松、库欣综合征等，待病情好转后改为隔日晨起顿服，按医嘱补充钙剂和维生素 D 制剂。

（3）免疫抑制剂　应用免疫抑制剂如环磷酰胺时，注意观察胃肠道反应、出血性膀胱炎、脱发、骨髓抑制和肝功能损害等副作用，远期还有性腺损害。嘱咐患儿多饮水，观察尿量和尿色，每周检查 $1 \sim 2$ 次白细胞和血小板，当白细胞低于 $4 \times 10^9/L$，血小板低于 $50 \times 10^9/L$ 时应暂停用药，待回升后再继续。

（4）抗凝和溶栓药　抗凝和溶栓疗法能改善肾病的临床症状，改变患儿对激素的效应，从而达到理想的治疗效果。在使用肝素过程中注意监测凝血时间及凝血酶原时间，还要观察皮肤黏膜、消化道出血等情况。

4. 心理护理　关爱患儿，多与患儿和家长交谈，使患儿明白由药物引起的形象改变可在停药后自行恢复，以消除其焦虑、自卑心理，保持良好情绪，增强治愈信心。

5. 健康教育

（1）向患儿及家长讲解泼尼松和（或）环磷酰胺治疗本病的重要性，使他们主动配合，坚持系统而正规的治疗，不可擅自减量或停药，以取得满意的疗效。

（2）指导家长做好出院后的家庭护理，定期门诊随访。

（3）向患儿及家长强调预防感染的重要性，避免感染和劳累，防止肾病复发或反复，以缩短病程。严重感染者可危及生命，故应不去或少去公共场所，避免交叉感染。

（4）告诉家长，患儿预防接种可使肾病复发，故应在病情完全缓解且停用糖皮质激素治疗 3 个月后进行。

【护理评价】

1. 患儿水肿是否逐渐消退，尿液是否恢复正常。

2. 患儿是否能摄入足够的营养素。

3. 患儿住院期间是否发生感染。

4. 患儿服药是否规律。

5. 患儿有无电解质紊乱、血栓形成等情况发生，或发生时是否得到及时发现与处理。

6. 患儿住院期间是否发生皮肤完整性受损。

7. 患儿及家长是否能叙述疾病的主要表现，是否了解限制活动的意义及饮食调整方法，是否配合治疗及护理。

第四节　泌尿道感染

泌尿道感染是指病原体直接侵入尿路，在尿中生长繁殖，并侵犯尿路黏膜或组织而引起的损伤。按病原体侵袭的部位不同分为肾盂肾炎、膀胱炎和尿道炎，肾盂肾炎又称为上尿路感染，膀胱炎和尿道炎合称为下尿路感染。由于儿童时期泌尿道感染局限于某一部位者较少，且临床上又难以定位，故统称 UTI。UTI 是小儿泌尿系统常见病之一，女性发病率高于男性，但在新生儿或婴幼儿早期，男性发病率却高于女性。

【病因】

大部分细菌均可引起泌尿道感染，多数为革兰阴性杆菌，其中大肠埃希菌最常见，占首次感染的60%～80%；其次为克雷伯菌、肠杆菌、变形杆菌等，少数为肠球菌和葡萄球菌等革兰阳性菌。

【发病机制】

（一）感染途径

1. 上行感染　是泌尿道感染最主要的途径。膀胱输尿管反流（VUR）常是细菌上行性感染的直接通道。

2. 血源性感染　继发于新生儿败血症、菌血症等，致病菌主要是金黄色葡萄球菌。

3. 淋巴感染和直接感染　阑尾脓肿和盆腔炎症可通过淋巴管感染肾脏，肾脏邻近组织如肾周脓肿也可直接蔓延感染。

（二）易感因素

1. 小儿泌尿道解剖生理特点决定。

2. 泌尿道先天畸形（如先天性尿道下裂）、尿路梗阻及膀胱输尿管反流均可增加泌尿道感染的危险性，也是泌尿道感染迁延不愈和导致重复感染的原因。

3. 泌尿道抵抗感染功能缺陷，如尿中 SIgA 浓度减低，会增加发生泌尿道感染的机会。

4. 其他：如糖尿病、高血压及长期使用糖皮质激素或免疫抑制剂的患儿，其泌尿道感染的发病率可增高；蛲虫由肛周移行至外阴等。

【临床表现】

1. 急性泌尿道感染　不同年龄组的临床表现差异较大。

（1）新生儿期　症状极不典型，以全身症状为主，表现为发热、体温不升、皮肤苍白、体重不增、拒乳、腹泻、嗜睡和惊厥，伴有黄疸者较多见。新生儿常伴有败血症，多由血源性感染引起。

（2）婴幼儿期　仍以全身症状为主，局部症状轻微或缺如。主要表现为高热、呕吐、面色苍白、腹胀、腹泻等，甚至出现精神萎靡和惊厥；局部症状可有排尿时哭闹、排尿中断、夜间遗尿等。

（3）儿童期　上尿路感染：发热、寒战、腹痛、遗尿等全身症状突出，常伴有腰痛和肾区叩击痛。下尿路感染：膀胱刺激症状明显，可出现尿频、尿急、尿痛，尿液浑浊，偶见肉眼血尿。

2. 慢性泌尿道感染　病程多在 6 个月以上。轻者可无明显症状，也可间断出现发热、脓尿或菌尿，反复发作者可有贫血、乏力、发育迟缓、高血压及肾功能减退等。

【辅助检查】

1. 尿常规　清洁中段尿沉渣白细胞≥5 个/HP 即可怀疑泌尿道感染；如出现白细胞成堆、白细胞管型、蛋白尿，有助于肾盂肾炎的诊断，肾盏乳头处炎症及膀胱炎可出现血尿。

2. 尿液涂片找细菌　每油镜视野≥1 个细菌，表明尿内细菌数 $>10^5$/ml，有诊断意义。

3. 尿培养及菌落计数　应清洁患儿外阴后，再留中段尿；尿标本必须及时送检，避免污染；中段尿培养标本必须在未使用抗生素之前采集，以提高阳性率。清洁中段尿培养及菌落计数是诊断泌尿道感染的主要依据。通常认为，中段尿培养尿内菌落数≥10^5/ml 可确诊，10^4～10^5/ml 为可疑，$<10^4$/ml 系污染。通过耻骨上膀胱穿刺获取的尿培养标本，只要发现有细菌生长，即有诊断意义。

4. 影像学检查　反复感染或迁延不愈者应进行影像学检查，以观察有无泌尿系畸形和膀胱输尿管反流。常用有 B 型超声波检查、静脉肾盂造影加断层摄片（检查肾疤痕形成）、排泄性膀胱尿路造影

（检查 VUR）、肾核素造影和 CT 扫描等。

【治疗要点】

1. 急性期卧床休息；鼓励多饮水、勤排尿；清洁外阴。

2. 合理使用抗生素，以清除病原体。上尿路感染应选择血药浓度高的抗生素，如氨苄西林、头孢噻肟钠、头孢曲松钠等；下尿路感染应选择尿浓度高的抗生素，如复方磺胺甲噁唑。婴幼儿难以区分感染部位且有全身症状者，均按上尿路感染用药。

3. 积极矫治尿路畸形，防止复发。

【护理评估】

1. **健康史**　询问患儿有无发热、腹胀、排尿哭闹等表现，男孩有无包皮过长，女孩有无蛲虫病等。既往营养状况及疾病史。

2. **身体状况**　评估症状和体征，注意体温变化等。

3. **心理－社会状况**　对患儿及家长及时评估其对本病的认识程度、心理状况、对疾病的应对方式。

【护理诊断/护理问题】

1. **体温过高**　与尿路细菌感染有关。

2. **排尿异常**　与膀胱、尿道炎症有关。

【护理措施】

1. **一般护理**

（1）休息与活动　急性期应卧床休息。

（2）饮食护理　高热患儿宜给予高热量、富含蛋白质和维生素、易消化的流质或半流质饮食，以增强机体抵抗力。

2. **对症护理**　婴幼儿常有高热、哭闹，可用物理或药物降温、镇静。要勤换尿布，保持患儿会阴部清洁、干燥，尿布在阳光下暴晒或用开水烫洗晒干，或煮沸、高压消毒。鼓励患儿大量饮水，必要时静脉输液以增加尿量，冲洗尿道，促进细菌和毒素的排出。

3. **用药护理**　遵医嘱应用抗菌药物治疗。注意观察药物的副作用，如口服磺胺类药物可出现胃肠道反应，故宜饭后服用，同时由于其易在尿中形成结晶，应多饮水，并注意有无血尿、尿少、无尿等副作用发生。尿道刺激症状明显者，遵医嘱应用抗胆碱药。

4. **病情观察**　注意全身症状的变化，尤其是婴幼儿，要每4小时测1次体温，并准确记录。除注意体温外，还应观察神经系统、消化系统等症状。

5. **心理护理**　关注患儿及家长的心理状况，鼓励他们积极应对。

6. **健康教育**

（1）向患儿和家长解释本病的护理要点及预防知识，如注意个人卫生，幼儿不穿开裆裤，为婴儿勤换尿布，便后洗净臀部；女孩清洗外阴时应从前往后擦洗，单独使用洁具，防止上行性感染；及时发现和处理男孩包茎、女孩处女膜伞及蛲虫病等；及时矫治尿路畸形，防止尿路梗阻和肾瘢痕形成。

（2）指导按时服药，定期复查。向家长解释本病的预后，如急性泌尿道感染经合理抗菌治疗，多数于数日内症状消失、治愈，但有近50%患儿可复发与再感染，故必须定期复查。一般急性泌尿道感染于疗程结束后每月随访一次，除检查尿常规外，还应做中段尿培养，连续3个月，如无复发可认为治愈；反复发作者每3~6个月复查一次，共2年或更长时间。

目标检测

一、单项选择题

1. 单纯性肾病综合征的临床表现不包括（　　）

  A. 高血压   B. 大量蛋白尿   C. 高脂血症

  D. 低蛋白血症   E. 水肿

2. 感染后可引起急性肾炎等变态反应性疾病的病原体是（　　）

  A. 病毒   B. 支原体   C. 链球菌

  D. 葡萄球菌   E. 原虫和寄生虫

3. 肾病综合征的典型临床表现中，对机体影响最大的是（　　）

  A. 低蛋白血症   B. 大量蛋白尿   C. 少尿或无尿

  D. 高度水肿   E. 高脂血症

4. 婴儿少尿的标准为（　　）

  A. 每日尿量＜400ml B. 每日尿量＜300ml C. 每日尿量＜200ml

  D. 每日尿量＜100ml E. 每日尿量＜50ml

5. 患儿，5岁。以原发性肾病综合征收入院。查体：阴囊明显水肿，局部皮肤紧张、变薄、透亮。目前最主要的护理诊断是（　　）

  A. 自我形象紊乱   B. 有受伤的危险

  C. 活动无耐力   D. 营养失调：低于机体需要量

  E. 有皮肤完整性受损的危险

6. 以下不利于预防泌尿系感染的措施是（　　）

  A. 婴儿应勤换尿布   B. 便后及时清洗

  C. 根治蛲虫，去除尿道异物 D. 婴幼儿可穿开裆裤，直至自己控制小便

  E. 减少导尿或泌尿道器械检查

7. 患者，男，8岁。双眼睑浮肿，尿少3天，以肾病综合征收入院。查体：双下肢水肿明显。实验室检查：血浆白蛋白27g/L，尿蛋白定性（＋＋＋）。最常见的并发症是（　　）

  A. 感染   B. 电解质紊乱

  C. 血栓形成   D. 急性肾衰竭

  E. 生长延迟

8. 肾病综合征大量蛋白尿的原因是（　　）

  A. 肾小球基底膜通透性增高 B. 血浆胶体渗透压下降

  C. 肾功能下降   D. 尿量增加

  E. 感染

9. 治疗肾病综合征的首选药物为（　　）

  A. 甲氨蝶呤   B. 泼尼松

  C. 雷公藤毒苷   D. 环孢素

  E. 环磷酰胺

10. 患儿，男，5岁，因急性肾炎住院。现突发呼吸困难，不能平卧，咳粉红色泡沫痰，心率增快，肺部闻及哮鸣音和湿啰音。护士应考虑患儿可能发生了（　　）

A. 肺部感染 　　　　B. 严重循环充血 　　　　C. 急性肾衰竭

D. 胸腔积液 　　　　E. 急性溶血

二、综合问答题

1. 如何指导急性肾小球肾炎患儿进行休息？
2. 肾病综合征患儿使用激素治疗期间如何预防感染？

（吴华平）

书网融合……

 重点回顾　　　　 微课　　　　 习题

第十一章　血液系统疾病患儿的护理

PPT

学习目标

知识目标：

1. **掌握**　儿童贫血的标准及分类；营养性缺铁性贫血、营养性巨幼细胞贫血、免疫性血小板减少症和急性白血病的临床表现及护理措施。

2. **熟悉**　营养性缺铁性贫血、营养性巨幼细胞贫血的病因、护理诊断及治疗原则；免疫性血小板减少症和急性白血病的护理诊断及治疗原则。

3. **了解**　儿童造血特点和血液特点；免疫性血小板减少症和急性白血病的病因及发病机制。

能力目标：

能运用所学知识对常见儿童血液系统疾病提出护理诊断，制定护理计划并实施护理措施。

素质目标：

具有对儿童血液系统疾病的认识，自觉地将现代儿童健康理念贯穿护理操作过程。

📖 **导学情景**

情景描述：晶晶，11个月，早产女婴，生后一直人工喂养，未添加辅食。妈妈发现，最近一个月来孩子食欲缺乏，面色渐渐苍白，不活泼，经常"感冒"，即到儿保门诊就诊。查体：营养差，皮肤、黏膜苍白，心前区有Ⅱ级收缩期杂音，肝肋下3cm，脾肋下1cm。化验：血红蛋白及红细胞均低于正常，白细胞、血小板及网织红细胞均正常。

情景分析：根据上述情况，该患儿最可能发生了营养性缺铁性贫血。进行单纯的人乳、牛奶或谷物等低铁食品喂养而未及时添加含铁较多的辅食致铁摄入量不足，铁摄入不足是小儿营养性缺铁性贫血的主要原因。家长应注意营养，及时添加辅食，纠正不良饮食习惯，合理搭配饮食。

讨论：该患儿的主要护理诊断有哪些？应采取怎样的护理措施？

学前导语：营养性缺铁性贫血是小儿最常见的一种贫血，以6个月至2岁婴幼儿发病率最高，严重危害小儿健康，是我国重点防治的小儿常见四大疾病之一。该病最常见的病因有哪些？我们又应该如何指导患儿家长正确应用铁剂进行治疗呢？

第一节　儿童造血和血液特点

一、造血特点

儿童时期造血通常分为胚胎期造血和生后造血。

159

（一）胚胎期造血

造血首先出现于卵黄囊，然后在肝脏、脾脏、胸腺、淋巴结，最后在骨髓，故又分为三个不同的时期。

1. 中胚叶造血期　约自胚胎第 3 周开始出现卵黄囊造血，在卵黄囊形成许多血岛，其中间的细胞进一步分化成为初级原始红细胞。自胚胎第 6～8 周后，血岛开始退化，初级原始红细胞逐渐减少，至第 12～15 周消失。

2. 肝脾造血期　肝脏是胎儿中期的主要造血场所，主要产生有核红细胞，也可产生少量的粒细胞和巨核细胞。约自胚胎第 6～8 周起肝脏开始造血，第 4～5 个月时达高峰，6 个月后造血逐渐减退，至出生时停止。

脾脏约在胚胎第 8 周开始造血，以生成红细胞为主，还可产生淋巴细胞、粒细胞和单核细胞。但时间较短，造血功能不强，至胎儿 5 个月后，脾脏造红细胞和粒细胞功能减退至消失，而造淋巴细胞功能可维持终生。

约在胚胎第 8 周，胸腺开始形成淋巴细胞，淋巴结自第 11 周开始造淋巴细胞，并成为终生造淋巴细胞和浆细胞的器官。

3. 骨髓造血期　在胚胎第 6 周开始出现骨髓，但至胎儿 4 个月才开始造血，并成为胎儿后期主要的造血器官，直至出生 2～5 周后成为唯一的造血器官。

（二）生后造血

1. 骨髓造血　出生后主要是骨髓造血，各种血细胞均在此生成。婴幼儿期所有骨髓均为红骨髓，全部参与造血，以满足生长发育的需要。5～7 岁开始，长骨中出现脂肪细胞（黄骨髓），随着年龄的增长，红骨髓逐渐被黄骨髓所替代，至成年时红骨髓仅限于锁骨、肩胛骨、肋骨等短骨或不规则骨及长骨近端。黄骨髓有潜在的造血功能，当需要增加造血时，可转变为红骨髓，重新发挥造血功能。

2. 骨髓外造血　由于婴幼儿缺少黄骨髓，故造血的代偿能力低，当需要增加造血时，就容易出现骨髓外造血。在正常情况下，骨髓外造血极少。遇严重感染或溶血性贫血等需要增加造血时，肝、脾和淋巴结可随时适应需要，恢复到胎儿时期的造血状态，表现为肝、脾、淋巴结肿大，同时外周血中可见有核红细胞或（和）幼稚粒细胞。这是小儿造血器官的一种特殊反应，称骨髓外造血。

二、血液特点

不同年龄段小儿血象各有特点，尤其以婴幼儿变化最大。

（一）红细胞计数与血红蛋白量

红细胞的生成受红细胞生成素的调节，组织缺氧可刺激红细胞生成素的生成。小儿在胎儿期处于相对缺氧状态，红细胞数和血红蛋白量较高，出生时红细胞数为 $(5.0～7.0)\times10^{12}/L$，血红蛋白量为 150～220g/L。出生后，随着自主呼吸的建立，血氧含量增加，红细胞生成素减少，骨髓造血功能暂时下降；胎儿红细胞寿命较短，较多红细胞在短期内破坏，发生生理性溶血；加之婴儿生长发育迅速、循环血量增加等因素，红细胞数和血红蛋白量逐渐降低，至生后 2～3 个月时，红细胞数降至 $3.0\times10^{12}/L$，血红蛋白量降至 100g/L，网织红细胞减低，出现轻度贫血，称生理性贫血。生理性贫血一般无临床症状（少数早产儿可有贫血的临床症状），其经过呈自限性，3 个月后，红细胞生成素的生成增加，骨髓造血功能逐渐增强，红细胞数和血红蛋白量又逐渐上升，至 12 岁左右达成人水平。

（二）白细胞计数与分类

出生时白细胞总数较多，一般为 $(15～20)\times10^9/L$，生后 6～12 小时达 $(21～28)\times10^9/L$，以后

逐渐下降，至生后 1 周左右降至 12×10^9/L，婴儿期维持在 10×10^9/L 左右，8 岁后接近成人水平。

白细胞分类主要是中性粒细胞与淋巴细胞比例的变化。出生时，中性粒细胞占白细胞总数的 60%～65%，淋巴细胞占白细胞总数的 35%，随着白细胞总数的下降，中性粒细胞比例也相应下降，生后 4～6 天两者比例相等，形成第一次交叉；随后，淋巴细胞比例上升，婴幼儿期淋巴细胞占 60%，中性粒细胞约占 35%，至 4～6 岁时两者比例又相等，形成第二次交叉；之后，白细胞分类逐渐与成人相似。嗜酸性粒细胞、嗜碱性粒细胞和单核细胞在各年龄期差异不大。

（三）血小板计数

各年龄段小儿血小板数与成人差别不大，为 $(150～250) \times 10^9$/L。

（四）血红蛋白种类

正常血红蛋白分为三种类型，即两种成人血红蛋白（HbA、HaA$_2$）和一种胎儿血红蛋白（HbF）。出生时，血红蛋白以 HbF 为主，平均占 70%。出生后，HbF 被 HbA 替代，迅速下降，1 岁时 HbF < 5%，2 岁时达成人水平，HbF < 2%。

（五）血容量

小儿血容量相对于成人较多，新生儿血容量约占体重的 10%，平均 300ml，儿童血容量占体重的 8%～10%，成人血容量占体重的 6%～8%。

第二节 儿童贫血

一、概述

贫血是指外周血中单位容积内的红细胞数或血红蛋白量低于正常值。儿童贫血的国内诊断标准为：新生儿期血红蛋白（Hb）< 145g/L；1～4 个月时 Hb < 90g/L；4～6 个月时 Hb < 100g/L；6 个月以上则按 WHO 标准，6 个月至 6 岁 Hb < 110g/L，6～14 岁 Hb < 120g/L 为贫血。海拔每升高 1000m，Hb 上升 4%。

（一）贫血的分度

根据外周血的血红蛋白含量或红细胞数，将贫血分为四度（表 11 - 1）。

表 11 - 1 贫血的分度

		轻度	中度	重度	极重度
血红蛋白量（g/L）	儿童	90～120	60～90	30～60	< 30
	新生儿	120～144	90～120	60～90	< 60
红细胞数（×10^{12}/L）		3～4	2～3	1～2	< 1

（二）贫血的分类

贫血的病因和发病机制多种多样，尚不统一，目前多采用形态学分类和病因学分类。

1. 病因学分类

（1）失血性贫血 ①急性失血如外伤、出血性疾病等。②慢性失血如溃疡病、钩虫病、肠息肉、特发性肺含铁血黄素沉着症等。

（2）溶血性贫血 可由红细胞内在缺陷或外在因素引起红细胞破坏过多。①内在因素：如葡萄糖－6－磷酸脱氢酶（G－6－PD）缺乏、地中海贫血、遗传性球形细胞增多症等。②外在因素：如新生儿溶血病、自身免疫性溶血性贫血，脾功能亢进，物理、化学、感染等因素引起的贫血。

（3）红细胞和血红蛋白生成不足 ①缺乏造血物质：如缺铁性贫血（铁缺乏）、营养性巨幼红细胞贫血（维生素 B_{12}、叶酸缺乏）、维生素 C 缺乏等。②骨髓造血功能障碍：如再生障碍性贫血（先天性及后天性），单纯红细胞再生障碍性贫血。③造血不良性贫血：如感染性、肾衰竭、铅中毒、红系造血障碍、恶性肿瘤等伴发的贫血。

👁 **看一看**

地中海贫血

地中海贫血是人类最常见的与 α 和 β 珠蛋白链组成缺陷相关的单基因疾病。据统计，全世界范围内，每年约有 4 万个新生儿出生时有 β 地中海贫血。随着产前诊断技术的发展以及人类生活水平的提高，越来越多的地中海贫血胎儿被发现，且大部分家长会选择终止妊娠，从而减少了地中海贫血患儿的出生。目前唯一可以治愈的手段是造血干细胞移植，但其移植的预处理方案仍在不断探索中。尽管可选择的供体种类增多，移植后支持治疗技术水平迅猛提高，但并发症发生率仍很高，影响移植的预后因素很多，所以仍还没有最佳的移植方案。值得期待的是，基因编辑技术的引入或许给地中海贫血患者带来治愈的希望。

2. 形态学分类 此种分类的基础是根据检测红细胞数、血红蛋白量和红细胞压积，计算红细胞平均容积（MCV）、红细胞平均血红蛋白量（MCH）、红细胞平均血红蛋白浓度（MCHC）的结果，将贫血分为四类（表 11 – 2）。

表 11 – 2 贫血的细胞形态学分类

	MCV（fl）	MCH（pg）	MCHC（%）
正常值	80 ~ 94	27 ~ 32	32 ~ 38
正细胞性	80 ~ 94	27 ~ 32	32 ~ 38
大细胞性	>94	>32	32 ~ 38
单纯小细胞性	<80	<27	32 ~ 38
小细胞低色素性	<80	<27	<32

二、营养性缺铁性贫血 📱微课

营养性缺铁性贫血是儿童贫血中最常见的一种类型，是指由于体内铁缺乏致血红蛋白合成减少而引起的一种小细胞低色素性贫血。任何年龄均可发病，以 6 个月至 2 岁婴幼儿发病率最高，严重危害小儿健康，是我国重点防治的儿童"四病"之一。

【病因】

1. 先天储铁不足 足月新生儿从母体所获得的储备铁足以满足其生后 4 个月的生长发育需要。胎儿在孕后期的 3 个月从母体获得的铁最多，平均每日可获得铁 4mg。故早产儿、双胎、多胎、胎儿失血和孕母患严重缺铁性贫血可致胎儿储存铁减少。

2. 铁摄入不足 是导致儿童缺铁性贫血的主要原因。婴儿单纯的母乳、牛奶或谷物等低铁食品喂养而未及时添加含铁丰富的辅食，年长儿不良的饮食习惯如挑食、偏食等致铁摄入量不足。

3. 生长发育速度快 早产儿、婴儿期和青春期儿童生长发育迅速，随着体重的增加，血容量增加也较快，铁的需要量相对增加，若不及时添加含铁丰富的辅食，易发生缺铁。

4. 铁丢失过多 正常婴儿每日排铁量相对于成人较多，生后2个月婴儿大便排出的铁比由食物中摄入的铁多。每失血1ml即损失0.5mg铁，长期慢性失血可致铁缺乏，如溃疡病、肠息肉、膈疝、钩虫病、鼻衄等可致慢性小量出血；用未经加热处理的鲜牛奶喂养婴儿，可因其对蛋白过敏而致小量肠出血；初潮后少女月经量过多等均可致铁丢失过多。

5. 铁吸收障碍 儿童患有胃肠炎、消化道畸形、慢性腹泻等可减少铁吸收，食物搭配不合理可影响铁的吸收。

【发病机制】

铁缺乏对机体各系统均有影响。

1. 缺铁对造血系统的影响 铁是合成血红蛋白的原料。转铁蛋白将铁转运至幼红细胞和储铁组织，转运至幼红细胞的铁与原卟啉结合，生成血红素，血红素再与珠蛋白结合形成血红蛋白。缺铁可引起血红素形成不足，进一步影响血红蛋白的合成，导致红细胞内血红蛋白含量不足，细胞质减少，细胞变小。而缺铁对细胞的分裂、增殖影响小，故红细胞数量减少程度不如血红蛋白减少明显，从而形成小细胞低色素性贫血。

2. 对其他系统的影响 ①影响肌红蛋白的合成：人体内有多种酶的活性依赖铁的水平，如过氧化氢酶、单胺氧化酶、核糖核苷酸还原酶等，这些酶与生物氧化、组织呼吸、神经介质合成与分解有关。因此，铁缺乏使酶活性下降，造成细胞功能紊乱，出现一系列非血液系统表现，如体力减弱、易疲劳、表情淡漠、智力减低和注意力难于集中等。②引起组织器官的异常，如舌炎、胃酸分泌减少、反甲、神经功能紊乱等。③引起细胞免疫功能低下，抗感染能力降低。

👁 看一看

不同时期铁缺乏的表现

人体总铁量的60%～70%存在于血红蛋白和肌红蛋白中；约30%以铁蛋白和含铁血黄素的形式储存于肝、脾和骨髓中，称储存铁；极少量存在于含铁酶及血浆中。当铁供应不足时，储存铁可供造血所需，故缺铁早期不会出现贫血表现。如铁缺乏进一步加重，体内储存铁耗竭时，即有贫血表现，故缺铁性贫血是缺铁的晚期表现。缺铁通常经过以下三个阶段才发生贫血。①铁减少期：体内储存铁已减少，但供红细胞合成血红蛋白的铁尚未减少。②红细胞生成缺铁期：储存铁进一步耗竭，红细胞生成所需的铁亦不足，但循环中血红蛋白的量尚未减少。③缺铁性贫血期：除了出现小细胞低色素性贫血外，还有一些非造血系统的症状。

【临床表现】

发病缓慢，其临床表现随病情轻重不同而有所不同。

1. 一般表现 皮肤黏膜逐渐苍白，以口唇、口腔黏膜和甲床最为明显。易疲乏无力，常有烦躁不安或精神不振，不爱活动，体重不增或增长缓慢。年长儿可诉头晕、眼前发黑、耳鸣等。

2. 髓外造血表现 由于骨髓外造血反应，肝、脾、淋巴结可轻度肿大。年龄愈小，病程愈长、贫血愈重，肝脾肿大愈明显，但肿大程度罕有超过中等度者。淋巴结肿大程度较轻，质韧。

3. 非造血系统表现

（1）消化系统 常有食欲低下，呕吐、腹泻，口腔炎、舌炎或舌乳头萎缩，少数有异食癖（如嗜食泥土、墙皮、煤渣等），重者可出现萎缩性胃炎或吸收不良综合征等。

（2）神经系统 常有烦躁不安或萎靡不振，易激惹，年长儿注意力不集中、记忆力减退、理解力下降、学习成绩下降、智能低于同龄儿，影响心理的正常发育。

（3）心血管系统　贫血严重者心率加快，心脏扩大，甚至并发心功能不全。

（4）其他　如上皮损害，出现反甲、皮肤干燥、毛发枯黄易脱落、合并感染等。

【辅助检查】

1. 血常规　血红蛋白量降低较红细胞数减少明显，呈小细胞低色素性贫血。红细胞大小不一，以小细胞为多，中央淡染区扩大，脆性降低，寿命缩短；网织红细胞正常或轻度减少；白细胞和血小板一般无异常。

2. 骨髓象　骨髓有核细胞增生活跃，中幼和晚幼红细胞增加明显。各期红细胞胞体均较小，胞浆量少，染色偏蓝，胞浆成熟程度较细胞核差。粒细胞系和巨核细胞系一般正常。用普鲁士蓝染色法，可见铁粒幼红细胞减少。

3. 有关铁代谢的检查　①血清铁蛋白（SF）：铁的贮存形式，其含量变化可作为判断是否缺铁或铁负荷过量的指标，SF < 16μg/L 时提示缺铁。②血清铁（SI）、总铁结合力（TIBC）、转铁蛋白饱和度（TS）：这三项反映血浆中铁的含量。当 SI < 10.7μmol/L，TIBC > 62.7μmol/L，TS < 15% 时，可诊断缺铁性贫血。③红细胞内游离原卟啉（FEP）：FEP > 0.9μmol/L 时，提示红细胞内缺铁。

✖ 练一练

小儿营养性缺铁性贫血的血象特点是（　　）

A. 大细胞性贫血　　　　　　B. 正细胞性贫血　　　　　　C. 单纯小细胞性贫血

D. 大细胞低色素性贫血　　　E. 小细胞低色素性贫血

答案解析

【治疗要点】

查明和去除病因；防治感染；根据缺铁程度补充铁剂；纠正不良饮食习惯，合理喂养，及时添加含铁丰富及促进铁吸收的食物。

【护理评估】

1. 健康史　了解患儿的喂养方式和饮食习惯，是否及时添加辅食，饮食结构是否合理，年长儿有无挑食、偏食等不良饮食习惯；了解母亲孕产史，如孕期母亲有无严重贫血，有无早产、双胎、多胎等引起先天储铁不足的因素；了解患儿生长发育状况，有无慢性腹泻、吸收不良综合征等慢性疾病及青春期少女是否月经量过多。

2. 身体状况　了解患儿贫血程度，观察皮肤、黏膜颜色及毛发、指甲情况；了解有无乏力、头晕、耳鸣等一般表现；了解患儿有无消化、神经、循环系统表现。

3. 心理－社会状况　评估患儿及家长的心理状态，对本病的病因及防护知识的了解程度，对健康的需求及家庭背景等；评估年长患儿有无因记忆力减退、成绩下降或智力低于同龄儿而产生自卑、焦虑或恐惧等心理。

【护理诊断/护理问题】

1. 活动无耐力　与贫血致组织器官缺氧有关。

2. 营养失调：低于机体需要量　与铁的供应不足、先天贮铁不足、吸收不良、丢失过多或消耗增加有关。

3. 有感染的危险　与机体免疫功能下降有关。

4. 知识缺乏　家长及年长患儿缺乏本病的营养及防护知识。

【护理目标】

1. 患儿的活动耐力逐步提高，活动时无头晕、心慌、气促等症状。

2. 家长能主动配合治疗，纠正患儿不良饮食习惯，合理搭配饮食，正确选择含铁较多的食物，协助患儿正确服用铁剂，保证铁的摄入。

3. 治疗期间患儿不发生感染、心衰等并发症。

【护理措施】

1. 注意休息，适量活动　根据患儿贫血程度、活动耐力，安排力所能及的活动。

（1）轻、中度贫血患儿　患儿可耐受日常活动，一般不必严格限制，但应避免剧烈运动，活动间歇充分休息，生活要有规律，睡眠要充足。

（2）重度贫血患儿　应根据其活动耐力下降情况，制定活动强度、持续时间及休息方式，以不感到疲乏为度；保持患儿心情愉快，防止烦躁、哭闹而增加需氧量；活动后有心悸、气短等表现者应吸氧、卧床休息，以减轻心脏负担，防止发生心力衰竭。

2. 合理安排饮食

（1）提倡母乳喂养　人乳含铁虽少，但吸收率高达50%，而牛奶中铁的吸收率仅为10%～25%。婴儿膳食种类较少，且多为低铁食品，所以婴儿6个月后应逐渐减少每日的奶类摄入量，按时添加含铁丰富的辅食或补充铁强化食品如铁强化米粉。

（2）合理搭配饮食　①含铁较丰富的食物：如动物血、瘦肉、牡蛎、大豆及其制品等，是防治缺铁的理想食品。②促进铁吸收的食物：含维生素C、氨基酸、稀盐酸、果糖丰富的食物有利于铁的吸收，可与铁剂或含铁食品同时进食。③抑制铁吸收的食物：茶、咖啡、牛奶、蛋类、麦麸、植物纤维、抗酸药物可抑制铁的吸收，应避免与含铁食品同食。④鲜牛乳：必须加热处理后喂养婴儿，以减少因过敏而致肠出血。

（3）采取增加食欲的措施　贫血的患儿多有食欲不振，喂养时要有耐心，如创造良好的进食环境，食物应新鲜，注意色、香、味的调配；遵医嘱服用消化酶类药物，促进患儿消化、增进食欲。

（4）养成均衡饮食习惯　纠正患儿偏食、挑食、零食过多的不良饮食习惯。

（5）指导家长对早产儿及低体重儿及早（出生后4周）给予铁剂预防　母乳喂养儿补充元素铁2mg/（kg·d），配方奶喂养儿补充元素铁1mg/（kg·d），直至1岁。

3. 应用铁剂的护理

（1）口服铁剂　①首选容易吸收的二价铁口服给药，常用口服制剂有硫酸亚铁、富马酸亚铁、葡萄糖酸亚铁、琥珀酸亚铁等。②口服铁剂剂量为元素铁2～6mg/（kg·d），分3次口服。③口服铁剂可致胃肠道反应如恶心、呕吐、腹泻或便秘、厌食、胃部不适及疼痛等，为减少胃肠道反应，宜从小剂量开始并在两餐之间服用，逐渐加至足量。④铁剂可与维生素C、果汁等同服，以利于吸收；忌与茶、咖啡等抑制铁吸收的食物同服。⑤液体铁剂可使牙齿染黑，可用吸管吸或用滴管服药，服用铁剂后及时刷牙，以减轻着色；服用后，大便变黑或呈柏油样，停药后恢复正常。⑥指导家长掌握服用铁剂的正确剂量、疗程和方法；药物应放于患儿不能触及之处且不能存放过多，以免误服过量中毒。

（2）注射铁剂　①口服铁剂发生严重副作用，经处理仍不能坚持口服及患长期腹泻、呕吐等疾病的患儿应注射铁剂进行治疗，常用右旋糖酐铁和山梨醇枸橼酸铁复合物。②应采取深部肌内注射，每次更换注射部位，减少局部刺激，注射后勿按揉注射部位，以防药液漏入皮下组织使皮肤染色或受刺激。③注射铁剂较容易发生不良反应，如荨麻疹、发热、关节痛等，甚至可发生过敏反应致死，应慎用。

（3）观察疗效　服用铁剂后12～24小时临床症状好转，烦躁等精神症状减轻，食欲增加；36～48

小时开始出现红细胞系增生现象；2~3天后网织红细胞升高，5~7天达高峰，2~3周后降至正常。1~2周后血红蛋白开始上升，3~4周后达正常。服药3~4周仍无效者，应积极查找原因。为补充铁的贮存量，铁剂一般服用至血红蛋白达正常水平2个月左右再停药。

4. 健康教育　向家长讲解引起此疾病的病因、危害及护理要点，定期对儿童进行体检，做到早发现、早治疗；指导合理喂养，提倡母乳喂养，及时添加含铁丰富的辅食；培养小儿良好的饮食习惯；坚持遵医嘱正确用药；因营养性缺铁性贫血致智力减低、成绩下降者，应加强教育与训练，减轻自卑心理。

【护理评价】

1. 家长及年长患儿是否知道本病的病因并能够积极主动配合治疗。
2. 患儿活动耐力是否逐渐增强。
3. 患儿营养状况是否已经改善，不良的饮食习惯是否纠正。
4. 患儿治疗期间有无感染、心衰等并发症。

？想一想

　　小儿营养性缺铁性贫血在任何年龄均可发病，铁摄入不足是导致儿童缺铁性贫血的主要原因。如果你是一名儿科护士，怎样指导家长合理安排患儿的饮食呢？

答案解析

三、营养性巨幼细胞贫血

　　营养性巨幼细胞贫血是由于维生素 B_{12} 和（或）叶酸缺乏所致的一种大细胞性贫血，尤其在维生素 C 缺乏及感染时容易患病。本病以贫血、神经精神症状、红细胞胞体变大、红细胞数较血红蛋白量减少更明显、骨髓中出现巨幼红细胞、维生素 B_{12} 和（或）叶酸治疗有效为主要临床特点。

【病因】

1. 叶酸缺乏的原因

（1）摄入不足　主要原因是食物加工不当，绿色新鲜蔬菜、水果、谷类、动物肝脏等叶酸含量丰富，但烹调时间过长或温度过高，大量叶酸被分解破坏。

（2）需要量增加　婴幼儿生长发育较快，对叶酸的需要量增加，如不及时添加辅食易造成缺乏。

（3）吸收障碍　胃肠疾病、慢性腹泻等疾病使叶酸吸收减少。

（4）代谢障碍　某些参与叶酸代谢的酶缺陷、遗传性叶酸代谢障碍可致叶酸缺乏。

（5）药物作用　长期或大量应用广谱抗生素可抑制肠道细菌合成叶酸，抗叶酸合成药物可抑制叶酸的代谢，某些抗癫痫药物也可致叶酸缺乏。

2. 维生素 B_{12} 缺乏的原因

（1）储存不足　胎儿可从母体获得维生素 B_{12}，并储存于肝脏供生后利用。如孕母缺乏维生素 B_{12}，可致维生素 B_{12} 储存不足。

（2）摄入不足　出生后乳母饮食单调，缺乏肉类及蔬菜者，其乳汁中维生素含量减少，婴儿以此长期单纯母乳喂养或奶粉、羊乳喂养未及时添加辅食者，易致维生素 B_{12} 缺乏；年长儿长期偏食也易发生维生素 B_{12} 的缺乏。

（3）需要量增加　婴幼儿生长发育迅速，尤其是早产儿，对维生素 B_{12} 的需要量增加。

（4）疾病影响　维生素 C 缺乏、严重感染可使维生素 B_{12} 的消耗增加，如不及时增加摄入量可致缺乏；严重营养不良、吸收不良综合征等使维生素 B_{12} 的吸收减少，其他肝脏疾病可致维生素 B_{12} 代谢障碍。

【发病机制】

体内叶酸经叶酸还原酶的还原作用和维生素 B_{12} 的催化作用后变成四氢叶酸，后者是合成 DNA 必需的辅酶。维生素 B_{12} 或叶酸缺乏都可致四氢叶酸减少，DNA 合成障碍，使红细胞的分裂延迟，而血红蛋白的合成不受影响，出现细胞核的发育落后于细胞浆，红细胞的胞体变大，骨髓中巨幼红细胞增生而出现巨幼细胞贫血。粒细胞核也因 DNA 不足而致成熟障碍，胞体增大，出现巨大幼稚粒细胞和中性粒细胞分叶过多现象。骨髓中巨核细胞核分叶过多。

维生素 B_{12} 与神经髓鞘中脂蛋白的形成有关，能保持髓鞘神经纤维功能的完整性。当其缺乏时，可出现神经精神症状；还可使中性粒细胞和巨噬细胞吞噬细菌后的杀菌作用减弱而易感染。叶酸缺乏主要引起情感改变，偶见深感觉障碍，其机制尚不明确。

【临床表现】

起病缓慢，以 6 个月至 2 岁多见。多为血液系统、消化系统、神经系统的症状，以上三组症状在巨幼细胞贫血患者中可以同时存在，也可以单独发生，同时存在时其严重程度也多不同。

1. 一般表现 多呈虚胖或伴轻度浮肿，毛发稀疏、发黄，严重者皮肤有出血点或瘀斑。

2. 血液系统症状 患儿皮肤常呈蜡黄色，睑结膜、口唇、指甲等处苍白，常有疲乏无力、耐力下降等贫血症状，少数患儿可出现轻度黄疸，常伴有肝、脾肿大。

3. 消化系统症状 多有厌食、恶心、呕吐、腹泻、舌炎、口腔溃疡等。

4. 神经精神症状 患儿可出现烦躁、易怒。维生素 B_{12} 缺乏者表情呆滞、目光发直、少哭不笑、反应迟钝、嗜睡，智力及动作发育落后，甚至出现倒退现象。严重者可见肢体、躯干、头部和全身震颤，甚至出现抽搐、共济失调、踝阵挛及感觉异常。叶酸缺乏者不发生神经系统症状，但可有易怒、妄想等精神症状。

5. 其他 患儿易发生感染和出血等，重者心脏扩大或心力衰竭。

【辅助检查】

1. 血常规 红细胞数减少较血红蛋白量降低更明显，呈大细胞性贫血。血涂片红细胞胞体变大，大小不等，中心淡染区不明显，还可见巨大幼稚粒细胞和中性粒细胞分叶过多现象。网织红细胞、白细胞、血小板计数常减少。

2. 骨髓象 骨髓细胞增生明显活跃，红系增生显著、巨幼变、核浆发育不一；中性粒细胞的胞浆空泡形成，核分叶过多；巨核细胞的核有分叶过多现象。

3. 血清维生素 B_{12} 和叶酸测定 均低于正常，血清维生素 B_{12} < 100 ng/L（正常值为 200 ~ 800 ng/L）和（或）叶酸 < 3 μg/L（正常值为 5 ~ 6 μg/L）。

【治疗要点】

注意营养，改善饮食，积极预防各种传染性疾病，保证充足睡眠；去除病因；维生素 B_{12} 和叶酸治疗，单纯维生素 B_{12} 缺乏者，不宜加用叶酸，以免加重精神神经症状，如叶酸缺乏伴维生素 B_{12} 缺乏者，单用叶酸是禁忌，应同时使用维生素 B_{12}，防止神经系统病变恶化；适时补钾、补铁。

【护理评估】

1. 健康史 评估患儿疾病史、用药史；评估患儿的生长发育状态及饮食习惯。

2. 身体状况 评估患儿颜面、睑结膜、指甲等的颜色；了解患儿有无水肿、出血、瘀斑；评估患儿有无烦躁不安、易怒、抽搐等神经精神症状。

3. 心理－社会状况 评估患儿家长对本病的了解程度及家庭社会、经济背景；评估患儿家长的心理状态。

【护理诊断/护理问题】

1. 活动无耐力 与贫血致组织缺氧有关。

2. 营养失调：低于机体需要量 与吸收不良，维生素 B_{12} 和（或）叶酸缺乏有关。

3. 生长发育迟缓 与营养不足、贫血及维生素 B_{12} 缺乏影响生长发育有关。

4. 知识缺乏 与家长营养知识不足及缺乏本病护理知识等有关。

【护理措施】

1. 合理安排休息与活动 一般无需卧床休息，根据患儿的身体状况合理安排其休息与活动。适当限制严重贫血者活动，协助满足其日常生活需要。对烦躁、震颤、抽搐者要加强护理，可遵医嘱用镇静剂，以防外伤。

2. 合理喂养，加强营养 乳母应摄入含维生素 B_{12} 和叶酸丰富的食物；及时添加辅食，如动物肝脏、肾及肉类、蛋类、海产品等富含维生素 B_{12}；绿色新鲜蔬菜、水果、酵母、谷类等含叶酸较多；年长儿应养成良好的饮食习惯，以保证能量和营养素的摄入；贫血患儿要注意食物色、香、味的调配，增加患儿食欲，耐心喂养，少量多餐。

3. 监测生长发育 定期进行体格检查，评估患儿的体格、智力、运动发育情况，对发育落后者加强训练和教育。

4. 观察疗效 应用维生素 B_{12} 和（或）叶酸治疗后，一般 2~4 天患儿网织红细胞上升，6~7 天达高峰，2 周后降至正常，患儿精神症状有所好转、食欲有所增加。约 2~6 周血红蛋白和红细胞恢复正常，但精神神经症状恢复较慢。

5. 健康教育 让家长了解按时添加辅食的重要性，向家长介绍本病的病因、临床表现和防治措施，积极治疗和去除影响维生素 B_{12} 和叶酸吸收的因素，合理用药，同时向家长提供营养指导。

第三节　免疫性血小板减少症

免疫性血小板减少症（ITP）又称特发性血小板减少性紫癜，指无明显外源性病因的血小板减少，大多数是由于免疫反应引起血小板破坏增加，故又名自身免疫性血小板减少性紫癜，是小儿最常见的出血性疾病。临床主要特点是皮肤、黏膜自发性出血和束臂试验阳性，血小板减少、出血时间延长和血块收缩不良，骨髓巨核细胞数正常或减少。

【病因与发病机制】

一般认为，本病属自身免疫性疾病的一种。急性病例多发生在病毒感染或上呼吸道感染的恢复期，发病前 1~3 周常有急性病毒感染史。目前认为，血小板减少的直接原因不是病毒感染，而是病毒感染后机体产生相应的血小板相关抗体（主要是 PAIgG，少数为 PAIgA 和 PAIgM）。PAIgG 与血小板膜结合，发生交叉反应，损伤血小板，并被单核巨噬细胞所清除。血小板数量减少是导致出血的主要原因。

【临床表现】

本病分为急性型和慢性型。

1. 急性型 较常见，约占 70%~90%，多见于 2~8 岁小儿；发病前 1~3 周常有急性病毒感染史，主要为上呼吸道感染，还有流行性腮腺炎、水痘、麻疹、风疹、传染性单核细胞增多症等，亦偶见于免疫接种之后。本病起病急，常有发热；以自发性皮肤、黏膜出血为突出表现，多为针尖大小的皮内和皮下出血点，分布不均，以四肢多见；常有鼻衄、齿龈出血；偶见便血、血尿、结膜下出血、视网膜出血和颅内出血，颅内出血是 ITP 死亡的主要原因，本病病死率约为 1%；出血严重者可伴贫血，偶见肝、脾轻度肿大，淋巴结不肿大。急性型 ITP 呈自限性过程，约 80%～90% 患儿于发病 1～6 个月内痊愈。

2. 慢性型　病程超过 6 个月，较少见，约 16%～29%，多见于学龄期儿童。本病起病隐匿，多无先驱感染症状；出血症状相对较轻，主要为皮肤、黏膜出血，出血持续期和间歇期长短不一，重者也可发生瘀斑、血肿及颅内出血。

【辅助检查】

1. 血常规　血小板计数常 $\leq 100 \times 10^9/L$。出血轻重与血小板数多少有关，血小板计数 $\geq 50 \times 10^9/L$ 时可无出血症状，$< 10 \times 10^9/L$ 时可出现广泛或自发性出血。出血多者可有贫血。白细胞数正常。

2. 出凝血检查　出血时间延长，凝血时间正常，血块收缩不良，血清凝血酶原消耗不良。

3. 骨髓象　巨核细胞数正常或增多。成熟障碍，表现为幼稚巨核细胞明显增多。

4. 血小板相关抗体测定　PAIgG 含量明显增高。

5. 血小板寿命测定　血小板存活时间明显缩短。

6. 其他　束臂试验阳性，慢性 ITP 患者的血小板黏附和聚集功能可异常。

【治疗要点】

1. 一般治疗　尽量减少活动，避免外伤，明显出血时应卧床休息；积极预防及控制感染，避免服用抑制血小板功能的药物如阿司匹林及抗组胺药等。

2. 免疫抑制　轻型患儿无需特殊治疗，出血明显者需要免疫抑制等治疗。首先采用糖皮质激素，常用甲基泼尼松龙，用药至血小板数回升至接近正常水平时可逐渐减量，一般不超过 4 周。对不宜采用糖皮质激素治疗、激素治疗无效及危重型患儿，采用大剂量静脉滴注丙种球蛋白治疗。

3. 输注血小板和红细胞　严重出血，危及生命时可输注血小板；贫血者可输浓缩红细胞。

4. 其他　病程超过 1 年，血小板计数显著下降，内科治疗效果不佳者，可进行脾切除术。

【护理诊断/护理问题】

1. 潜在并发症　出血。

2. 有感染的危险　与应用免疫抑制剂、糖皮质激素导致免疫功能下降有关。

3. 皮肤、黏膜完整性受损　与皮肤、黏膜出血有关。

4. 恐惧　与严重出血有关。

【护理措施】

1. 密切观察病情变化　严密监测患儿生命体征，记录出血量，注意观察患儿面色、神志，早期识别失血性休克、颅内出血、脑疝、消化道出血、肾出血等其他出血情况的发生，及时报告医生进行相应处理；观察皮肤瘀点、瘀斑变化，监测血小板数量变化。

2. 控制出血　口、鼻黏膜出血，可用浸有 1% 麻黄素或 0.1% 肾上腺素的棉球、纱条或明胶海绵局部压迫止血。无效者，可请耳鼻喉科医生会诊，以油纱条填塞，2～3 天后更换。严重出血者遵医嘱给止血药、输同型血小板。

3. 避免损伤　急性期患儿应尽量减少活动，明显出血时应卧床休息，避免受伤，尤其是头部外伤；尽量减少肌内注射或深静脉穿刺抽血，必要时应延长压迫时间，以免形成深部血肿；为患儿提供一个安全的家庭环境，不玩尖利的玩具和使用锐利工具，限制剧烈运动，床头、床栏及家具的尖角用软垫处理好；忌硬食及粗纤维食物，选用软毛牙刷，保持大便通畅，预防牙龈出血及颅内出血。

4. 预防感染 严格无菌操作，与感染患儿分室居住，注意个人卫生。

5. 心理护理 各项操作前向患儿及家长做好解释工作，取得患儿合作，防止不配合使患儿产生恐惧心理或哭闹等致使出血加重。

6. 健康教育 指导患儿及家长进行自我保护，不与感染患儿接触，去公共场所时戴口罩，预防呼吸道感染、水痘等疾病；指导如何预防损伤；教会家长识别出血征象和学会压迫止血的方法，及时到医院复查或治疗。

第四节 急性白血病

白血病是造血组织中某一血细胞系过度增生，进入血流并浸润各组织和器官，从而引起一系列临床表现的恶性血液病。小儿白血病居小儿恶性肿瘤的首位。发病时，骨髓中异常的原始细胞及幼稚细胞（即白血病细胞）大量增殖并抑制正常造血，可广泛浸润肝、脾、淋巴结等脏器，表现为贫血、出血、感染和浸润等征象。

【病因】

急性白血病病因尚不明确，可能与下列因素有关。

1. 病毒感染 多年研究证明，属于 RNA 病毒的逆转录病毒（又称人类 T 细胞白血病病毒，HTLV）可引起人类 T 淋巴细胞白血病。

2. 理化因素 小儿对电离辐射较为敏感，其作用与放射量大小、放射部位及年龄有关；苯及其衍生物、细胞毒药物等化学物质也可诱发白血病，其毒性作用和累积剂量有关。

3. 遗传因素 白血病家族调查显示，单卵双生儿中一个患白血病，另一个患白血病的概率较常人增加 5 倍，比双卵双生儿的发病率高 12 倍。

4. 其他 慢性髓细胞白血病、原发性血小板增多症、淋巴瘤等血液病最终可能发展成急性白血病。

【分类】

根据增生的白细胞种类不同，分为急性淋巴细胞白血病（急淋，ALL）与急性非淋巴细胞白血病（急非淋，ANLL）两大类。90% 以上的儿童白血病为急性白血病，其中 70%~85% 为急淋。

【临床表现】

1. 起病急骤 起病大多较急。多数患儿以发热、贫血、出血及骨关节疼痛为特点。

2. 发热 多数患儿以发热为早期表现，热型不定，多为低热。高热往往提示合并感染，可发生在各部位，以口腔炎、牙龈炎、咽峡炎最常见，可发生溃疡或坏死；肺部感染、肛周炎、肛旁脓肿亦常见，严重时可有血流感染。

3. 贫血 常见面色苍白、虚弱无力、疲乏、困倦等，并随病情发展而进行性加重。

4. 出血 可发生在全身各部位，以皮肤瘀点、瘀斑、鼻出血、牙龈出血多见，颅内出血可致死。

5. 浸润性表现 ①肝、脾、淋巴结肿大：可有压痛。②骨关节疼痛：常伴胸骨下段压痛。③中枢神经系统症状：中枢神经系统是白血病最常见的髓外浸润部位，轻者表现为头痛、头晕，重者有呕吐、颈项强直甚至抽搐、昏迷。④睾丸症状：白血病细胞侵犯睾丸时即引起睾丸白血病，多表现为一侧睾丸无痛性肿大、触硬。因化疗药物不易进入睾丸，睾丸白血病是导致白血病复发的重要原因。⑤眼部症状：白血病细胞浸润颅骨、眶骨等，在局部隆起形成绿色瘤，引起眼球突出、复视或失明。⑥其他：

白血病细胞浸润口腔和皮肤，使牙龈增生、肿胀，皮肤出现灰蓝色斑丘疹，局部呈紫蓝色结节，也可浸润呼吸系统、消化系统等组织器官而出现相应的症状。

【辅助检查】

1. 外周血象　白细胞计数高低不一，增高者约占 50% 以上。血涂片分类检查可见数量不等的原始细胞和幼稚细胞。患儿常有不同程度的正细胞性贫血，少数患儿血涂片上红细胞大小不等，可找到幼红细胞。血小板减少，晚期血小板往往极度减少。

2. 骨髓象　为诊断急性白血病的主要依据和必做检查。多数急性白血病骨髓象有核细胞显著增生，以原始细胞为主；少数急性白血病骨髓象增生低下。

3. 细胞化学染色　有助于急性白血病的分型诊断。

4. 其他　免疫学检查、生化检查、细胞遗传及分子生物学检查。

【治疗要点】

1. 一般治疗　包括防治感染、营养治疗、成分输血支持、防治高尿酸血症肾病等支持治疗。

2. 化疗药物治疗　通常按次序、分阶段进行化疗，首先联合数种化疗药物，最大限度地杀灭白血病细胞，以尽快达到完全缓解为目的进行诱导缓解治疗。缓解后的治疗一般分强化巩固和维持治疗两个阶段。强化巩固治疗主要有化疗和造血干细胞移植两种方式，目前化疗多数采用间歇重复原诱导方案，定期给予其他强化方案的治疗。强化治疗时化疗药物剂量宜大，不同种类要交替轮换使用以避免耐药。

3. 手术治疗　造血干细胞移植是急性淋巴细胞白血病极为重要的强化治疗手段，是高危患儿治愈的主要方法，也是复发难治患儿挽救性治疗的重要选择。

💕 **护爱生命** ────────────

造血干细胞移植是指将各种来源的骨髓造血干细胞、外周血造血干细胞或脐带血造血干细胞在患者接受超剂量化疗或放疗后，通过静脉输注植入患者体内，重建患者由于各种原因被摧毁或已衰竭的造血及免疫功能。自 1955 年 Thomas 首先开展骨髓造血干细胞移植以来，造血干细胞被广泛地应用于血液病的临床治疗实践中，已成为治疗和治愈恶性血液病、重型再生障碍性贫血、某些实体瘤等疾病的最有效方法。

大学生是无偿献血的主体，同时也是承担社会服务的重要载体，然而，目前很多人并不了解造血干细胞的捐献。通过本节内容的学习，希望同学们能够掌握并在生活中、未来工作中向大众普及造血干细胞捐献相关知识，以此凝聚社会上越来越多的正能量，为血液病患者带去光明，让社会更加和谐友爱。

────────────────────

【护理评估】

1. 健康史　了解患儿家族遗传史、既往史、病毒感染史，有无电离辐射以及苯、细胞毒性药物、氯霉素等药物的接触史。

2. 身体状况　评估患儿有无发热、贫血及贫血的程度、出血及出血部位、白血病细胞浸润等症状的程度及发生时间等。

3. 心理-社会状况　评估患儿及家长对病情的认识程度、家庭经济承受能力；评估患儿及家长的心理状态，本病严重威胁患儿生命，疾病的痛苦使患儿和家长易产生烦躁、恐惧、悲观、绝望等心理。

【护理诊断/护理问题】

1. 活动无耐力　与贫血致组织缺氧有关。

2. 有感染的危险　与白细胞减少、免疫功能下降有关。

3. 体温过高　与大量白血病细胞浸润、坏死、感染有关。

4. 营养失调：低于机体需要量　与食欲下降、营养消耗过多有关。

5. 疼痛　与白血病细胞浸润有关。

6. 潜在并发症　出血、化疗药物的毒性作用、药物副作用。

【护理措施】

1. 休息　白血病患儿常有活动无耐力现象，需卧床休息，一般不需要绝对卧床，重病长期卧床者应常更换体位，预防压疮。

2. 饮食调理　因感染风险较高，饮食上要注意卫生，加强营养，多吃新鲜水果、蔬菜，给予高热量、高蛋白、高维生素、清淡易消化的饮食。

3. 预防出血的护理　血小板减少是急性白血病出血的主要原因。应严密观察患儿有无出血倾向，如皮肤瘀点、牙龈出血、呕血等，如发现立即报告医生及时处理。日常生活中避免受伤，不玩尖利的玩具和使用锐利工具，限制剧烈运动，避免碰撞，禁吃坚硬食物，选用软毛牙刷，保持大便通畅等。

4. 预防感染的护理

（1）保护性隔离　与其他病种患儿分室居住；粒细胞及免疫功能明显低下者应住单间或无菌室。房间定时通风和消毒，接触患儿要洗手，限制探视人数，感染者严禁探视。

（2）注意个人卫生　保持口腔清洁，进食前后以温开水或漱口液漱口；保持大便通畅，便后用温开水或盐水清洁肛周，以防肛周感染；勤换衣裤，每日沐浴。

（3）观察感染的早期表现　严密监测病情，检查口腔及咽喉部，观察有无牙龈肿胀、咽部红肿、吞咽疼痛感，观察皮肤有无破损、红肿，注意肛周及会阴有无异常。发现感染先兆，及时遵医嘱处理。

（4）其他　免疫功能低下者应避免接种水痘、麻疹等的活疫苗；各项操作严格遵守无菌技术操作规程。

5. 使用化疗药物的护理

（1）正确给药：准确掌握药物剂量，熟悉常用化疗药物的配伍禁忌；有些化疗药物需现配现用，严格避光，确保药物的效价。

（2）密切观察及处理药物毒副反应：化疗药物可致骨髓抑制，应监测血象，观察有无感染、出血、贫血征象；密切监测心脏、肾脏、皮肤等组织器官损害的表现，一旦发生立即采取适当的措施。

（3）有计划地选择血管，根据疗程选用适宜的静脉给药技术，确认静脉通畅后方可输入，保护静脉血管，防止药物外渗。如发生药物外渗或静脉炎，应及时报告医生，立即停止给药，局部封闭、冷敷或用50%硫酸镁湿敷。

（4）鞘内注射时，药物浓度不宜过大，药液量不宜过多，缓慢推入，术后应去枕平卧4～6小时以减少不良反应。

（5）护士应用化疗药及护理操作时，要注意自我保护。

6. 健康教育　向家长宣传白血病防治知识，应让儿童避免接触高危因素，增强自身免疫力，预防疾病的发生；告知家长及年长儿化疗方案、用药目的、药物可能的副作用及相关必要检查，使其能坚持按时化疗；教会家长及患儿预防出血和感染的方法，教会其止血方法；化疗药物可能会导致脱发、满月脸等，应提前告知家长，做好患儿的心理护理。

答案解析

目标检测

一、单项选择题

1. 胎儿期造血最早开始于（　　）
    A. 卵黄囊　　　　　　　B. 胆囊　　　　　　　C. 淋巴管
    D. 肝脏　　　　　　　　E. 骨髓

2. 胎儿后期主要的造血器官是（　　）
    A. 卵黄囊　　　　　　　B. 肝脏　　　　　　　C. 脾脏
    D. 骨髓　　　　　　　　E. 胸腺

3. 小儿淋巴细胞与粒细胞比例的第二次交叉出现在（　　）
    A. 2～4 岁　　　　　　B. 4～6 岁　　　　　C. 6～8 岁
    D. 8～10 岁　　　　　E. 10～12 岁

4. 小儿生理性贫血最主要的原因是（　　）
    A. 红细胞生成素减少　　B. 循环血量增加　　　C. 红细胞破坏增加
    D. 铁缺乏　　　　　　　E. 叶酸缺乏

5. 小儿生理性贫血最明显的时期为（　　）
    A. 生后 4～6 天　　　　B. 生后 2～3 个月　　C. 生后 4～6 岁
    D. 7 岁　　　　　　　　E. 8 岁

6. 由叶酸和（或）维生素 B_{12} 缺乏所致的贫血是（　　）
    A. 缺铁性贫血　　　　　B. 再生障碍性贫血　　C. 地中海贫血
    D. 自身免疫性溶血性贫血　E. 营养性巨幼细胞贫血

7. 小儿营养性巨幼细胞贫血的血象特点是（　　）
    A. 大细胞性贫血　　　　B. 正细胞性贫血　　　C. 单纯小细胞性贫血
    D. 大细胞低色素性贫血　E. 小细胞低色素性贫血

8. 小儿缺铁性贫血的主要原因是（　　）
    A. 先天储铁不足　　　　B. 食物铁供应不足　　C. 铁需要量增加
    D. 红细胞破坏过多　　　E. 铁丢失过多

9. 用铁剂治疗贫血时，可同时服用（　　）
    A. 浓茶　　　　　　　　B. 牛奶　　　　　　　C. 咖啡
    D. 钙剂　　　　　　　　E. 橙汁

10. 观察营养性缺铁性贫血患儿铁剂疗效，早期最可靠的指标是（　　）
    A. 面色改变　　　　　　B. 食欲情况　　　　　C. 心率快慢
    D. 血红蛋白量　　　　　E. 网织红细胞升高

11. 预防营养性缺铁性贫血的关键措施是（　　）
    A. 预防腹泻　　　　　　B. 及时补充含铁辅食　C. 预防早产
    D. 口服铁剂　　　　　　E. 定期少量输血

12. 营养性缺铁性贫血使用铁剂治疗，停用铁剂的时间是（　　）

    A. 血清铁正常　　　　　　　　　　　　B. 血红蛋白正常

    C. 血红蛋白正常后2个月　　　　　　　D. 红细胞数目正常后2周

    E. 网织红细胞上升后7~10天

13. 患儿，5岁，化验血红蛋白为50g/L，其贫血程度是（　　）

    A. 无贫血　　　　B. 轻度贫血　　　　C. 中度贫血

    D. 重度贫血　　　　E. 极重度贫血

14. 8个月患儿，牛乳喂养，未加辅食。近2个月面色苍白，食欲低下，经检查诊断为营养性缺铁性贫血，拟用铁剂治疗。下列方法中，正确的是（　　）

    A. 首选二价铁口服　　　B. 铁剂与咖啡同服　　　C. 铁剂与牛奶同服

    D. 忌与维生素C同服　　　E. 贫血纠正后即停铁剂

15. 10个月小儿，面黄来诊，诊断为营养性小细胞性贫血。下述处理中，不必要的是（　　）

    A. 设法增进食欲　　　B. 口服铁剂　　　C. 口服维生素C

    D. 肌注维生素B　　　E. 预防发生心功能不全

二、综合问答题

1. 试述营养性缺铁性贫血的病因。

2. 患儿，8个月，单纯母乳喂养，从未加辅食。近来，面色蜡黄，表情呆滞，舌面光滑，有轻微震颤，肝肋下4cm。血常规检查：Hb：90g/L；RBC：2×10^{12}/L；血清维生素 B_{12} 降低。

请回答：（1）该患儿的临床诊断可能是什么？

         （2）该患儿的外周血象可能发生哪些改变？

         （3）该患儿的护理诊断有哪些？

（张婷婷）

书网融合……

重点回顾　　　　　微课　　　　　习题

第十二章　神经系统疾病患儿的护理

PPT

<table>
<tr><td rowspan="1">学习目标</td><td>

知识目标：

1. **掌握**　化脓性脑膜炎、病毒性脑炎、惊厥患儿的护理评估和护理措施。

2. **熟悉**　化脓性脑膜炎、病毒性脑炎、惊厥的辅助检查及治疗原则；神经系统的解剖生理特点。

3. **了解**　化脓性脑膜炎、病毒性脑炎、惊厥的病因及发病机制。

能力目标：

能运用护理程序对神经系统疾病患儿实施整体护理。

素质目标：

具有以患儿为本、关爱患儿，严谨、慎独的职业精神。

</td></tr>
</table>

📖 **导学情景**

　　情景描述： 患儿，男，10 个月。近 3 天出现发热、流涕等上呼吸道感染症状，体温最高达 39℃，家长给予患儿温水擦浴。今晨突然出现双眼上翻、四肢抽动、口吐白沫、呼之不应。家长紧急将患儿送往医院。

　　情景分析： 根据上述情况，判断患儿可能出现了惊厥。诱发惊厥的原因有很多，惊厥发作时应注意保持患儿呼吸道通畅，避免造成窒息。

　　讨论： 有哪些因素可能导致患儿出现惊厥？应如何进行急救处理？

　　学前导语： 惊厥是儿科临床中常见的急症，发病率为成人惊厥的 10～15 倍，且年龄越小，发病率越高。引起小儿惊厥的病因很多，以热性惊厥最为常见。如果你是一名儿科护士，应如何指导家长预防热性惊厥的发生？

第一节　神经系统解剖生理特点

一、脑

　　儿童神经系统是最先开始发育的，出生时脑重约 370g，达成人脑重的 25%。此时，脑的形态和结构与成人基本相似，但脑回较宽、脑沟较浅、皮质较薄；神经细胞数目与成人相似，但分化较差，树突与轴突少而短。出生后大脑重量的增加主要是神经细胞体积增大和树突增多、加长以及神经髓鞘的形成和发育。3 岁时神经细胞分化基本完成，8 岁时接近成人水平。神经髓鞘的发育在 4 岁左右完成，在此之前，尤其是婴儿期，各种刺激引起的神经冲动传导速度慢且易泛化，不易形成兴奋灶，因此婴儿易疲劳而进入睡眠状态。

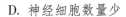

练一练

婴幼儿受外界刺激时，电冲动易于泛化的最主要原因是（　　）

A. 神经细胞轴突少　　　　B. 神经细胞树突少　　　　C. 大脑皮质中枢发育不完善

D. 神经细胞数量少　　　　E. 神经髓鞘发育不完整

二、脊髓

出生时，脊髓结构已较完善，具备基本功能。由于脊髓与脊柱增长速度不平衡，婴幼儿脊髓下端位于第 2 腰椎下缘，4 岁时上移至第 1 腰椎，故婴幼儿脊髓穿刺位置宜低，以第 4~5 腰椎间隙为宜，4 岁后以第 3~4 腰椎间隙为宜。

三、脑脊液

正常脑脊液外观清亮透明，压力 0.69~1.96kPa，白细胞计数不超过 $10 \times 10^6/L$（婴儿 $< 20 \times 10^6/L$），糖含量 2.8~4.5mmol/L，氯化物 117~127mmol/L，蛋白 0.2~0.4g/L。

四、神经反射

儿童神经反射与神经系统的发育和成熟度有关。神经反射包括以下几种情况。①出生时存在，终身不消失的反射：如角膜反射、瞳孔反射、吞咽反射等。②出生时存在，随年龄增长逐渐消失的反射：如觅食反射、吸吮反射、拥抱反射、握持反射等。③出生时不存在或不稳定，之后逐渐稳定并保持终身的反射：如腹壁反射、提睾反射、腱反射等。以上三类反射在该出现时未出现或反射减弱或应消失时仍存在，均提示神经系统有病理改变。④病理反射：包括 Babinski 征、Chaddock 征、Gordon 征、Oppenheim 征等。2 岁以内的儿童双侧 Babinski 征阳性属于正常现象，若单侧阳性或 2 岁以后仍出现，则为病理现象。⑤脑膜刺激征：包括颈项强直、Kerning 征和 Brudzinski 征。3~4 个月前的婴儿肌张力高，Kerning 征可为阳性。

第二节　化脓性脑膜炎

化脓性脑膜炎是指由各种化脓性细菌感染所致的急性脑膜炎症，是婴幼儿时期常见的中枢神经系统感染性疾病。临床特征为：急性发热、惊厥、意识障碍、颅内压增高、脑膜刺激征及脑脊液脓性改变。

【病因】

1. 病原体入侵　多数化脓性细菌均能引起本病，以脑膜炎双球菌和流感嗜血杆菌最常见。脑膜炎双球菌引起的脑膜炎具有流行性。新生儿和 2 个月以下的婴儿以及原发性或继发性免疫缺陷者，以革兰阴性杆菌为主，如金黄色葡萄球菌、大肠埃希菌等感染。2 个月以上至儿童期，以流感嗜血杆菌、脑膜炎双球菌和肺炎链球菌常见。

2. 机体自身因素　婴幼儿自身免疫功能差，血脑屏障发育不完善。

看一看

脑脊液检查

除化脓性细菌外，结核杆菌、病毒、真菌等都可引起脑膜炎，并出现与化脓性脑膜炎相似的临床症状。脑脊液检查，尤其是病原学检查是确诊的关键。对有明显颅内压增高的患儿，应先适当降低颅内压后再进行腰椎穿刺，以防诱发脑疝。腰椎穿刺术后，患儿需去枕平卧 4~6 小时，避免引起低颅压性的头痛。

【入侵途径】

1. 血行感染　最常见的途径，即菌血症抵达脑膜微血管。当儿童免疫防御功能下降时，细菌通过血脑屏障到达脑膜。致病菌大多数由呼吸道侵入血流，皮肤、胃肠道黏膜或脐部也是致病菌的侵入门户。

2. 邻近组织器官感染　如中耳炎、乳突炎等扩散波及脑膜。

3. 与颅腔存在直接通道　如颅骨骨折、神经外科手术、皮肤窦道或脑脊膜膨出时，细菌可直接进入蛛网膜下腔。

【病理生理】

在细菌毒素和多种炎症因子的作用下，形成以软脑膜、蛛网膜和表层脑组织为主的炎症反应，表现为广泛性血管充血、大量中性粒细胞浸润和纤维蛋白渗出，伴有弥漫性血管源性和细胞毒性脑水肿。在早期或轻型病例中，炎症渗出物主要在大脑顶部表面，逐渐蔓延至大脑基底部和脊髓表面。严重者可有血管壁坏死和灶性出血或发生闭塞性小血管炎而致灶性脑梗死。

【临床表现】

1. 典型表现

（1）全身感染中毒症状　表现为发热、面色苍白、烦躁不安。脑膜炎双球菌感染起病急骤，可迅速出现皮肤瘀点、瘀斑和休克。

（2）急性脑功能障碍症状　表现为进行性意识改变，出现精神萎靡、嗜睡、昏睡、昏迷，部分患儿可有反复惊厥发作。

（3）颅内压增高　年长儿表现为持续头痛、频繁呕吐，婴儿表现为前囟饱满、张力增加、头围增大等；合并脑疝时，伴有呼吸不规则、瞳孔不等大及意识障碍加重等表现。

（4）脑膜刺激征　以颈项强直最常见，Kernig 征和 Brudzinski 征呈阳性。

2. 非典型表现　新生儿和 3 个月以内婴儿的表现多不典型，主要表现为：①体温可高可低或不发热，甚至体温不升。②由于有颅缝及前囟的缓冲，颅内压增高表现可不明显，可仅有吐奶、尖叫或颅缝分离。③惊厥可不典型，仅见面部、肢体局部抽动或呈眨眼、呼吸不规则、屏气等不显性发作。④脑膜刺激征不明显，与婴儿肌肉不发达、肌力弱和反应低下有关。

3. 并发症

（1）硬膜下积液　为最常见的并发症，主要发生在 1 岁以下婴儿。临床表现为经化脓性脑膜炎有效治疗 48~72 小时后脑脊液有好转，但体温不退或退而复升，或一般症状好转后又出现意识障碍、惊厥、前囟隆起或颅内压增高症状。可通过硬膜下穿刺进行诊断和治疗。

（2）脑室管膜炎　主要发生于延误治疗的患儿。表现为在抗生素治疗下发热不退、惊厥、意识障碍不改善，进行性加重的颈项强直甚至角弓反张，脑脊液检查始终异常。

（3）脑积水　患儿表现为烦躁不安、嗜睡、呕吐、惊厥发作，头颅进行性增大，颅缝分离，前囟扩大饱满，头颅破壶音和头皮静脉扩张。

（4）抗利尿激素异常分泌综合征　炎症刺激神经垂体致抗利尿激素分泌过量，引起低钠血症和血浆渗透压降低，加剧脑水肿，导致惊厥和意识障碍加重。

【辅助检查】

1. 脑脊液检查 是确诊本病的重要依据，典型病例脑脊液表现为外观浑浊、压力增高，白细胞计数高达 $1000 \times 10^6/L$，以中性粒细胞为主；蛋白含量增多，糖和氯化物含量明显降低。当颅内压升高时，应先适当降低颅压再进行腰椎穿刺，以防诱发脑疝。

2. 血培养 在使用抗生素前做血培养，有助于确定病原菌。

3. 皮肤瘀点、瘀斑涂片 是发现脑膜炎双球菌重要而简便的方法。

4. 血常规 白细胞总数明显增高，以中性粒细胞为主，但严重感染者或经不规则治疗者可出现白细胞总数减少。

5. 影像学检查 头颅 MRI 和 CT 检查，有助于明确脑实质病变，及时发现并发症。

【治疗要点】

1. 抗生素治疗

（1）用药原则 选择对病原菌敏感且易透过血脑屏障的药物，急性期采用静脉给药，坚持早期、足量、足疗程用药。

（2）抗生素的选择 病原菌明确前主要选择第三代头孢菌素，如头孢噻肟、头孢曲松等。病原菌明确后，应根据药敏试验结果选择抗生素。

（3）抗生素用药疗程 肺炎链球菌和流感嗜血杆菌脑膜炎疗程为 10～14 天，脑膜炎双球菌脑膜炎为 7 天，金黄色葡萄球菌和革兰阴性杆菌脑膜炎应在 21 天以上。

2. 肾上腺糖皮质激素的应用 可抑制炎症因子的产生，降低血管通透性，减轻脑水肿和颅内高压。通常选用地塞米松，连续用药 2～3 天，过长使用并无益处。

3. 对症支持治疗 积极控制惊厥，降低颅内压；监测并维持体内水、电解质、血浆渗透压和酸碱平衡。

4. 并发症的治疗

（1）硬膜下积液 少量积液无需处理，积液量较多引起颅内压增高时，行硬膜下穿刺放出积液，每次每侧脑室放液量不超过 15ml；迁延不愈者需进行外科手术引流。

（2）脑室管膜炎 可行侧脑室穿刺引流以缓解症状，并注入抗生素。

（3）脑积水 可行正中孔粘连松解、导水管扩张和脑脊液分流术。

（4）脑性低钠血症 适当限制液体入量，酌情补充钠盐。

【护理评估】

1. 健康史 详细询问患儿发病前有无呼吸道、消化道或皮肤感染史；对于新生儿，应询问出生情况，有无脐部感染等；对于婴幼儿，应重点询问是否有中耳炎等。

2. 身体状况 监测患儿的生命体征，评估患儿有无发热、头痛、呕吐、嗜睡、昏迷等症状及其程度；评估患儿的精神状态，前囟未闭者还应测量前囟大小，有无前囟紧张、膨出及搏动，有无脑膜刺激征；关注脑脊液等辅助检查结果。

3. 心理－社会状况 评估家长对本病相关知识的认知程度、心理承受能力、经济状况及社会支持水平等。

【护理诊断/护理问题】

1. 体温过高 与细菌感染有关。

2. 潜在并发症 硬膜下积液、脑积水等。

3. 有受伤的危险 与惊厥发作有关。

4. 营养失调：低于机体需要量 与摄入不足、机体消耗增多有关。

5. 焦虑（家长） 与担心患儿预后不良有关。

【护理目标】

1. 患儿能维持正常体温。

2. 患儿不出现并发症或并发症得到及时发现和处理。

3. 患儿惊厥得到及时处理，未发生受伤。

4. 患儿获得足够的热量，营养状态改善。

5. 家长情绪稳定，能采取有效方法应对或缓解焦虑。

【护理措施】

1. 一般护理

（1）休息与活动 保持病室安静、空气清新、温湿度适宜；患儿应卧床休息，每2小时翻身一次，保持皮肤清洁干燥，预防压疮发生。注意患儿安全，躁动不安或惊厥时防止坠床和舌咬伤。

（2）饮食护理 保证营养供给，根据患儿热量需要制定合理的饮食计划，给予高蛋白、高维生素、高能量、易消化的流质或半流质饮食。少量多餐，频繁呕吐不能进食者应给予静脉营养。

2. 对症护理

（1）高热的护理 高热者每4小时测一次体温，注意观察热型及伴随症状。当体温超过38.5℃时，及时给予物理或药物降温措施，并记录降温效果。鼓励患儿多饮水，及时更换汗湿的衣物。

（2）颅内压增高的护理 将患儿置于侧卧位并抬高头肩部15°~30°；各项治疗和护理操作集中进行，避免因多次刺激而加重颅内高压；减慢输液速度，避免加重脑水肿；遵医嘱使用降低颅内压的药物。

（3）其他并发症的护理 对频繁呕吐患儿，应注意及时清理口鼻分泌物和呕吐物，将头偏向一侧，防止窒息或误吸。硬脑膜下积液穿刺放液术后，将患儿置于平卧位1小时，观察术后反应；穿刺部位覆盖无菌纱布以预防感染。将瘫痪肢体关节置于功能位，病情稳定后给予肢体被动活动，恢复期开始早期康复训练。

3. 用药护理 遵医嘱选用敏感、易透过血脑屏障及毒性低的抗生素，早期、足量、联合、足疗程静脉用药。掌握各种药物的使用要求和不良反应。此外，根据医嘱应用糖皮质激素、退热药、利尿剂等药物。

4. 病情观察 密切监测生命体征，观察意识、瞳孔和呼吸节律改变，避免增高颅内压的因素，抬高床头30°，所有治疗、护理操作尽量集中进行，动作轻柔。当患儿出现意识障碍、频繁呕吐、剧烈头痛或前囟膨隆、四肢肌张力增高等表现时，提示出现颅内高压，应及时报告医生，并遵医嘱输入降颅压药物。当患儿出现呼吸不规则，两侧瞳孔不等大、对光反射减弱或消失时，应警惕出现脑疝，此时应配合医生积极抢救。

5. 心理护理 及时消除患儿的不适，取得患儿及家长的信任；耐心细致讲解疾病相关知识，关心、安慰患儿，消除患儿及家长的恐惧，增强其战胜疾病的信心，使其主动配合治疗和护理。

6. 健康教育 向家长讲解本病的相关知识和护理方法，指导家长注意预防儿童上呼吸道、消化道等的感染性疾病，按时接种疫苗。对于有神经系统后遗症的患儿，指导家长尽早进行康复锻炼。

【护理评价】

1. 患儿体温是否维持在正常范围内。

2. 患儿有无并发症出现或并发症能否及时发现和处理。

3. 患儿有无受伤发生。

4. 患儿是否得到了充足的营养。

5. 家长是否了解疾病相关知识，能否配合治疗护理。

❤护爱生命

全球范围内，每年新发化脓性脑膜炎病例高达 120 万。在发达国家，肺炎链球菌及脑膜炎双球菌导致的化脓性脑膜炎的致死率分别为 30% 和 7%；在经济相对落后的发展中国家，化脓性脑膜炎病死率高达 50%。儿科护理人员应耐心、细致地指导家长和儿童预防化脓性脑膜炎的措施，尤其是按照计划免疫程序接种相关疫苗，全力保障和促进儿童健康成长。对遗留神经系统后遗症的患儿，护理人员应为其提供专业的康复训练，最大限度地提高患儿的生活质量，以减轻家庭和社会的负担。

第三节 病毒性脑炎

病毒性脑炎是由多种病毒引起的颅内急性炎症。由于病原体致病性和宿主反应过程的差异，可形成不同类型的表现。若病变主要累及脑膜，临床表现为病毒性脑膜炎；若病变主要累及脑实质，则表现为病毒性脑炎；若脑膜和脑实质同时受累，则称病毒性脑膜脑炎。大多数患儿的病程呈自限性。

【病因与发病机制】

1. 病因 目前仅能在 1/4～1/3 的中枢神经病毒感染病例中确定其致病病毒，其中 80% 为肠道病毒，其次为虫媒病毒、腺病毒、单纯疱疹病毒、腮腺炎病毒和其他病毒等。

2. 发病机制 病毒经肠道或呼吸道进入淋巴系统繁殖，然后经血液循环感染颅外某些脏器。若病毒定居在脏器内进一步繁殖，即可入侵脑或脑膜组织，出现中枢神经症状。

【临床表现】

本病轻重差异较大，取决于脑膜或脑实质受累程度。一般病毒性脑炎较脑膜炎严重，重症脑炎更易发生急性期死亡或后遗症。

1. 病毒性脑炎 起病急，患儿的症状因脑实质部位的病理改变、范围和严重程度而有所不同。

（1）大多数患儿因弥漫性大脑病变而表现为发热、反复惊厥发作、不同程度的意识障碍和颅内压增高症状。

（2）部分患儿病变累及额叶皮质运动区，以反复惊厥发作为主要表现，伴或不伴发热。

（3）病变累及额叶底部、颞叶边缘系统，患儿主要表现为精神情绪异常，如躁狂、幻觉、失语以及定向力、计算力与记忆力障碍等。

（4）部分患儿以偏瘫、单瘫、四肢瘫或各种不自主运动为主要表现。

2. 病毒性脑膜炎 起病急骤，或先有上呼吸道感染或前驱传染性疾病。主要表现为发热、恶心、呕吐、嗜睡。年长儿诉头痛，婴儿则烦躁不安、易激惹；较少出现严重意识障碍和惊厥。病程多为 1～2 周。

【辅助检查】

1. 脑脊液检查 脑脊液外观清亮，压力正常或增高；白细胞数正常或轻度增高，早期以中性粒细胞为主，晚期以淋巴细胞为主；蛋白质含量正常或轻度增高，糖和氯化物含量正常；病毒分离可阳性。

2. 脑电图 以弥漫性或局限性异常慢波背景活动为特征。慢波背景活动仅提示脑功能异常，不能证实病毒感染性质。部分患者脑电图可正常。

3. 病毒学检查　部分患儿脑脊液病毒培养及特异性抗体检测阳性。恢复期血清特异性抗体滴度高于急性期 4 倍以上有诊断价值。

4. 头颅 CT 和 MRI　有助于诊断。

【治疗要点】

本病无特异性治疗方法，急性期应给予正确的支持和对症治疗。主要治疗原则如下。

1. 维持水、电解质平衡和营养物质供应，营养不良者给予静脉营养剂或白蛋白。

2. 控制脑水肿和颅内高压。

3. 控制惊厥发作。

4. 呼吸道和心血管功能的监护与维持。

5. 抗病毒治疗。

【护理评估】

1. 健康史　详细询问患儿发病前 1～2 周是否有呼吸道、消化道感染史；有无动物接触史或蚊虫叮咬史。

2. 身体状况　监测患儿的生命体征及意识状态，有无颅内压增高症状；评估婴儿前囟大小，有无前囟膨隆、搏动等；有无脑膜刺激征；分析患儿的脑脊液检查等结果。

3. 心理－社会状况　评估家长对本病病因、并发症及预后的认知程度，家长是否有焦虑、恐惧等心理反应。

【护理诊断／护理问题】

1. 体温过高　与病毒血症有关。

2. 急性意识障碍　与脑实质炎症有关。

3. 躯体活动障碍　与昏迷、偏瘫有关。

4. 营养失调：低于机体需要量　与摄入不足有关。

5. 潜在并发症　颅内压增高。

【护理目标】

1. 患儿能维持正常体温。

2. 患儿得到恰当护理，不发生受伤。

3. 患儿循序渐进地进行肢体功能康复。

4. 患儿获得足够的热量，营养状态改善。

5. 患儿不出现并发症或并发症得到及时发现和处理。

【护理措施】

1. 一般护理

（1）休息与活动　嘱患儿严格卧床休息，保持环境安静舒适，减少对患儿的刺激。为患儿做好生活护理，保持皮肤清洁、干燥；对昏迷患儿每 2 小时翻身拍背 1 次，帮助排痰，以预防坠积性肺炎；合理使用气垫和海绵垫，预防压疮。

（2）饮食护理　保证足够的热量和液体摄入，对不能经口进食的患儿尽早给予鼻饲或静脉营养液。

2. 对症护理

（1）维持正常体温　密切监测体温，观察热型及伴随症状；鼓励患儿多饮水，必要时静脉补液；保持衣物清洁、干燥；体温超过 38.5℃时，遵医嘱给予降温措施。

（2）促进肢体功能和脑功能恢复　置患儿瘫痪肢体于功能位，病情稳定后及早进行肢体被动锻炼，恢复期鼓励并协助患儿进行主动锻炼。锻炼应循序渐进，加强保护措施，避免受伤。遵医嘱给予能量合剂营养脑细胞，控制输液速度和输液量，减轻脑水肿，促进脑功能恢复。

3. 用药护理　遵医嘱给予抗病毒药物，常用利巴韦林。对疑有细菌感染者，应常规给予青霉素等抗生素治疗。对惊厥患儿使用镇静止惊药物，如地西泮、苯巴比妥等。静脉滴注脱水剂、利尿剂、肾上腺糖皮质激素等药物，降低颅内压。

4. 病情观察　密切观察患儿生命体征、前囟张力、瞳孔、有无惊厥等表现，观察患儿神志及意识变化，有无异常动作或肢体运动功能障碍，及时识别并配合医生处理脑水肿、脑疝和中枢性呼吸衰竭等并发症。

5. 心理护理　向患儿及家长耐心细致讲解疾病相关知识，减轻其对预后的担忧和恐惧，增强其战胜疾病的信心和治疗依从性。

6. 健康教育　向患儿及家长宣传病毒性脑炎的防治知识，介绍治疗方法及预后；鼓励家长与患儿多沟通，促进患儿语言功能恢复；对遗留肢体功能障碍的患儿，应鼓励其坚持康复训练；嘱家长定期带患儿随访。

【护理评价】

1. 患儿体温是否维持在正常范围内。

2. 患儿是否出现受伤。

3. 患儿是否循序渐进地进行肢体功能锻炼。

4. 患儿是否得到了充足的营养。

5. 患儿有无并发症出现或并发症能否得到及时发现和处理。

第四节　惊　厥 ❷微课

惊厥是指神经元功能紊乱引起脑细胞异常放电导致的全身或局部骨骼肌群不自主收缩，以强直性或阵挛性收缩为主，通常伴有意识障碍。惊厥是儿科常见急症，儿童期发生率为 4%～6%，年龄越小，发生率越高。

【病因】

1. 感染性因素

（1）颅内感染　由细菌、病毒、寄生虫、真菌等引起的脑炎或脑膜炎等。

（2）颅外感染　包括热性惊厥、感染中毒性脑病、破伤风等。

2. 非感染性因素

（1）颅内疾病　多见于颅脑损伤与出血、先天脑发育畸形、颅内占位性病变。

（2）颅外疾病　多见于缺血缺氧性脑病和代谢性疾病（如水、电解质紊乱，肝肾衰竭，遗传代谢性疾病，中毒等）。

【临床表现】

1. 典型表现　患儿突然意识丧失，面部及四肢等全身骨骼肌呈强直性或阵挛性收缩，眼球固定、斜视或双眼上翻，牙关紧闭，口吐白沫，面色发青，部分患儿还出现大小便失禁。

2. 不典型表现　多见于新生儿和小婴儿，常为惊厥的微小发作，表现为呼吸暂停、双眼凝视、反复眨眼、面部或肢体局部抽动等。

3. 惊厥持续状态 指惊厥持续发作 30 分钟及以上，或 2 次发作间隙期意识尚不能完全恢复。

4. 热性惊厥 发病年龄为 3 个月至 5 岁。体温在 38℃ 以上时突然出现惊厥，排除颅内感染和其他导致惊厥的器质性和代谢性疾病，既往没有无热惊厥史，即可诊断为热性惊厥。热性惊厥是小儿时期最常见的惊厥性疾病，临床上分为单纯型热性惊厥和复杂型热性惊厥，两者的区别见表 12 - 1。

表 12 - 1 单纯型热性惊厥和复杂型热性惊厥的主要区别

	单纯型热性惊厥	复杂型热性惊厥
占热性惊厥的比例	70%	30%
起病年龄	6 个月至 5 岁	<6 个月，6 个月至 5 岁，>5 岁
发作形式	全面性发作	局灶性或全面性发作
持续时间	多短暂，<10 分钟	时间长，>10 分钟
发作次数	仅 1 次，偶有 2 次	24 小时内可反复多次
神经系统异常	阴性	可阳性
惊厥持续状态	少有	较常见

【辅助检查】

根据病情可选择血尿常规、脑脊液、血生化等检查，必要时可做脑电图、CT、MRI 等检查。

【治疗要点】

1. 控制惊厥发作 首选地西泮，也可选择苯巴比妥、水合氯醛等止惊药物。

2. 对症支持治疗 保持呼吸道通畅，纠正水、电解质失衡，高热者给予降温措施。

3. 病因治疗 祛除病因是控制惊厥的根本。

【护理评估】

1. 健康史 详细询问患儿出生史，有无窒息、产伤、缺血缺氧性脑病等；询问患儿喂养史；询问患儿有无发热或呼吸道、消化道感染史，有无脑外伤、癫痫史等。

2. 身体状况 密切监测患儿生命体征，尤其注意有无发热及其热型；观察患儿意识状态，发生抽搐时有无呼吸暂停、口吐白沫、眼球斜视、双眼上翻等症状，有无双眼凝视、反复眨眼、面部或肢体局部抽动等症状。分析患儿辅助检查结果。

3. 心理 - 社会状况 评估家长在患儿惊厥发作时有无恐惧，家长有无焦虑、抑郁等情绪。评估年长患儿有无恐惧、自卑等心理。

【护理诊断/护理问题】

1. 有窒息的危险 与惊厥发作时意识丧失、分泌物堵塞呼吸道有关。

2. 有受伤的危险 与惊厥引起抽搐、意识障碍有关。

3. 焦虑/恐惧 与家长担心患儿预后有关。

4. 体温过高 与感染或惊厥持续状态有关。

5. 潜在并发症 颅内压增高。

【护理目标】

1. 患儿惊厥得到及时控制，无窒息和意外伤害发生。

2. 患儿能维持正常体温。

3. 患儿不出现并发症或并发症得到及时发现和处理。

4. 家长的焦虑/恐惧情绪得到缓解。

【护理措施】

1. 一般护理

（1）休息与活动　患儿应卧床休息，保持病室安静，避免一切不必要刺激。

（2）饮食护理　保证患儿摄入足够的能量和水，不能经口进食者应尽早给予静脉营养或鼻饲。

2. 对症护理

（1）惊厥发作时的急救护理　立即建立静脉通道，遵医嘱使用止惊药物，迅速控制惊厥；就地抢救，勿搬动或晃动患儿；将患儿置于去枕仰卧位，头偏向一侧，松解衣扣，及时清除口鼻分泌物及呕吐物，保持呼吸道通畅；在患儿上下磨牙间放置牙垫，牙关紧闭时不能强行撬开；移开一切可能伤害患儿的硬物，拉起床挡，切勿强行按压患儿肢体；专人守护，以防患儿受伤。

（2）维持正常体温　密切监测患儿体温变化，每 2~4 小时测量 1 次体温，高热时及时给予物理或药物降温，及时更换汗湿的衣服和床单，保持皮肤清洁、干燥。

3. 用药护理　首选地西泮止惊（新生儿抗惊厥首选苯巴比妥钠），尤其适用于惊厥持续状态，作用快，以 0.3~0.5mg/kg 缓慢静脉注射，速度为 1~2mg/min，以免抑制呼吸；必要时，30 分钟后可重复 1 次，最大剂量不超过 10mg；还可与其他止惊药物联合应用，如 10% 水合氯醛。地西泮应用无效时，可选用苯妥英钠。还可采取针刺人中、百会、涌泉、合谷等穴位。

4. 病情观察　加强巡视，观察患儿生命体征、瞳孔及意识改变，及时发现和处理颅内压增高、脑水肿、脑疝等并发症。

5. 心理护理　耐心向家长介绍患儿的病情、预后等，主动与家长沟通交流，消除其内心的恐惧和担忧，并取得合作。

6. 健康教育　向家长讲解惊厥有关的治疗护理知识，尤其是教会家长惊厥发作时的急救处理方法；告知家长定期随访的重要性，指导家长对患儿进行居家观察，发现异常及时就诊。

？想一想

惊厥是儿科常见的急症，尤其多见于婴幼儿。对于惊厥发作，应强调就地抢救的重要性。而家长在面临儿童惊厥时，往往表现得手足无措，在就医途中可能造成患儿窒息、误吸等情况。如果你是一名儿科护士，怎样指导家长采取儿童惊厥的急救措施呢？

答案解析

【护理评价】

1. 患儿惊厥是否得到及时控制，有无窒息和意外伤害发生。

2. 患儿体温是否维持在正常范围内。

3. 患儿是否发生并发症或并发症是否得到及时发现和处理。

4. 家长的焦虑/恐惧情绪是否得到缓解。

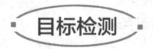

答案解析

一、单项选择题

1. 出生时存在且永不消失的神经反射是（　　）

A. 拥抱反射　　　　　　B. 角膜反射　　　　　　C. 腹壁反射

D. 握持反射　　　　　　E. 腱反射

2. 小儿化脓性脑膜炎最常见的并发症是（　　）

　　A. 脑积水　　　　　　　　B. 脑脓肿　　　　　　　　C. 硬膜下积液

　　D. 偏瘫　　　　　　　　　E. 亚急性硬化性全脑炎

3. 小儿，5 岁。因发热 39℃、呕吐、头痛、肌肉酸痛就诊。医生查体发现脑膜刺激征阳性，考虑为化脓性脑膜炎，进一步检查明确诊断。首选的检查方法是（　　）

　　A. 脑脊液检查　　　　　　B. 血常规检查　　　　　　C. 尿常规检查

　　D. MRI 检查　　　　　　　E. CT 检查

4. 典型的化脓性脑膜炎脑脊液改变是（　　）

　　A. 白细胞数增高，蛋白含量增高，糖和氯化物含量增高

　　B. 白细胞数增高，蛋白含量增高，糖和氯化物含量正常

　　C. 白细胞数增高，蛋白含量正常，糖和氯化物含量增高

　　D. 白细胞数正常，蛋白含量增高，糖和氯化物含量下降

　　E. 白细胞数增高，蛋白含量增高，糖和氯化物含量下降

5. 小儿，2 岁。因发热 38.8℃、呕吐、精神萎靡、目光凝视就诊。经检查，医生初步诊断为化脓性脑膜炎，腰穿取脑脊液进一步化验检查以明确诊断。与化脓性脑膜炎脑脊液检查明显不相符的是（　　）

　　A. 外观清晰　　　　　　　B. 白细胞明显增多　　　　C. 压力升高

　　D. 糖含量降低　　　　　　E. 蛋白质增多

6. 患儿，女性，1 岁。诊断为化脓性脑膜炎，因频繁抽搐，急诊入院。入院时，全身肌肉痉挛，双手握拳，两眼上翻，牙关紧闭，口吐白沫，有痰鸣，头向后仰。首要的护理措施是（　　）

　　A. 针刺人中穴　　　　　　　　　　　　B. 密切观察体温变化

　　C. 立即输注抗生素控制感染　　　　　　D. 静脉输注 20% 甘露醇，防止脑水肿

　　E. 清除口鼻腔分泌物，保持呼吸道通畅

7. 小儿，4 岁。因体温 38.5 ~ 38.9℃、恶心、呕吐伴头部不适 3 天来医院就诊，以病毒性脑膜炎收入院。其母发现，该小儿与同病室小病友所患疾病、表现基本相同，经向护士了解得知，80% 小儿病毒性脑膜炎、脑炎的病原体为（　　）

　　A. 肠道病毒　　　　　　　B. 虫媒病毒　　　　　　　C. 腮腺炎病毒

　　D. 单纯疱疹病毒　　　　　E. 水痘 – 带状疱疹病毒

8. 患儿，2 岁。咳嗽、流涕 1 天，今起发热，来院途中突然抽搐，呈全身性，持续约半分钟。既往有类似抽搐发作史。体温 39.8℃，脉搏 130 次/分，呼吸 28 次/分，神志清楚，咽部充血，其他无异常。首先应考虑（　　）

　　A. 低钙惊厥　　　　　　　B. 化脓性脑膜炎　　　　　C. 病毒性脑膜炎

　　D. 中毒性脑病　　　　　　E. 高热惊厥

9. 小儿，1 岁。因高热 39.5℃，烦躁，呕吐 1 天就诊，急诊以发热待查收入院。在病房，医生询问病史过程中，患儿突发惊厥，全身阵挛性抽动。立即紧急给药控制惊厥。小儿惊厥首选的止惊药物为（　　）

　　A. 苯妥英钠　　　　　　　B. 苯巴比妥　　　　　　　C. 地西泮

　　D. 硫酸镁　　　　　　　　E. 水合氯醛

10. 小儿，9 个月。晨起高热 39.5℃，烦躁，呕吐，急诊以发热待查收入院。下午突然意识丧失，眼球上翻，全身阵挛性抽动。护士立即采取紧急处理措施。处理惊厥发作的患儿，下列正确是（ ）

A. 立即进行胸外心脏按压   B. 扣紧衣领，头高位

C. 将舌轻轻推回口内   D. 手心或腋下放置冰袋

E. 用纱布包裹压舌板置于患儿上、下磨牙之间

二、实例分析题

1. 患儿，男，6 个月。发热 8 小时，最高体温 40.1℃；抽搐 2 次，每次持续约 2 分钟，醒后神志清楚。查体：体温 39.4℃，呼吸 45 次/分，神志清楚，前囟平软，肌张力正常。实验室检查：白细胞 10.6×10^9/L，中性粒细胞 0.4，淋巴细胞 0.6。

请问：（1）引起该患儿抽搐的主要原因是什么？

（2）该患儿抽搐时，应该如何进行急救护理？

2. 患儿，女，8 个月。因发热、咳嗽 5 天，呕吐 1 天，抽搐 2 次入院。查体：体温 39.8℃，呼吸 40 次/分，精神萎靡，咽部充血，扁桃体有脓液。前囟隆起、紧张，颈有抵抗，四肢肌张力增高。血常规：白细胞 16.5×10^9/L，中性粒细胞 0.78。

请问：（1）为明确诊断，还需进一步做哪项检查？

（2）针对患儿目前的情况，应在哪些方面加强护理？

（刘　莹）

书网融合……

重点回顾   微课   习题

第十三章　内分泌疾病患儿的护理

PPT

📖 导学情景

情景描述：小明，男，6岁。近3个月来，妈妈发现他吃的食物量较之前更多，经常口渴要喝水，小便次数增多，然而体重却减轻了。到医院检查后发现：尿糖阳性，空腹血糖7.5mmol/L，随机血糖11.4mmol/L，诊断为糖尿病。

情景分析：根据上述情况，小明的症状为"多食、多饮、多尿、体重减轻"，结合实验室检查结果诊断为小儿糖尿病，属于内分泌疾病。流行病学显示，该病的发病率呈逐年增高趋势。由于儿童缺乏自我护理能力，要重点加强对家长的疾病相关知识和护理指导。

讨论：儿童糖尿病的护理要点有哪些？

学前导语：儿童内分泌疾病的类型和成人有较大不同，部分内分泌疾病的临床特征、治疗要点及护理措施也与成人有较大差异。儿童内分泌疾病一旦确诊，往往需要长期或终身治疗，且不同年龄阶段儿童的内分泌疾病有各自的特点。只有掌握儿童内分泌疾病的治疗、护理要点，才能帮助促进患儿正常的生长发育。作为儿科护士，在内分泌疾病患儿的长期治疗过程中，应如何对患儿及家长进行指导呢？

第一节　先天性甲状腺功能减低症

先天性甲状腺功能减低症（CH）是由于甲状腺激素合成不足或其受体缺陷而导致的一种疾病，又称克汀病或呆小病，是儿童时期最常见的内分泌疾病。根据病因可分为散发性和地方性两大类。

【病因】

1. 散发性先天性甲状腺功能减低症

（1）甲状腺不发育、发育不良或异位　是造成先天性甲状腺功能减低症最主要的原因，约占90%，发生原因尚不明确，可能与遗传素质和免疫介导机制有关。女孩发病率高于男孩，男女比例为1∶2。

约 1/3 的病例为甲状腺完全缺如，其余为发育不良或甲状腺在下移过程中停留在其他部位形成异位甲状腺，完全或部分丧失功能。

（2）甲状腺激素合成障碍　多见于甲状腺激素合成和分泌过程中酶的缺陷，如过氧化物酶、偶联酶、脱碘酶、甲状腺球蛋白合成酶等，导致甲状腺激素不足。多为常染色体隐性遗传性疾病。

（3）促甲状腺激素（TSH）、促甲状腺激素释放激素（TRH）缺乏　又称下丘脑–垂体–甲状腺轴功能减低症或中枢性甲状腺功能减低症，因垂体分泌 TSH 障碍而导致，常见于特发性垂体功能低下或下丘脑、垂体发育缺陷。

（4）甲状腺或靶器官反应低下　前者是由于甲状腺组织细胞膜上的 Gsα 蛋白缺陷，使 cAMP 生成障碍而对 TSH 无反应；后者是末梢组织 β–甲状腺受体缺陷，导致对三碘甲状腺原氨酸（T_3）、甲状腺素（T_4）无反应。本病因在临床上非常罕见。

（5）孕母因素　孕妇服用抗甲状腺药物或患自身免疫性疾病，存在抗 TSH 受体抗体，均会通过胎盘影响胎儿，造成甲状腺功能减低症。

2. 地方性先天性甲状腺功能减低症　因孕妇饮食中缺碘，胎儿在胚胎时期即因碘缺乏而甲状腺功能减低症。多见于甲状腺肿流行的山区，随着我国碘化食盐的普遍应用，其发病率明显降低。

【病理生理】

1. 甲状腺激素的合成　甲状腺激素在甲状腺滤泡上皮细胞中合成，其主要原料为碘和酪氨酸，碘离子在一系列酶的作用下与酪氨酸结合，生成 T_3 和 T_4。这些合成步骤均在甲状腺滤泡上皮细胞合成的甲状腺球蛋白（TG）分子上进行。

2. 甲状腺激素的释放　甲状腺滤泡上皮细胞通过摄粒作用将 TG 形成的胶质小滴摄入胞内，由溶酶体吞噬后将 TG 水解，释放出 T_3 和 T_4。

3. 甲状腺激素的作用　加速细胞氧化反应速度，释放热量；促进生长发育及组织分化；促进蛋白质、糖类、脂肪的代谢；促进脑的发育、分化和成熟；参与维生素的代谢；调节消化系统功能；对肌肉及血液循环系统亦会产生影响。

【临床表现】

患儿症状出现的早晚及严重程度与残留甲状腺组织的多少和甲状腺功能减低的程度有关。主要临床特征为智力落后、生长发育迟缓和生理功能低下。

1. 新生儿期　患儿常为过期产儿，出生体重常大于第 90 百分位；胎粪排出时间延迟，常伴腹胀、便秘、脐疝；生理性黄疸持续时间延长；对外界反应低下，肌张力低、吸吮能力弱、哭声低且少、体温低、末梢循环差，皮肤出现斑纹或硬肿。由于以上症状和体征均无特异性，易被误诊。

2. 典型表现　多数先天性甲状腺功能减低症患儿常在出生后半年出现以下典型表现。

（1）特殊面容和体态　头大、颈短、皮肤粗糙、面色苍黄，毛发稀疏、无光泽，面部黏液水肿、眼睑水肿、眼距宽、鼻梁低平、唇厚、舌大而宽厚、常伸出口外。患儿身材矮小，躯干长而四肢短，上部量/下部量 >1.5，腹部膨隆，常有脐疝。

（2）神经系统症状　智能发育落后，表情呆滞、淡漠，神经反射迟钝；运动发育迟缓，翻身、坐、立、行走时间均推迟。

（3）生理功能低下　精神差、嗜睡、安静少动，食欲不振，声音低哑，体温低，脉搏、呼吸缓慢，心音低钝，肌张力低，肠蠕动慢、腹胀、便秘。

3. 地方性先天性甲状腺功能减低症　因胎儿期碘缺乏而不能合成足量的甲状腺激素，影响中枢神经系统发育。临床表现为两种不同类型，但可互相交叠。

（1）"神经性"综合征　主要表现为共济失调、痉挛性瘫痪、聋哑、智能低下，但身材正常，甲状腺功能正常或轻度降低。

（2）"黏液水肿性"综合征　生长发育和性发育显著落后、智能低下、黏液性水肿等。血清 T_4 降低、TSH 升高，约 1/4 的患儿有甲状腺肿大。

【辅助检查】

1. 新生儿筛查　多采用出生后 2～3 天的新生儿干血滴纸片检测 TSH 浓度作为初筛。若结果大于 15～20mU/L，需进一步检测 T_4、TSH 以确诊。筛查结果为阴性的病例如存在可疑症状，应采血检测甲状腺功能。

2. 血清 T_3、T_4、TSH 测定　任何新生儿筛查结果为可疑或临床可疑时，均应检测血清 T_4、TSH 浓度，若 T_4 降低、TSH 明显升高即可确诊。血清 T_3 浓度可正常或降低。

3. X 线检查　患儿的骨龄常明显低于实际年龄。

4. 其他检查　如放射性核素检查、TRH 刺激试验等。

👁 看一看

新生儿筛查

新生儿筛查是指对出生 72 小时内的活产新生儿采集足跟血，用快速、敏感的实验室检查方法对某些危害严重的先天性代谢病及内分泌病进行筛查，是早期诊断、早期治疗，避免神经精神发育严重缺陷的最佳预防措施。我国目前筛查的疾病以苯丙酮尿症和先天性甲状腺功能减低症为主。

【治疗要点】

本病应早期确诊，尽早治疗，以避免对脑发育的损害。一旦确诊，应终身服用甲状腺激素制剂，不能中断。目前临床上最常应用的甲状腺制剂为 L - 甲状腺素钠（优甲乐），用药剂量根据甲状腺功能及临床表现进行适当调整。

【护理评估】

1. 健康史　详细询问患儿母亲是否有抗甲状腺激素药物的用药史，孕期饮食习惯，居住地是否为流行区，有无家族史；患儿是否为过期产儿，患儿体格生长、智力发育、精神、食欲状况等。

2. 身体状况　了解患儿的生长发育状况，是否有生长发育落后，尤其关注有无运动发育迟缓；观察患儿有无头大、颈短、皮肤粗糙等特殊面容；观察患儿有无生理功能低下的表现，如精神差、嗜睡、活动减少、便秘等。

3. 心理 - 社会状况　评估家长对于本病相关治疗和护理知识的掌握情况，尤其是服药方法、副作用的观察以及对患儿进行智力、体力训练的方法；本病对患儿最大的危害是造成智力发育低下，应评估家长有无焦虑、抑郁情绪；评估家庭经济状况；评估年长患儿是否有自卑感。

【护理诊断/护理问题】

1. 体温过低　与新陈代谢降低有关。

2. 生长发育迟缓　与甲状腺激素合成不足有关。

3. 便秘　与肌张力低下、活动量少有关。

4. 营养失调：低于机体需要量　与喂养困难、食欲差有关。

5. 焦虑（家长）　与担心患儿预后有关。

【护理目标】

1. 患儿能维持正常体温。

2. 患儿能掌握基本生活技能，无意外伤害发生。

3. 患儿不发生便秘或便秘时得到及时解决。

4. 患儿获得足够的热量，营养状态改善。

5. 家长情绪稳定，能采取有效方法应对或缓解焦虑。

【护理措施】

1. 一般护理

（1）保暖与预防感染　室内温湿度适宜，适时增减患儿衣服，避免受凉。患儿免疫力较低，应注意加强个人卫生，做好皮肤护理，避免接触感染性疾病的患者，避免到人多的公众场所。

（2）合理饮食，保证营养供给　指导家长正确的喂养方法，喂养时要有耐心，不能吸吮者用滴管喂奶或鼻饲。给予高蛋白、高维生素、富含铁和钙质的易消化食物，供给其生长发育所需。

（3）保持大便通畅　保证充足的液体摄入，饮食中增加含纤维素丰富的水果、蔬菜，适当增加活动量，养成定时排便的习惯，顺时针按摩腹部促进肠蠕动，必要时使用大便软化剂或灌肠。

2. 对症护理

（1）加强行为训练，提高自理能力：定期进行生长发育状况检查，通过各种康复训练方法，加强患儿行为、智力的训练。

（2）加强患儿日常生活护理，帮助其掌握基本的生活技能，防止意外伤害的发生。

3. 用药护理　向家长耐心解释终身用药的重要性，教会家长药物的用药方法及疗效观察要点。用药有效的临床表现：患儿大便次数及性状正常，食欲好转，腹胀消失，心率维持在正常范围内，智能及体格发育改善。药物过量可出现烦躁、多汗、消瘦、腹泻、腹痛、发热等。因此，用药后要密切监测患儿的生长曲线及 T_3、T_4、TSH 的变化情况，及时调整药量。治疗开始时，每 2 周随访 1 次；血清 TSH 和 T_4 正常后，每 3 个月 1 次；服药 1~2 年后，每 6 个月 1 次。

4. 病情观察　加强随访，定期监测患儿体格和智能发育状况，密切观察精神状态、食欲、体温、排泄等情况，发现异常及时处理。

5. 心理护理　耐心细致地与家长沟通，消除其焦虑、恐惧等不良情绪，取得理解和配合，增强治疗依从性。

6. 健康教育　向家长介绍本病的相关护理知识，与家长共同制定患儿的饮食、活动、智力训练计划；强调新生儿筛查的重要性，做好围生期保健，早诊断、早治疗。

练一练

患儿，女，6 岁。诊断为甲状腺功能减低症，经药物治疗病情稳定，即将出院。下列护士为家长进行健康指导的内容中，不妥的是（　　）

A. 注意保暖

B. 多食粗纤维食物

C. 注意皮肤护理，每日观察皮肤弹性与水肿情况

D. 按时服用 L-甲状腺素钠，不可任意减量或增量

E. 服药期间加强随访，血清 TSH 和 T_4 正常后可停药

答案解析

【护理评价】

1. 患儿体温是否维持在正常范围内。

2. 患儿是否掌握基本生活技能，有无意外伤害发生。

3. 患儿是否发生便秘或便秘是否得到及时发现和处理。

4. 患儿营养是否均衡。

5. 家长情绪是否稳定，能否采取有效方法应对或缓解焦虑。

护爱生命

经新生儿筛查阳性者确诊先天性甲状腺功能减低症后，应立即开始正规治疗，预后良好。如果出生后 3 个月内开始治疗，预后尚可，绝大多数智力能达到正常水平。如果未能及早诊断或在出生 6 个月后才开始治疗，虽然给予甲状腺素可以改善生长状况，但智力会受到严重损害。儿科护理工作者应运用自己的专业知识及爱心、耐心、责任心去指导家长及时进行新生儿筛查，早发现、早治疗，真正做到"以儿童及其家庭为中心"实施整体护理，保障和促进儿童健康成长，为建设幸福和谐社会贡献力量。

第二节 儿童糖尿病 微课

糖尿病是由于胰岛素分泌绝对缺乏或相对不足所致的糖、脂肪、蛋白质代谢紊乱症，分为原发性和继发性两类。原发性糖尿病又可分为以下几种。①1 型糖尿病：由于胰岛 β 细胞破坏，分泌胰岛素绝对不足所致，必须使用胰岛素治疗，故又称胰岛素依赖型糖尿病。②2 型糖尿病：由于胰岛 β 细胞分泌胰岛素不足或靶细胞对胰岛素不敏感（胰岛素抵抗）所致，又称非胰岛素依赖型糖尿病。③青年成熟期发病型糖尿病：较为罕见，是一种常染色体遗传性胰岛 β 细胞功能缺陷症。继发性糖尿病多数是由一些遗传综合征（如唐氏综合征、Turner 综合征等）和内分泌疾病（如库欣综合征、甲状腺功能亢进症等）所致。98% 的儿童糖尿病为 1 型糖尿病，2 型糖尿病的发病率随着儿童肥胖症的增多而出现上升趋势。本节主要叙述 1 型糖尿病。

【病因与发病机制】

1 型糖尿病的确切发病机制尚未明确。目前认为，其是在遗传易感基因的基础上，由外界环境因素的作用引起自身免疫反应，导致胰岛 β 细胞的破坏和损伤，当胰岛素分泌减少至正常的 10% 时，即会出现临床症状。遗传、免疫、环境等因素均对 1 型糖尿病的发病过程起重要作用。

【病理生理】

胰岛 β 细胞损伤或破坏，导致胰岛素分泌明显减少，使葡萄糖利用减少；而反调节激素（如胰高血糖素、生长激素、皮质醇等）分泌相对增多，导致代谢紊乱。

1. 糖代谢紊乱 胰岛素分泌减少，反调节激素作用相对增强，导致血糖升高。当血糖浓度超过肾阈值（10mmol/L 或 180mg/dl）时即产生糖尿，导致渗透性利尿，临床上出现多尿症状，继而引起严重的电解质失衡和慢性脱水。由于机体的代偿，患儿渴感增强、饮水增多。因组织不能利用葡萄糖，能量不足而产生饥饿感，引起多食。

2. 脂肪代谢紊乱 胰岛素不足和反调节激素增高促进了脂肪分解，使血中脂肪酸增高，当超过三羧酸循环的氧化代谢能力时，导致酮体长期在体液中累积，形成酮症酸中毒。

3. 蛋白质代谢紊乱 胰岛素不足和反调节激素升高，蛋白质合成减少、分解增加，出现负氮平衡。

【临床表现】

起病急骤，多有感染或饮食不当等诱因。

1. 典型症状 多食、多饮、多尿及体重减少（即"三多一少"）。婴儿多饮、多尿症状不易被发觉，很快即可发生脱水和酮症酸中毒。儿童因夜尿增多可发生遗尿。年长儿出现消瘦、乏力、精神不振等体质显著下降症状。

2. 糖尿病酮症酸中毒 约40%的糖尿病患儿在就诊时即处于酮症酸中毒状态。该症状常因急性感染、诊断延误、突然中断胰岛素治疗等因素诱发，主要表现为起病急、进食减少、恶心呕吐、腹痛、关节或肌肉疼痛、皮肤黏膜干燥、呼吸深长、呼气中有烂苹果味、脉搏细速、血压下降、体温不升，甚至出现嗜睡、淡漠、昏迷。

3. 其他症状 病程长或糖尿病控制不良者出现生长发育落后、智能发育迟缓及肝肿大。晚期患儿可出现蛋白尿、高血压等糖尿病肾病的表现，最后致肾衰竭；还可出现白内障、视力障碍、视网膜病变甚至失明。

【辅助检查】

1. 尿液检查

（1）尿糖 尿糖定性一般为阳性。尿糖能间接反映患儿血糖的控制情况，可作为胰岛素剂量调整的参考。

（2）尿酮体 糖尿病伴酮症酸中毒时，尿酮体为阳性。

（3）尿蛋白 肾脏受累时，可出现尿蛋白阳性。

2. 血液检查

（1）血糖 符合以下任一项标准即可诊断为糖尿病：①有典型糖尿病症状且餐后任意时刻血糖水平$\geqslant$11.1mmol/L；②空腹血糖（FPG）$\geqslant$7.0mmol/L；③2小时口服葡萄糖耐量试验（OGTT）血糖水平$\geqslant$11.1mmol/L。

（2）血脂 血清胆固醇、甘油三酯和游离脂肪酸明显增高。

（3）血气分析 酮症酸中毒时，患儿出现代谢性酸中毒，血pH$<$7.30，HCO_3^- $<$15mmol/L。

（4）糖化血红蛋白 血红蛋白在红细胞内与血中葡萄糖或磷酸化葡萄糖呈非酶化结合，形成糖化血红蛋白（HbA1c），其量与血糖浓度呈正相关。正常人群HbA1c$<$7%，治疗良好的糖尿病患儿HbA1c$<$7.5%，HbA1c在7.5%~9%之间提示病情控制一般，HbA1c$>$9%提示血糖控制不理想。

3. 葡萄糖耐量试验 适用于空腹血糖正常或正常高限，餐后血糖高于正常而尿糖偶尔阳性的患儿。试验方法：试验当日自0时起禁食，清晨口服葡萄糖（1.75g/kg），最多不超过75g，每克葡萄糖加水2.5ml，于3~5分钟内饮完。口服前、口服后1小时及口服后2小时分别测血糖。试验前应避免剧烈运动、精神紧张，停用氢氯噻嗪、水杨酸等药物，以免影响糖代谢。

【治疗要点】

糖尿病主要采取综合治疗措施，主要包括合理应用胰岛素、饮食管理、运动锻炼及糖尿病酮症酸中毒的治疗等。

1. 胰岛素治疗 胰岛素是治疗1型糖尿病最主要的药物，应根据患儿的年龄、病程、生活方式、既往健康状况等设计个体化的用药方案。

（1）胰岛素制剂 目前，胰岛素制剂有速效胰岛素类似物、短效胰岛素、中效珠蛋白胰岛素、长效鱼精蛋白锌胰岛素、长效胰岛素类似物（甘精胰岛素和地特胰岛素）以及预混胰岛素等。各类胰岛素制剂的作用时间详见表 13 – 1。

表 13 – 1 胰岛素制剂的种类及其作用时间

胰岛素制剂的种类	开始作用时间（小时）	最强作用时间（小时）	最长作用时间（小时）
短效胰岛素	0.5	3 ~ 4	6 ~ 8
速效胰岛素类似物	0.2 ~ 0.25	1 ~ 2	4 ~ 6
中效胰岛素	1.5 ~ 2	4 ~ 12	18 ~ 24
长效胰岛素	3 ~ 4	14 ~ 20	24 ~ 36
甘精胰岛素	2 ~ 4	无峰	24
地特胰岛素	1 ~ 2	6 ~ 12	20 ~ 24
预混胰岛素	0.5	双峰 1 ~ 12	16 ~ 24

（2）胰岛素常用治疗方案 如下。

①每日 2 次注射方案：即短效（或速效）胰岛素与中效胰岛素的混合剂（短效或速效胰岛素：中效胰岛素 =1：2）分别于早餐前和晚餐前 2 次注射。早餐前注射剂量为每日总量的 2/3，晚餐前注射剂量为每日总量的 1/3。

②每日 3 次注射方案：早餐前用短效（或速效）与中效胰岛素混合剂，午餐前单用短效（或速效）胰岛素，睡前或晚餐前用短效（或速效）与中效胰岛素混合剂注射。

③基础 – 餐时大剂量方案：即三餐前注射短效胰岛素类似物或速效胰岛素类似物，睡前给予中效或长效胰岛素类似物。

（3）胰岛素的剂量 轻症患儿胰岛素用量为每日 0.5 ~ 1.0U/kg，青春期前儿童一般为每日 0.75 ~ 1.0U/kg，青春期儿童每日用量通常 >1.0U/kg。

2. 饮食管理 是进行计划饮食，而非限制饮食，其目的是维持正常的血糖和保持理想的体重。

3. 运动锻炼 运动可以增加肌肉对胰岛素的敏感性，从而增强葡萄糖的利用，有利于控制血糖。

4. 糖尿病酮症酸中毒的治疗 酮症酸中毒是儿童糖尿病急症死亡的主要原因。对糖尿病酮症酸中毒，必须针对高血糖、脱水、酸中毒、电解质紊乱和可能并存的感染等情况制定综合治疗方案。

（1）液体疗法 主要针对脱水、酸中毒和电解质紊乱。脱水量按 100ml/kg 计算，开始补液时先给予 20ml/kg 生理盐水静脉滴注，扩充血容量，改善血循环和肾功能。患儿开始排尿后补钾，浓度不能超过 40mmol/L，并监测心电图和血钾浓度。不宜常规使用碳酸氢钠溶液，仅在 pH < 7.1、HCO_3^- < 12mmol/L 时应用，pH≥7.2 时应立即停用，避免酸中毒纠正过快加重脑水肿。

（2）胰岛素治疗 采用小剂量胰岛素静脉滴注治疗，对有休克的患儿，在补液治疗开始、休克逐渐恢复后才可应用胰岛素，以免钾迅速从血浆进入细胞，导致心律失常。

（3）控制感染 合理使用抗生素以控制酮症酸中毒患儿并发的感染。

【护理评估】

1. 健康史 详细询问患儿是否有糖尿病家族史，既往健康状况、饮食情况，每日液体摄入量、排泄量及睡眠情况；询问起病前患儿是否有急性感染史或饮食不当史。

2. 身体状况 评估患儿有无"三多一少"症状；评估患儿的精神状态及体质情况，有无脱水和酮症酸中毒表现。检查患儿的体格生长发育情况和智能发育情况；检查患儿是否有蛋白尿、高血压等表现；检查患儿的视力情况。

3. 心理 – 社会状况 评估家长对于本病相关治疗和护理知识的掌握情况、经济承受能力等；评估家长有无焦虑、恐惧情绪；评估年长患儿是否有自卑感。

【护理诊断/护理问题】

1. 营养失调：低于机体需要量 与胰岛素缺乏致代谢紊乱有关。

2. 潜在并发症 酮症酸中毒、低血糖。

3. 有感染的危险 与蛋白质代谢紊乱导致机体抵抗力下降有关。

4. 知识缺乏 患儿及家长缺乏糖尿病自我管理知识和技能。

【护理目标】

1. 患儿生长发育基本得到满足，血糖水平控制在正常范围内。

2. 患儿不出现酮症酸中毒等并发症或患儿的并发症得到及时发现和处理。

3. 患儿不发生感染。

4. 患儿及家长掌握了糖尿病自我管理知识和相关技能。

【护理措施】

1. 一般护理

（1）休息与活动 鼓励患儿每天进行适量的运动，运动的最佳时间是饭后 1 小时，根据患儿的年龄和运动能力合理安排运动的种类和运动量，避免运动后低血糖的发生。

（2）饮食护理 根据患儿的年龄、生长发育和日常活动等，计算其每日总热量需要量：1000 + ［年龄 × （80 ~ 100）］（kcal）。食物中各成分所提供的热量的比例适当，其中，蛋白质占 15% ~ 20%，糖类占 50% ~ 55%，脂肪占 30%。蛋白质以优质蛋白为主，3 岁以下儿童食物中，蛋白质一半以上应为动物蛋白；糖类以纤维素含量高的为主；脂肪应以含不饱和脂肪酸的植物油为主。

2. 对症护理

（1）预防感染 指导患儿注意个人卫生，做好皮肤和口腔护理。对有遗尿症状的患儿，在夜间定时唤醒排尿，及时清洗会阴部，预防泌尿系统感染。

（2）血糖自我监测 包括家庭日常血糖监测和定期总体血糖监测。家庭日常血糖监测主要包括血糖水平、胰岛素剂量、影响血糖控制的特殊事件、低血糖事件及其严重程度、日常生活方式改变等。定期总体血糖监测即每 3 ~ 6 个月定期进行糖化血红蛋白、肝肾功能等检查。

（3）糖尿病酮症酸中毒的护理 密切观察病情变化，详细记录生命体征，监测血气、电解质、血糖、尿糖及酮体的变化。观察有无脑水肿、低血钾、低血糖的发生。遵医嘱补液和采用小剂量胰岛素静脉滴注治疗。

3. 用药护理

（1）胰岛素使用方法指导 每次尽量使用相同型号的胰岛素笔，以保证剂量绝对准确。有计划地在股前部、腹壁（脐周 10cm 以外）、上臂外侧、臀部轮番注射。每次注射时更换注射部位，两针间隔 2.0cm 左右，1 个月内不要在同一部位注射，避免局部皮下脂肪萎缩硬化。根据血糖或尿糖结果调整胰岛素剂量，每 2 ~ 3 天调整剂量 1 次，直至尿糖不超过（ + + ）。

（2）胰岛素用药过程中的不良反应及护理 ①胰岛素过量：导致 Somogyi 现象，即在午夜至凌晨时发生低血糖，只需减少胰岛素用量即可消除。②胰岛素不足：导致清晨现象，即清晨血糖、尿糖在反调节激素作用下异常升高，可加大晚间胰岛素注射剂量或推迟注射时间。③低血糖反应：典型表现为突发饥饿感、心慌、手抖、脉速、多汗，严重者出现惊厥、昏迷、休克甚至死亡。一旦发生应立即平卧，进食糖块或糖水，必要时静脉注射 50% 葡萄糖液 40ml。

4. 病情观察 密切关注患儿血糖的控制情况，观察和预防低血糖、酮症酸中毒等并发症。

5. 心理护理 糖尿病是终身性疾病，医护人员应向患儿家长详细介绍糖尿病相关知识，消除其对疾病预后的担忧和恐惧，帮助其树立信心，坚持规律的生活方式和治疗。

6. 健康教育 教会家长居家监测血糖的方法，同时做好血糖监测记录；指导家长定期带患儿进行随访，以便医生根据血糖情况及时调整用药剂量。鼓励家长帮助患儿建立良好的生活方式，保持规律的运动。

? 想一想

答案解析

饮食管理是糖尿病护理工作的重要环节。如果你是一名儿科护士，怎样指导家长安排患儿每日膳食呢？

【护理评价】

1. 患儿营养状况是否得到改善，生长发育需求是否得到满足，血糖是否控制在正常范围内。
2. 患儿低血糖、酮症酸中毒等并发症是否得到及时发现和处理。
3. 患儿的感染是否得到及时控制。
4. 患儿或家长是否能说出糖尿病自我管理的要点，是否能正确地进行血糖监测和胰岛素注射。

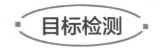 目标检测

答案解析

一、单项选择题

1. 男孩，2岁，智力和生长发育落后，经常便秘。查体：身高70cm，皮肤粗糙，鼻梁低平，舌常伸出口外。为明确诊断，首选检查（　　）

　A. 血钙测定　　　　　　B. 骨龄测定　　　　　　C. 血T_3、T_4、TSH检测

　D. 血氨基酸分析　　　　E. 染色体核型分析

2. 筛查新生儿先天性甲状腺功能减低症最常用的方法是（　　）

　A. 血清T_4、TSH测定　　B. 干血滴纸片测定TSH　　C. 放射性核素检查

　D. TRH刺激试验　　　　E. 骨龄测定

3. 先天性甲状腺功能减低症最大的危害是造成（　　）

　A. 运动功能发育迟缓　　B. 生理功能低下　　　　C. 消化功能低下

　D. 智力发育低下　　　　E. 造血功能低下

4. 散发性先天性甲状腺功能减低症的病因中，不包括（　　）

　A. 甲状腺不发育或发育不全　　　　　　　　B. 甲状腺激素合成障碍

　C. 促甲状腺激素缺乏　　　　　　　　　　　D. 甲状腺或靶器官反应低下

　E. 碘缺乏

5. 下列不属于糖尿病酮症酸中毒临床表现的是（　　）

　A. 呼出气体有烂苹果味　　B. 不同程度意识障碍　　C. 脉搏缓慢、大汗

　D. 恶心、呕吐　　　　　　E. 深大呼吸

6. 儿童糖尿病酮症酸中毒时，不恰当的治疗是（　　）

　A. 小剂量胰岛素静滴　　　　　　　　　　　B. 控制感染

　C. 静脉输入0.9%氯化钠溶液　　　　　　　　D. 见尿后补钾

　E. 常规使用碳酸氢钠溶液纠正酸中毒

7. 地方性克汀病的主要原因是 （　　）

  A. 母亲孕期饮食中缺碘   B. 母亲在妊娠期应用抗甲状腺药物

  C. 甲状腺发育异常   D. 垂体分泌促甲状腺激素减少

  E. 甲状腺激素合成障碍

8. 在糖尿病患儿的饮食中，蛋白质产生热量应占每天摄入总热量的 （　　）

  A. 10%～15%   B. 15%～20%   C. 20%～25%

  D. 50%～55%   E. 30%

9. 下列关于糖尿病的治疗要点中，正确的是 （　　）

  A. 合理应用胰岛素   B. 饮食管理及运动锻炼

  C. 自我监测血糖   D. 糖尿病相关知识健康教育

  E. 以上说法均正确

10. 下列关于糖尿病患儿的运动治疗中，说法错误的是 （　　）

  A. 运动能够增加肌肉对胰岛素的敏感性

  B. 运动后应警惕低血糖的发生

  C. 运动的时间越长、强度越大，越有利于血糖控制

  D. 运动的最佳时间是饭后 1 小时

  E. 运动的种类和强度应根据患儿的年龄和运动能力进行安排

二、实例分析题

患儿张某，女，6 岁，因"确诊糖尿病 3 年，腹痛 3 天，呕吐、精神差 4 天，加重 1 天"入院。查体：患儿神志模糊，精神欠佳，双肺呼吸音清，呼气有烂苹果气味；四肢肌张力正常，心腹部查体未见异常，神经系统检查未见异常。血生化：血糖升高达 25.33mmol/L，血酮升高。

请问：（1）该患儿可能出现了什么并发症？

   （2）针对该并发症，应该如何进行护理？

（刘　莹）

书网融合……

   重点回顾   微课   习题

第十四章　免疫性疾病患儿的护理

PPT

📖 **导学情景**

情景描述： 患儿，男，6岁。2周前出现发热，伴有咽痛、乏力。近1周出现肘关节、膝关节疼痛。查体：体温38.8℃，面色苍白，胸部可见2处淡红色环形皮疹。第一心音低钝，心尖处可闻及收缩期杂音。左肘及右膝关节红肿热痛，活动受限。

情景分析： 根据上述情况，患儿的诊断是风湿热。风湿热是A组乙型溶血性链球菌感染后出现的免疫性疾病，主要临床表现为心脏炎、游走性关节炎，可伴有发热、舞蹈症、环形红斑和皮下小结。

讨论： 根据上述情况，风湿热患儿的护理诊断有哪些？

学前导语： 免疫系统是人体识别自我，排除异己，引发免疫应答、发挥免疫效应和最终维持自身稳定的组织系统。若免疫功能失调或紊乱，可致异常免疫反应。如免疫反应过低，可发生反复感染和免疫缺陷病；如免疫反应过高，或将自身组织作为靶标，则会发生变态反应或自身免疫性疾病，引起组织严重的结构和功能破坏。作为一名护理人员，如何指导风湿热患儿家长对患儿进行相应护理呢？

第一节　风湿热

风湿热是由于A组乙型溶血性链球菌感染后发生的全身结缔组织的非化脓性炎性疾病。临床表现为心脏炎、游走性关节炎，可伴有发热、舞蹈症、环形红斑和皮下小结。风湿性心脏病是致风湿热患儿死亡的主要原因。本病好发年龄为5～15岁。一年四季均可发病，以冬春季节多见，无性别差异。

【病因】

0.3%～3%　A组乙型溶血性链球菌感染后的患儿于1～4周后发生风湿热。

【发病机制】

本病的发病机制尚未十分明确，目前认为与以下因素相互作用有关：A组乙型溶血性链球菌及其产物的抗原性；易感组织器官的免疫反应。

【临床表现】

1. 一般表现 发热，热型不定，有精神不振、面色苍白、多汗、鼻出血、食欲欠佳、关节痛和腹痛等症状，个别有胸膜炎和肺炎表现。

2. 心脏炎 是本病最严重的临床表现。以心肌炎和心内膜炎最多见，亦可发生全心炎。

（1）**心肌炎** 轻者可无症状；重者可伴不同程度的心力衰竭。心率加速与体温升高不成比例。心尖部可闻及轻度收缩期杂音，75%初发患儿的主动脉瓣区可闻及舒张中期杂音。X线检查心脏扩大，心脏搏动减弱；心电图示 P-R 间期延长，伴有 ST 段下移和 T 波低平。

（2）**心内膜炎** 主要侵犯二尖瓣，其次为主动脉瓣。二尖瓣关闭不全表现为心尖部可闻及吹风样全收缩期杂音，向腋下传导；主动脉瓣关闭不全时，胸骨左缘第3肋间可闻及舒张期叹气样杂音。急性期瓣膜损害多为充血水肿，恢复期可渐消失。多次复发可造成心瓣膜永久性瘢痕形成，导致风湿性心瓣膜病。

（3）**心包炎** 可有心前区疼痛、呼吸困难，部分患儿心底部可闻及心包摩擦音。少数患儿积液量多时，心前区搏动消失，心音遥远，有颈静脉怒张、肝大等心脏压塞表现。

3. 关节炎 以游走性和多发性为特点，主要累及膝、踝、肘、腕等大关节。关节红肿热痛，活动受限，数日后自行消退，不留畸形。

4. 舞蹈症 起病缓慢，多在链球菌感染后 1~6 个月出现。女童多见，表现为全身或部分肌肉的无目的、不自主快速运动，如皱眉、挤眼、耸肩、努嘴、伸舌等动作，兴奋或注意力集中时加剧，入睡后消失。

5. 皮肤症状

（1）**皮下小结** 常伴有心脏炎，好发于肘、腕、膝、踝等关节伸侧面，质硬、无痛，与皮肤不粘连，为风湿热活动的显著标志。

（2）**环形红斑** 分布于躯干和四肢近端屈侧，可呈多形性。典型红斑为边界清楚的粉红色皮疹，突出皮面，中心皮肤苍白，短时内时隐时现，无瘙痒。

练一练

风湿热最严重的临床表现是（ ）

A. 关节炎   B. 舞蹈症   C. 皮下结节

D. 环形红斑   E. 心脏炎

答案解析

【辅助检查】

1. 风湿热活动指标 白细胞计数和中性粒细胞增高、血沉增快、C 反应蛋白（CRP）阳性、黏蛋白增高等，仅能反映疾病的活动情况，但对诊断本病无特异性。

2. 抗链球菌抗体测定 85%抗链球菌溶血素"O"（ASO）升高，同时测定抗脱氧核糖核酸酶 B、抗链激酶、抗透明质酸酶，则阳性率可提高到 95%。

【治疗要点】

1. 一般治疗 包括卧床休息、加强营养、补充维生素等。

2. 清除链球菌感染 肌内注射大剂量青霉素，持续 2~3 周。对青霉素过敏者改用红霉素。

3. 抗风湿热治疗 心脏炎时，宜早期使用糖皮质激素，总疗程为 8~12 周。无心脏炎的患儿口服阿司匹林，总疗程为 4~8 周。

4. 对症治疗 对充血性心力衰竭患儿应给予大剂量糖皮质激素，加用洋地黄制剂时剂量要小，以免中毒。舞蹈症可用苯巴比妥、地西泮等镇静药。关节肿痛时应给予制动。

【护理评估】

1. 健康史 询问患儿发病前有无上呼吸道感染、关节疼痛、皮疹、精神异常或不自主动作等表现；既往有无心脏病或关节炎病史；家族成员中有无类似病例；家庭居住的气候及环境条件等。

2. 身体状况 测量生命体征，注意心率加速与体温升高是否成比例，听诊有无心音减弱、奔马律及心脏杂音；检查四肢的大、小关节有无红、肿、热、痛表现，有无活动受限；有无皮疹，尤其应注意躯干和关节伸侧。同时，了解心电图、实验室检查结果。

3. 心理－社会状况 评估家长有无内疚、焦虑、恐惧等心理反应；评估年长儿有无因长期休学带来的担忧以及舞蹈症带来的自卑等；评估其家庭经济及环境状况。

【护理诊断/护理问题】

1. 心排血量减少 与心脏受损有关。

2. 疼痛 与关节受累有关。

3. 体温过高 与感染有关。

4. 焦虑 与疾病的威胁有关。

【护理目标】

1. 患儿保持充足的心输出量，表现为生命体征在正常范围内。

2. 患儿主诉疼痛减轻并能进行自理活动。

3. 患儿体温恢复正常。

4. 患儿焦虑减轻，表现出放松和舒适，能配合治疗和护理。

【护理措施】

1. 一般护理

（1）休息与活动 急性期无心脏炎者卧床休息2周；有心脏炎无心力衰竭者绝对卧床4周；有心脏炎伴心力衰竭者卧床休息至少8周，在以后2~3个月内逐渐增加活动量。一般恢复至正常活动量所需时间是：无心脏受累者1个月，轻度心脏受累者2~3个月，严重心肌炎伴心力衰竭者6个月。

（2）饮食护理 给予易消化、营养丰富的饮食，少量多餐；有心力衰竭者适当限制盐和水的摄入，保持大便通畅。

2. 对症护理

（1）减轻关节疼痛 将疼痛的关节置于舒适的功能位上，避免痛肢受压；移动肢体时，动作应轻柔；可用热水袋热敷局部关节以减轻疼痛；注意患肢保暖。

（2）降低体温 高热时，采用物理降温法或按医嘱使用药物治疗。

3. 用药护理 遵医嘱抗风湿治疗，注意观察药物的毒副作用。如阿司匹林可引起胃肠道反应、肝功能损害和出血，可饭后服药以减少对胃的刺激，并按医嘱加用维生素K防止出血；密切观察使用泼尼松后引起的副作用，如满月脸、肥胖、消化道溃疡、肾上腺皮质功能不全、精神症状、血压增高、电解质紊乱；发生心肌炎时，对洋地黄敏感且易出现中毒，用药期间应注意观察有无恶心、呕吐、心律不齐、心动过缓等副作用。

4. 观察病情 观察患儿面色、呼吸、心率、心律及心音的变化，如发现患儿出现烦躁不安、面色苍白、多汗、气急等心力衰竭的表现，应立即报告医生，做好抢救准备。观察患儿有无性格改变或不自主动作等舞蹈症表现，及时处理。注意观察皮疹部位、形态及出现时间，记录受累关节部位、数量。

5. 心理护理 爱护患儿，耐心解释各项检查、治疗、护理措施的意义；及时了解并解除患儿各种不适感，缓解其焦虑情绪，增强其战胜疾病的信心。

6. 健康教育

（1）积极锻炼身体，增强体质，预防上呼吸道感染，避免寒冷、潮湿。教育家长在疾病流行季节期间，尽量减少带小儿去公共场所。儿童发生链球菌感染，应及时彻底治疗。

（2）合理安排患儿日常生活，避免剧烈活动，防止受凉。向患儿和家长讲解疾病的有关知识和护理要点，使家长学会观察病情、预防感染和防止疾病复发的各种措施。

（3）定期到医院门诊复查，强调预防复发的重要性。预防药物首选长效青霉素 120 万单位肌内注射，每月 1 次，至少持续 5 年，最好至 25 岁。有风湿性心脏病者，宜终身药物预防。风湿热患儿拔牙或行其他手术时，术前术后应用抗生素以预防感染性心内膜炎。

【护理评价】

1. 患儿生命体征是否恢复正常。

2. 患儿疼痛是否减轻或消失，能否进行自理活动。

3. 患儿能否维持正常体温。

4. 患儿焦虑是否缓解，有无表现出放松和舒适，能否积极配合治疗和护理。

👁 看一看

风湿热的预防

1. 一级预防 A 组链球菌咽部感染后，立即开始治疗。①单剂肌内注射苄星青霉素 G，体重 > 25kg 者用量为 120 万单位，体重 ≤25kg 者用量为 60 万单位。②肌内注射青霉素钠 40 万单位，每日 2 次，共 10 天。③如对青霉素过敏，可使用红霉素每日 30mg/kg，共 10 天。

2. 二级预防 患儿一旦罹患心脏炎，无论有无瓣膜受累，需要持续预防用药直至成年，甚至有可能需终身预防。若心脏瓣膜受累，用药时间需至少坚持到最后一次风湿热发作后 10 年或至少到 40 岁；风湿性心脏炎的患者，需预防用药到 21 岁或最后一次发作后 5 年。苄星青霉素 G 120 万单位，每 3～4 周 1 次，肌内注射；青霉素 V 250mg，每日 2 次，口服；红霉素 250mg，每日 2 次，口服。

第二节 过敏性紫癜

过敏性紫癜又称亨-舒综合征，也称自限性急性出血症，是由血管变应性炎症引起的以小血管炎为主要病变的系统性血管炎。临床特点为皮肤瘀点、瘀斑（非血小板减少性紫癜），常伴关节肿痛、腹痛、便血、血尿和蛋白尿等。本病可发生于所有年龄段儿童，多见于 2～8 岁的儿童；男孩多于女孩；一年四季均可发病，春秋季多见。

【病因】

本病的病因尚未明确，可能与下列因素有关：食物（蛋类、乳类、豆类等）过敏、微生物（细菌、病毒、寄生虫等）、感染、药物（阿司匹林、抗生素等）过敏、免疫紊乱（疫苗接种）、遗传等。A 组溶血性链球菌感染可能是诱发过敏性紫癜的重要原因。

【发病机制】

至今未完全阐明，可能是各种刺激因子（感染原和过敏原）作用于具有遗传背景的个体，激发 B 细胞克隆扩增，抗原抗体复合物在血管壁沉积，激活补体，导致毛细血管和小血管壁及其周围产生炎症，使血管壁通透性增高。

【临床表现】

多为急性起病，各种症状可以不同组合，先后不一出现。起病前 1~3 周常有上呼吸道感染史，多伴有低热、食欲减退、乏力等全身症状。

1. 皮肤紫癜　常为首发症状，反复出现为本病的特征。多见于下肢及臀部，对称分布，伸侧较多，严重者累及上肢，面部及躯干较少。初起为紫红色斑丘疹，高出皮肤，压之不褪色，数日后转为暗紫色，最终呈棕褐色而消退，较少遗留色素沉着。分批出现，一般在 4~6 周后消退，部分患儿间隔数周、数月后又复发。少数重症患儿紫癜可形成大疱伴出血性坏死。

2. 胃肠道症状　多表现为阵发性剧烈腹痛，呈绞痛，常位于脐周或下腹部，可伴呕吐，但呕血少见，部分患儿可有黑粪或血便。偶见大量出血、肠套叠、肠梗阻或肠穿孔者。

3. 关节症状　约 1/3 的患儿可出现膝、踝、肘、腕等大关节疼痛、肿胀及活动受限，于数日内消失，不遗留关节畸形。

4. 肾脏症状　30%~50% 患儿有肾脏损害的临床表现。多发生于起病 1 个月内，症状轻重不一。多数患儿出现血尿、蛋白尿及管型尿，伴血压增高和水肿，称紫癜性肾炎。少数呈肾病综合征表现。肾受累严重程度与过敏性紫癜患儿远期预后密切相关，大多数都能完全恢复，少数进展为慢性肾炎，死于慢性肾衰竭。

5. 其他表现　偶因颅内出血导致失语、瘫痪、昏迷、惊厥等。个别患儿有鼻出血、牙龈出血、结膜出血、咯血等。

【辅助检查】

1. 实验室检查

（1）血液检查　①血常规：外周血白细胞计数正常或轻度增加，中性粒细胞和嗜酸性粒细胞计数可增高。血小板计数正常甚至升高，血块退缩试验正常，部分患儿毛细血管脆性试验阳性。②血沉：轻度增快。

（2）尿常规　可有镜下血尿、蛋白尿、管型尿，重症有肉眼血尿。

（3）大便隐血　伴消化道出血时常呈阳性。

2. 影像学检查　腹部超声检查对过敏性紫癜消化道损伤的早期诊断和鉴别有重要价值，是排除肠套叠的首选检查；严重腹痛或消化道出血可行内镜检查；对有中枢神经系统症状的患儿，可予头颅 MRI 检查。

3. 其他　肾脏症状较重和迁延者可行肾穿刺，以了解病情并给予相应治疗。临床皮疹不典型或疑诊患儿可行皮肤活检协诊。

【治疗要点】

1. 一般治疗　卧床休息，查明及去除致病因素，如控制感染，补充维生素。有荨麻疹或血管神经性水肿时，应用抗组胺药和钙剂；腹痛时应用解痉药；关节疼痛可应用非甾体消炎药；消化道出血时，应禁食并给予胃肠外营养支持治疗。

2. 糖皮质激素和免疫抑制剂　急性期腹痛和关节痛时可应用糖皮质激素，如泼尼松或地塞米松。轻症患儿泼尼松每日 1~2mg/kg（最大剂量 60mg/d），分次口服，症状缓解后停药。重症患儿可使用氢化可的松琥珀酸钠、甲波尼龙、地塞米松每日静脉滴注，症状缓解后即可逐渐减量。糖皮质激素反应不佳、依赖或重症过敏性紫癜肾炎可加免疫抑制剂，如环磷酰胺等。

3. 抗凝治疗

（1）阻止血小板聚集和血栓形成的药物　阿司匹林 1～2mg/kg，每日顿服；双嘧达莫每日 3～5mg/kg，分次服用。

（2）预防肾损害的药物　肝素每次 0.5～1mg/kg，首日 3 次，次日 2 次，以后每日 1 次，持续 7 天。

4. 其他　钙通道拮抗药、非甾体消炎药等均有利于血管炎的恢复。中成药如复方丹参片、银杏片可补肾益气，活血化瘀。严重症状（坏死性皮疹、肠出血、肠梗阻、脑血管炎等）可静脉注射丙种球蛋白，急进性过敏性紫癜肾炎可给予血浆置换。

【护理评估】

1. 健康史　评估患儿是否有上呼吸道感染、急性肾炎病史；发病前是否有过敏原（各种食物、药物及其他物质）的接触史；患儿家庭中是否有过敏性紫癜的家族史。

2. 身体状况　测量生命体征，观察皮疹的形态、颜色、数量、分布以及是否反复出现；观察有无腹痛、便血等情况；观察尿液的颜色和量，定时做尿常规检查。同时，了解实验室、影像学检查结果。

3. 心理 - 社会状况　评估患儿及其家长对本病相关知识的认识程度，以及有无因此带来的焦虑、担忧及恐惧等心理。评估患儿家庭环境和经济状况等。

【护理诊断/护理问题】

1. 皮肤、黏膜完整性受损　与血管炎有关。

2. 疼痛　与关节肿痛及消化道病态反应性炎症有关。

3. 营养失调：低于机体需要量　与饮食限制或消化道受累、入量减少、禁食有关。

4. 潜在并发症　消化道出血、肠套叠、过敏性紫癜肾炎。

5. 焦虑/恐惧　与皮疹、腹痛的反复发作及担心疾病预后不良有关。

【护理目标】

1. 患儿保持皮肤、黏膜完整，未出现继发感染。

2. 患儿疼痛减轻或消失。

3. 患儿能摄入足够的热量及营养，体重未减轻。

4. 患儿无消化道出血、肠套叠、过敏性紫癜肾炎等情况发生或发生时能及时发现与处理。

5. 患儿及家长情绪稳定，能积极配合治疗和护理。

【护理措施】

1. 一般护理

（1）休息与活动　患儿急性发病期一定要卧床休息，监测生命体征及出入量。病室内要保持适宜的温度和湿度，要注意病室内空气流通，注意保护性隔离。

（2）饮食护理　合理饮食，不要食用鱼、虾、牛奶、蛋类等易过敏食物。消化道出血时，应卧床休息，予以无渣流食；出血量多时应遵医嘱禁食，由静脉补充营养。

2. 对症护理

（1）皮肤的护理　保持皮肤清洁，防止擦伤和抓伤，防止出血和感染；衣着宽松、柔软，保持清洁、干燥。除去可能存在的致敏原。

（2）关节肿痛的护理　置患肢于功能位置，协助患儿选用舒适体位，避免受伤、负重，做好日常生活护理。

（3）腹痛的护理　观察有无腹绞痛、呕吐、血便。注意大便次数及性状。禁止腹部热敷，以防肠出血。腹型紫癜患儿应给予无动物蛋白、无渣的流质饮食，严重者禁食，给予静脉营养。遵医嘱应用肾上腺皮质激素，同时注意观察应用激素可能出现的不良反应。

（4）过敏性紫癜肾炎的护理 注意观察尿色、尿量、血压，定期做尿常规检查。卧床休息，避免应用肾毒性药物，出现水肿注意限制水、钠摄入，少尿期注意钾摄入。

3. 用药护理 激素可诱发或加重感染，长期用药可引起骨质疏松或医源性肾上腺皮质功能亢进表现，突然停药可能发生肾上腺危象。抗凝药物可能导致出血加重，每日观察有无出血倾向。使用免疫抑制药的患儿应注意药物不良反应，如白细胞计数降低、血小板减少。

4. 病情观察 观察皮疹形态、数量、部位，是否反复出现；记录关节疼痛部位、疼痛程度及肿胀情况；观察腹痛的性质及部位，是否伴有呕吐、血便，出现持续腹胀及肌紧张需及时向医师报告；观察有无水肿及尿量、尿色，过敏性紫癜肾炎患儿需监测血压。

5. 心理护理 过敏性紫癜可反复出现皮疹或腹痛、关节疼痛，过敏性紫癜肾炎可能发展为慢性肾炎、肾衰竭，给患儿及其家长带来不安、紧张和痛苦，应鼓励患儿树立战胜疾病的信心。

6. 健康教育 使家长和患儿树立战胜疾病的信心；教会其观察病情、合理调配饮食，避免接触各种可能的过敏原，并遵医嘱服药，定期复查；强调预防感染的重要性，告诉患儿及家长应避免去人群集中的公共场所，避免受凉。

【护理评价】

1. 患儿皮肤、黏膜是否完整。
2. 患儿疼痛是否减轻或消失，能否预防复发。
3. 患儿是否摄入足够的热量及营养，体重是否维持在正常范围内。
4. 患儿是否出现并发症或出现并发症后是否得到了有效的治疗和护理。
5. 患儿情绪是否稳定，是否积极配合治疗和护理。

? 想一想

反复出现的皮肤紫癜一般为过敏性紫癜的首发症状，患儿可抓伤，家长常常为此感到困惑和焦虑。如果你是一名儿科护士，怎样对家长进行幼儿皮肤护理指导呢？

答案解析

第三节 皮肤黏膜淋巴结综合征

皮肤黏膜淋巴结综合征又称为川崎病，是一种以全身中、小动脉炎为主要病变的急性发热出疹性疾病。临床表现为急性发热、皮肤黏膜病损和淋巴结肿大，15%～20% 未经治疗的患儿发生冠状动脉损害。自 1967 年日本川崎富首次报告以来，世界各国均有发生，以亚裔人发病率为高。本病呈散发或小流行，四季均可发病。本病以婴幼儿多见，80% 在 5 岁以下，男孩多于女孩。

【病因】

病因不明，可能与立克次体、丙酸杆菌、葡萄球菌、链球菌、反转录病毒、支原体感染有关，但均未能证实。

【发病机制】

发病机制尚不清楚，推测可能是易感宿主对多种感染病原触发的一种免疫介导的全身血管炎症。

【临床表现】 e 微课

1. 主要表现

（1）发热　体温 39～40℃，呈稽留热或弛张热，持续 1～2 周或更长，抗生素治疗无效。

（2）双侧球结膜充血　于起病的第 3～4 天出现，无脓性分泌物或流泪，热退后消散。

（3）唇及口腔表现　口唇潮红、皲裂或出血，口腔及咽部黏膜弥漫充血，舌乳头突起充血，呈草莓舌或杨梅舌。

（4）手足症状　为本病特征，急性期手足硬性水肿和掌跖红斑，恢复期指（趾）甲下与皮肤交界处出现膜状脱皮，严重者可累及整个手和足；指（趾）甲有横沟，重者指（趾）甲也可脱落。

（5）皮肤表现　皮疹在发热时或发热后出现，呈向心性、多形性，常见的为斑丘疹、多形红斑样和猩红热样皮疹，无水疱及结痂，躯干部多见，持续 4～5 天后消退；肛周皮肤发红，脱皮；卡介苗接种处发红。

（6）颈部淋巴结肿大　单侧或双侧，质硬，表面不红，无化脓。病初出现，热退时消散。

2. 心脏病变　是本病最严重的表现，在病程第 1～6 周可出现心肌炎、心包炎、心内膜炎及心律失常；冠状动脉损害多发生于病程第 2～4 周，也可发生于疾病恢复期；发生冠状动脉瘤或冠状动脉狭窄者，可无临床表现，少数可有心肌梗死的症状；冠状动脉瘤破裂和心肌梗死可致心源性休克甚至猝死。

3. 其他　可出现间质性肺炎、无菌性脑膜炎、消化系统症状（呕吐、腹泻、腹痛、肝肿大、黄疸等）、无菌性尿道炎、关节痛和关节炎。

【辅助检查】

1. 实验室检查

（1）血液检查　周围血白细胞计数增高，以中性粒细胞为主，伴核左移。轻度贫血，血小板早期正常，第 2～3 周显著增高。血沉增快，C 反应蛋白阳性，血清转氨酶升高。

（2）免疫学检查　血清中 IgG、IgM、IgA、IgE 和免疫复合物升高，总补体和 C3 正常或增高。

2. 心电图　早期示非特异性 ST－T 变化；心包炎时可有广泛 ST 段抬高和低电压；心肌梗死时 ST 段明显抬高、T 波倒置及异常 Q 波。

3. 影像学检查

（1）胸部 X 线　可见肺部纹理增多、模糊或有片状阴影，心影可扩大。

（2）超声心动图　急性期可见心包积液，左心室内径增大，二尖瓣、主动脉瓣或三尖瓣反流；可有冠状动脉扩张、冠状动脉瘤、冠状动脉狭窄等。

（3）冠状动脉造影　是诊断冠状动脉病变最精确的方法，根据病变程度，确定冠状动脉瘤的类型、分级和部位，指导治疗。

【治疗要点】

1. 控制炎症

（1）阿司匹林　为首选药物，有抗炎及抗血小板聚集作用。每日 30～50mg/kg，分 3～4 次口服，热退 3 天后逐渐减量，2 周左右减至每日 3～5mg/kg，顿服，维持 6～8 周。

（2）静脉注射丙种球蛋白（IVIG）　剂量为 2g/kg，于 10～12 小时静脉缓慢输入，宜于发病早期（10 天以内）应用，可降低冠状动脉并发症的发病率。

（3）糖皮质激素　应用 IVIG 治疗无效的患儿可考虑使用，多与阿司匹林和双嘧达莫合并应用。甲泼尼龙剂量为每日 30mg/kg，于 2～3 小时输入，根据退热与否，连续用药 1～3 天。

2. 抗血小板凝聚　除阿司匹林外，可加用双嘧达莫，每日 3～5mg/kg。

3. 对症治疗　根据病情给予对症及支持疗法，如补充液体、保护肝脏、控制心力衰竭及纠正心律失常等；有心肌梗死时，应及时进行溶栓治疗。

4. 心脏手术　严重的冠状动脉病变需要进行冠状动脉旁路移植术。

【护理评估】

1. 健康史　评估患儿起病前有无感染史；有无川崎病的家族史等。

2. 身体状况　测量生命体征，监测体温变化，观察热型及伴随症状；观察皮疹出现时间、皮肤有无硬性水肿、发红和脱皮；观察黏膜的颜色，有无渗出；观察颈部淋巴结是否肿大。同时，了解实验室、心电图、影像学检查结果。

3. 心理－社会状况　评估家长对疾病的认识程度；家长是否由于患儿的病情加重出现焦虑、恐惧的心理；患儿的家庭经济状况等。

【护理诊断/护理问题】

1. 体温过高　与感染、免疫反应等因素有关。

2. 皮肤完整性受损　与小血管炎有关。

3. 口腔黏膜受损　与小血管炎有关。

4. 潜在并发症　心脏受损等。

5. 焦虑/恐惧　与家长担心患儿预后有关。

【护理目标】

1. 患儿体温恢复正常。

2. 患儿皮肤完整，未发生继发感染。

3. 患儿口腔黏膜无破损，眼结膜未发生感染。

4. 患儿不发生并发症或发生时得到及时发现和处理。

5. 患儿和家长能获得本病的相关知识和心理支持，积极配合各项检查和治疗。

【护理措施】

1. 一般护理　急性期患儿应绝对卧床休息。维持室内适当的温度、湿度。给予清淡的高热量、高维生素、高蛋白的流质或半流质饮食，禁食生硬、辛辣的食物，保持大便通畅。对心功能正常患儿鼓励多饮水，必要时静脉输液。

2. 对症护理

（1）发热护理　高热患儿遵医嘱口服阿司匹林，必要时加用布洛芬口服退热，配合物理降温，如皮疹明显禁用乙醇擦浴。

（2）皮肤护理　保持皮肤清洁，每天清洗患儿皮肤，剪短指甲，以免抓伤和擦伤皮肤，衣被质地柔软、清洁，每次便后清洗臀部；对半脱的痂皮用干净剪刀剪除，切勿强行撕脱，防止出血和继发感染。

（3）黏膜护理　保持口腔清洁，每日晨起、睡前、餐前、餐后漱口；注意观察口腔黏膜病损情况，出现充血、干燥、溃疡时，应用3%过氧化氢溶液清洗口腔，每日2次；必要时遵医嘱给予药物涂搽口腔创面，禁食生、辛辣、硬的食物；嘴唇干裂者可涂护唇油。每日用生理盐水洗眼1~2次或涂眼膏，保持眼的清洁，预防感染。

3. 用药护理　按医嘱给药，并注意观察应用阿司匹林有无出血倾向、胃肠道损害，静脉注射丙种球蛋白有无过敏反应，一旦发生及时处理。应用过IVIG的患儿在9个月内不宜进行麻疹、风疹、腮腺炎等疫苗的预防接种。激素治疗可能诱发感染、精神症状、血糖升高。

4. 病情观察　监测生命体征，持续发热可能为IVIG无反应型川崎病。密切观察患儿有无心血管受损表现，如面色、精神状态、心率、心律、心音、心电图异常，一旦发现立即进行心电监护，根据心血管损害程度采取相应的护理措施。

5. 心理护理 家长因患儿心脏受损及可能发生猝死而产生焦虑不安的情绪时，应及时向家长解释病情进展情况，给予心理支持，解除家长的焦虑；根据病情，患儿需定期做心电图、超声心动图等，应结合患儿年龄予以解释，以取得配合；协助患儿制定合理的休息与活动计划，用床上娱乐调节心情，减少不良刺激。

6. 健康教育 家长观察患儿病情变化，急性期卧床休息，恢复期定期复查。无冠状动脉病变的患儿，应在出院后1个月、3个月、6个月及1年全面检查1次；有冠状动脉损害者应密切随访。

【护理评价】

1. 患儿能否维持正常体温。

2. 患儿是否皮肤完整，有无发生继发感染。

3. 患儿口腔黏膜有无破损，眼结膜有无发生感染。

4. 患儿是否出现并发症或出现并发症后是否得到了有效的治疗和护理。

5. 患儿及家长情绪是否稳定，是否积极配合治疗和护理。

护爱生命

钱乙，字仲阳，北宋东平人，《四库全书总目提要》称"钱乙幼科冠绝一代"，在治学上"专一为业，垂四十年"。其撰写的《小儿药证直诀》是我国现存的第一部儿科专著，使儿科发展为独立的一门学科，为我国儿科医学专业的发展奠定了坚实的基础。钱乙被后人尊称为"儿科之圣""幼科之鼻祖"。他妙手仁心，一生旨在使"幼者无横夭之苦，老者无哭子之悲"，阐释了医道的博大与慈爱。

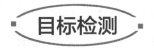

答案解析

一、单项选择题

1. 引起风湿热的常见病原菌为（ ）

    A. A组乙型溶血性链球菌   B. 肺炎链球菌   C. 金黄色葡萄球菌

    D. 大肠埃希菌   E. 流感嗜血杆菌

2. 风湿热最常见的皮肤损害是（ ）

    A. 斑丘疹   B. 环形红斑   C. 蝶状红斑

    D. 结节性红斑   E. 多形红斑

3. 护士指导风湿热患儿控制活动量时，不妥的是（ ）

    A. 无心脏炎者急性期卧床2周

    B. 有心脏炎时，轻者绝对卧床4周

    C. 有心脏炎时，轻者绝对卧床8周

    D. 有心脏炎时，重者绝对卧床休息6~12周，至急性症状完全消失

    E. 轻度心脏受累者2~3个月后恢复正常活动

4. 小儿风湿热时，清除链球菌感染的主要药物是（ ）

    A. 青霉素   B. 氯霉素   C. 红霉素

    D. 阿司匹林   E. 链霉素

5. 下列不属于过敏性紫癜主要症状的是 (　　)

    A. 皮肤紫癜　　　　　　B. 关节肿痛　　　　　　C. 腹痛、便血

    D. 舞蹈症　　　　　　　E. 血尿和蛋白尿

6. 下列符合过敏性紫癜辅助检查的是 (　　)

    A. 血小板降低　　　　　B. 凝血时间延长　　　　C. 出血时间延长

    D. 白细胞数正常或增高　E. 毛细血管脆性试验阴性

7. 下列护士给予过敏性紫癜患者的健康宣教中，错误的是 (　　)

    A. 饮食应选择清淡、少刺激、易消化的食物

    B. 注意避免过敏性食物的摄入

    C. 患者应尽早下床活动，减少卧床休息

    D. 遵医嘱正确、规律用药

    E. 用环磷酰胺时，注意观察药物不良反应

8. 皮肤黏膜淋巴综合征患儿死亡的主要原因是 (　　)

    A. 心肌炎　　　　　　　B. 脑炎　　　　　　　　C. 心包炎

    D. 肝炎　　　　　　　　E. 心肌梗死

9. 下列不属于皮肤黏膜淋巴综合征诊断标准的是 (　　)

    A. 草莓舌　　　　　　　B. 多形红斑样皮疹　　　C. 化脓性结膜炎

    D. 手足硬性水肿　　　　E. 颈淋巴结肿大

10. 皮肤黏膜淋巴综合征急性期治疗的首选药物为 (　　)

    A. 阿司匹林　　　　　　B. 糖皮质激素　　　　　C. 阿司匹林联合糖皮质激素

    D. 人免疫球蛋白　　　　E. 阿司匹林联合人免疫球蛋白

二、综合问答题

1. 简述风湿热的皮肤症状。

2. 过敏性紫癜的皮肤有哪些临床特征？

三、实例分析题

患儿，男，1岁，发热1周，体温38.6~40℃，无寒战，使用退热药无效。2天以来出现荨麻疹样皮疹。体格检查：体温39.5℃，脉搏134次/分，呼吸42次/分。发育良好，营养中等，发热病容，神志清楚，烦躁不安。皮肤可见斑丘疹，躯干部多见。左颈旁可触及数个花生米样大小的淋巴结。双眼球结膜充血。口唇干裂，可见血痂，口腔黏膜潮红，舌乳头突起呈杨梅舌。四肢活动尚好，手足弥漫性红肿，手指、脚趾肿胀、拒触，触之有发硬的感觉。辅助检查：白细胞总数 15.1×10^9/L，中性粒细胞70%，淋巴细胞30%。

    请回答：（1）该患儿最可能的临床诊断是什么？

          （2）护理患儿时应重点解决哪些问题？

          （3）健康教育应包含哪些内容？

（王方妮）

书网融合……

    重点回顾　　　　　　　微课　　　　　　　习题

第十五章　遗传代谢性疾病患儿的护理

PPT

知识目标：

1. 掌握　21－三体综合征和苯丙酮尿症的临床表现、护理诊断及护理措施。

2. 熟悉　21－三体综合征和苯丙酮尿症的辅助检查和治疗要点。

3. 了解　21－三体综合征和苯丙酮尿症的病因和发病机制。

能力目标：

1. 会指导21－三体综合征患儿家长进行居家护理。

2. 会指导苯丙酮尿症患儿和家长进行正确的饮食管理。

素质目标：

具有高度的责任心和爱心，能体谅患儿家长的心情。

导学情景

情景描述：患儿，男，1岁1个月，因个子矮、伸舌流涎以及尚不能说话就诊。查体：患儿表情呆滞，眼距宽，眼裂小，外眦上斜，可有内眦赘皮。鼻梁低平，耳小异形。唇厚舌大，张口伸舌，流涎多。头小而圆，颈短而宽。常呈现嗜睡状，有喂养困难。

情景分析：根据上述情况，该患儿可初步诊断为21－三体综合征。21－三体综合征是最常见的常染色体病，临床特征为特殊面容、智能障碍、生长发育迟缓和皮纹异常，并可伴有多种畸形。

讨论：为明确诊断，该患儿应进行哪些辅助检查？

学前导语：遗传性疾病是指由遗传物质发生改变而引起的或由致病基因所控制的疾病，具有先天性、终身性和家族性特征。多数遗传病目前仍然缺乏有效的治疗方法，所以早期预防、筛查和诊断具有非常重要的意义；及时治疗和正确护理可以改善患儿预后，提高其生存质量。该患儿目前存在的主要护理诊断/护理问题是什么？如何帮助患儿家长制定教育计划，培养其自理能力？

第一节　21－三体综合征

21－三体综合征又称唐氏综合征或先天愚型，是最常见的常染色体病，临床特征为特殊面容、智能障碍、生长发育迟缓和皮纹异常，并可伴有多种畸形。

【病因】

本病的病因与孕母高龄、接触致畸变物质以及罹患疾病有关。孕母年龄在35岁以上为高危孕妇，患病率随孕母年龄增大而增高；接触如放射线、化学因素（如抗代谢药物、抗癫痫药物、农药、毒物等）以及病毒感染（如EB病毒、流行性腮腺炎病毒、风疹病毒及肝炎病毒等），可使染色体发生畸变。

【发病机制】

本病为常染色体畸变，第21号染色体呈三体型。由于亲代之一的生殖细胞在减数分裂形成配子时，或受精卵在有丝分裂时，21 号染色体发生不分离，致使细胞内存在一条额外的 21 号染色体。

练一练

21 – 三体综合征属于（　　）

A. 常染色体畸变　　　　　B. 常染色体显性遗传　　　　　C. 常染色体隐性遗传

D. X 连锁显性遗传　　　　E. X 连锁隐性遗传

答案解析

【临床表现】

1. 特殊面容　出生时即出现明显的特殊面容（图 15 – 1）。主要表现为表情呆滞，眼距宽，眼裂小，内眦赘皮，外眦上斜。鼻梁低平，耳小异形。唇厚舌大，张口伸舌，流涎多。头小而圆，前囟大且闭合延迟，颈短而宽。常呈嗜睡状，可伴有喂养困难。

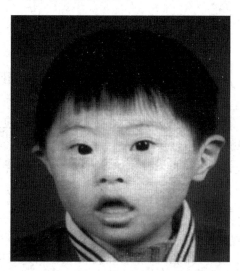

图 15 – 1　21 – 三体综合征患儿的特殊面容

2. 智能障碍　是本病最突出、最严重的临床表现。绝大部分患儿有不同程度的智能发育障碍，随年龄增长逐渐明显，智商通常在 25 ~ 50 之间。

3. 生长发育迟缓　身体矮小，头围小于正常，骨龄落后；出牙延迟，且常错位；肌张力低下，腹膨隆，可伴脐疝；四肢短，韧带松弛，关节可过度弯曲；手指粗短，小指向内弯曲；运动发育及性发育均延迟。

4. 皮纹特点　手掌出现猿线（通贯手），atd 角度 > 45°，第 4、5 指桡箕增多，拇指球区胫侧弓形纹，第 5 指只有一条指褶纹等。

5. 伴发畸形　约 50% 患儿伴有先天性心脏病；其次是消化道畸形；免疫功能低下，易患各种感染性疾病，白血病的发病率明显高于正常人群。

【辅助检查】　💻微课

1. 染色体核型分析　经外周血淋巴细胞或羊水细胞染色体核型检查，可以发现本病患者第 21 号染色体比正常人多一条，即第 21 号染色体三体，细胞染色体总数为 47 条。常见核型如下。

（1）标准型　占全部患儿的 95%，核型为 47，XY（或 XX），+21。

（2）嵌合型　占 2% ~ 4%。患儿体内有两种以上细胞，一部分为正常，另一部分为 21 – 三体细胞；其核型为 46，XY（或 XX）/47，XY（或 XX），+21。

（3）易位型　占 2.5% ~ 5%，染色体总数为 46 条，其中一条是额外的 21 号染色体的长臂与一条近端着丝粒染色体长臂形成的易位染色体。有 D/G 易位和 G/G 易位两类。D/G 易位型最常见，G 组（21 号染色体）与 D 组（以 14 号染色体为主）着丝粒易位，核型为 46，XY（或 XX），－14，＋t（14q21q）；G/G 易位型，是两条 21 号染色体发生着丝粒融合，形成等臂染色体，核型为 46，XY（或 XX），－21，＋t（21q21q）。

2. 荧光原位杂交 用荧光素标记的 21 号染色体的相应片段序列作探针，与外周血中的淋巴细胞或羊水细胞进行荧光原位杂交，在本病患者的细胞中呈现三个 21 号染色体的荧光信号。

【治疗要点】

尚无特殊有效治疗方法，采取综合措施。婴幼儿体质弱，易患感染性疾病，需预防和治疗感染；伴有先天性心脏病者，可手术矫治；智力发育迟缓者，可用 γ－氨基丁酸、谷氨酸、维生素 B、叶酸等促进小儿精神活动，改善智商；对患儿进行长期、耐心的教育和训练，使其提高生活自理能力，掌握一定的工作技能。

【护理评估】

1. 健康史

（1）一般情况 患儿年龄，是否有智力低下及体格发育较同龄儿落后表现，生活自理能力、生活环境、居住条件、卫生习惯等。

（2）家庭史 家族成员中是否有类似疾病发生，患儿父母是否为近亲结婚，母亲妊娠年龄，孕期是否接触放射线、化学药物及患病毒感染性疾病。

（3）既往史 既往健康状况，患儿近期有无患感染性疾病。

2. 身体状况 评估患儿智能发育及营养状况，有无特殊面容及伴发畸形；评估染色体核型分析及荧光原位杂交检查等辅助检查结果。

3. 心理－社会状况 评估患儿及家长的心理状态，对病情、护理方法、遗传病相关知识的了解程度；评估家长对患儿的关心程度、父母角色是否称职，家庭的经济承受能力及社会支持系统。

【护理诊断/护理问题】

1. 自理缺陷 与智能低下有关。

2. 知识缺乏 与患儿家长缺乏疾病的相关认识有关。

3. 焦虑（家长） 与儿童患严重疾病有关。

【护理目标】

1. 患儿能逐步自理生活，从事简单劳动。

2. 患儿家长掌握有关疾病知识及对患儿进行教育、训练的技巧。

3. 患儿家长达到良好心理适应。

【护理措施】

1. 一般护理

（1）休息与活动 保障患儿足够的睡眠时间和活动时间，增强体质，提高抵抗力。活动时注意保护患儿，防止意外事故。

（2）饮食护理 喂养者协助患儿吃饭时应耐心、仔细，避免患儿因吸吮或吞咽无力而致吸入性肺炎或窒息。

2. 对症护理

（1）皮肤护理 勤洗澡，保持皮肤清洁、干燥；患儿长期流涎，应及时擦干，保持下颌及颈部清洁，以免皮肤糜烂。

（2）预防感染 保持空气清新，注意个人卫生，保持口腔、鼻腔清洁，勤洗手。避免患儿接触感染者，若呼吸道感染者接触患儿，需戴口罩。

3. 用药护理 智力发育迟缓者，可用 γ - 氨基丁酸、谷氨酸、维生素 B、叶酸等促进小儿精神活动，改善智商。

4. 病情观察 促进患儿智力发育，帮助家长制定教育、训练方案，进行示范，使患儿通过训练能逐步生活自理，从事简单劳动。

5. 心理护理 当家长表现出焦虑、忧伤、自责等复杂心理反应时，应利用社会资源向家长及时提供信息支持和情感支持，协助家长克服焦虑，面对现实，增强心理承受能力，使其尽快适应患儿疾病带来的影响。

6. 健康教育 35 岁以上妇女，妊娠后做羊水细胞检查。30 岁以下的母亲，子代有 21 - 三体综合征者，或姨表姐妹中有此患者，应及早检查子代染色体核型。孕期避免接受 X 线照射，勿滥用药物，预防病毒感染。

👁️**看一看**

高危孕妇的产前诊断

高危孕妇可做羊水细胞或绒毛膜细胞染色体检查，进行产前诊断。在孕中期，筛查相关血清标志物，常用三联筛查，即甲胎蛋白（AFP）、游离雌三醇（FE3）和血清 β - 人绒毛膜促性腺激素（β - hCG）的检测。21 - 三体综合征胎儿孕母的血清 AFP 和 FE 低于平均水平，β - hCG 高于平均水平。对孕 15 ~ 21 周孕妇检测上述三项指标，结合孕母年龄，计算本病的危险度，其检出率为 48% ~ 83%，假阳性率为 5%。

【护理评价】

1. 患儿能否逐步自理生活，从事简单劳动。
2. 患儿家长是否掌握有关疾病知识及对患儿进行教育、训练的技巧。
3. 患儿家长是否达到良好心理适应。

第二节 苯丙酮尿症

苯丙酮尿症是由于苯丙氨酸羟化酶基因突变导致酶活性降低，苯丙氨酸及其代谢产物在体内蓄积引起的疾病。苯丙酮尿症是一种常染色体隐性遗传病，是先天性氨基酸代谢障碍中最为常见的一种，临床表现为智能发育落后，皮肤、毛发色素浅淡和鼠尿臭味。其发病率有地区和种族差异，我国发病率为 1：11000，北方高于南方。

【病因与发病机制】

苯丙氨酸是人体必需氨基酸之一。体内的苯丙氨酸一部分用于合成蛋白质；一部分通过苯丙氨酸羟化酶转变为酪氨酸；仅有少量经过旁路代谢途径，在转氨酶作用下转变为苯丙酮酸。

本病分为典型和非典型两种，绝大多数患儿为典型病例。①典型苯丙酮尿症：由于患儿肝细胞缺乏苯丙氨酸羟化酶，不能将苯丙氨酸转化为酪氨酸，使苯丙氨酸在血液、脑脊液、组织和尿液中浓度极高；旁路代谢途径增强，产生大量苯丙酮酸、苯乙酸、苯乳酸等。高浓度的苯丙氨酸及其旁路代谢产物导致脑损伤；酪氨酸生成减少，致使黑色素合成不足，患儿毛发、皮肤色素减少。②非典型苯丙酮尿症：由于四氢生物蝶呤的缺乏，苯丙氨酸不能被氧化成酪氨酸，造成多巴胺、5 - 羟色胺等重要神经递质缺乏，加重神经系统的功能损害。

【临床表现】

患儿出生时均正常，一般在 3 ~ 6 个月时开始出现症状，后逐渐加重，1 岁时症状明显。

1. 神经系统表现 以智能发育落后为主，可有表情呆滞、行为异常、多动、肌痉挛或癫痫发作，少数呈肌张力增高和腱反射亢进，80% 有脑电图异常。非典型患儿神经系统症状出现较早且较重，肌张力明显减低，嗜睡或惊厥，智能明显落后。

2. 外貌 出生后数月，因黑色素合成不足，毛发由黑变黄，皮肤和虹膜色泽变浅。皮肤常有湿疹。

3. 体味 由于尿及汗液中排出较多苯乙酸，有明显的鼠尿样臭味。

4. 其他 可有呕吐、喂养困难。苯丙酮尿症母亲在未控制血苯丙氨酸浓度的情况下怀孕，常伴有小头畸形和智力低下。

【辅助检查】

1. 新生儿筛查 新生儿哺乳 3 日后，采集足跟血一滴，滴于专用采血滤纸上，晾干后送至筛查实验室，进行苯丙氨酸浓度测定。当苯丙氨酸浓度大于切割值时，应进一步检查和确诊。

2. 苯丙氨酸浓度测定 正常浓度 <120μmol/L（2mg/dl），轻度为 120 ~ 360μmol/L，中度为 360 ~ 1200μmol/L，典型为 >1200μmol/L。

3. 尿三氯化铁试验 用于较大婴儿和儿童的筛查。将三氯化铁滴入尿液，如立即出现绿色反应，则为阳性，表明尿中苯丙氨酸浓度增高。新生儿因苯丙氨酸旁路代谢尚未健全，患者尿液测定为阴性。

4. 尿蝶呤图谱分析和 DHPR（二氢蝶呤还原酶）活性测定 主要用于四氢生物蝶呤缺乏症的鉴别诊断。

5. DNA 分析 有助于病因分析和产前诊断。

【治疗要点】

疾病一旦确诊，应立即治疗，开始治疗的年龄愈小，效果愈好，目前以饮食疗法为主。

1. 低苯丙氨酸饮食 为主要治疗手段，其原则是使摄入苯丙氨酸的量既能保证生长发育和体内代谢的最低需要，又能使血中苯丙氨酸浓度维持在理想控制范围内。血苯丙氨酸浓度过高或过低都将影响生长发育。血苯丙氨酸理想控制浓度范围为：0 ~ 1 岁，120 ~ 240μmol/L；1 ~ 12 岁，120 ~ 360μmol/L；>12 岁，120 ~ 600μmol/L。如血苯丙氨酸浓度异常，每周监测 1 次；如血苯丙氨酸浓度在理想控制范围之内，饮食无明显变化时，可每月监测 1 ~ 2 次。

2. 成年女性患者在怀孕前应重新开始饮食控制 血苯丙氨酸浓度应控制在120 ~ 360μmol/L 直至分娩，避免母亲高苯丙氨酸血症影响胎儿。

3. 药物治疗 对非典型病例，需给予四氢生物蝶呤、多巴胺、5 - 羟色胺等药物。

【护理评估】

1. 健康史 评估患儿的家族成员中是否有类似疾病发生，患儿既往健康状况，患儿是否有智力低于同龄儿表现，患儿的生活环境、居住条件、卫生习惯等。

2. 身体状况 评估患儿智能发育及营养状况，有无外貌改变及特殊体味。了解新生儿筛查、苯丙氨酸浓度测定等辅助检查结果。

3. 心理 - 社会状况 评估患儿及家长的心理状态，对病情、护理方法、遗传病相关知识的了解程度；评估家长对患儿的关心程度及家庭的经济情况等。

【护理诊断/护理问题】

1. 生长发育迟缓 与高浓度的苯丙氨酸导致脑细胞受损有关。

2. 有皮肤完整性受损的危险 与皮肤异常分泌物刺激有关。

3. 焦虑（家长） 与担心患儿疾病预后有关。

【护理目标】

1. 患儿生长发育较正常儿差异小。

2. 患儿保持皮肤黏膜完整，未出现湿疹。

3. 患儿家长达到良好心理适应。

【护理措施】

1. 一般护理

（1）休息与活动 保持患儿室内安静，空气新鲜，尽量减少刺激，喂哺不能过饱。癫痫发作时勿强行搬动患儿，注意防止碰伤及坠床。

（2）饮食护理 新生儿期主要采用无（低）苯丙氨酸配方奶粉，待血浓度降至理想浓度时，可逐渐少量添加天然饮食，其中首选母乳，母乳的苯丙氨酸含量仅为牛奶的1/3。较大婴儿及儿童可加入牛奶、粥、面、蛋等，添加的食物应以低蛋白、低苯丙氨酸为原则，其量和次数随血苯丙氨酸浓度而定。治疗时应定期监测血中苯丙氨酸浓度，同时注意生长发育情况。坚持长期饮食治疗，饮食控制应至少持续到青春期以后，终身治疗对患者更有益。常用食物的苯丙氨酸含量见表15-1。

表15-1 常用食物的苯丙氨酸含量（每100g食物）

食物	蛋白质（g）	苯丙氨酸（mg）	食物	蛋白质（g）	苯丙氨酸（mg）
人奶	1.3	36	籼米	7.0	352
牛奶	2.9	113	北豆腐	10.2	507
土豆	2.1	70	小米	9.3	510
白薯	1.0	51	小麦粉	10.9	514
胡萝卜	0.9	17	豆腐干	15.8	691
藕粉	0.8	4	瘦牛肉	19.0	700
水果	1.0	—	鸡蛋	14.7	715
南豆腐	5.5	266	瘦猪肉	17.3	805

数据来源：中国预防医学科学院营养食品卫生研究所编著：食物成分表，1991。

2. 对症护理 患儿应勤洗澡，勤换衣服和床单，保持皮肤清洁、干燥，特别是腋下、腹股沟等皮肤皱褶处，有湿疹时应及时处理。

3. 用药护理 患儿一旦发生癫痫，及早进行抗癫痫药物治疗，严格按医嘱服药，不能擅自减药或停药；非典型病例患儿遵医嘱服用四氢生物蝶呤、多巴胺、5-羟色胺等药物。

4. 病情观察 若饮食治疗不及时或不按医嘱治疗或治疗过晚，部分患儿可能继发癫痫，应及早并严格按医嘱服药，定期门诊复查，注意观察患儿神经精神发育。

5. 心理护理 向患儿家长强调本病为可治疗性的遗传代谢性疾病，只要严格按照医师要求，及早开始饮食治疗，认真合理安排饮食，大多数患儿智力发育可不受影响。

6. 健康教育 避免近亲结婚，新生儿出生3日后做常规筛查；对已有苯丙酮尿症患儿的家庭欲再生育时，提供遗传咨询等家庭支持，建议做产前诊断，避免苯丙酮尿症患儿的出生，减少家庭的经济负担和精神压力。

答案解析

❓ 想一想

　　患儿，男，9个月，因反复抽搐、有特殊体味就诊。患儿出生后牛奶喂养，奶量尚可，3个月后逐渐出现喂养困难，并有间歇性呕吐，易激惹，近2个月来反复抽搐发作，头发由黑渐渐变黄，全身及尿液有鼠尿样味。家长为此感到困惑和焦虑。如果你是一名儿科护士，怎样对家长进行饮食指导呢？

【护理评价】

1. 患儿能否正常生长发育。

2. 患儿能否保持皮肤黏膜完整，不出现湿疹。

3. 患儿家长心理是否达到良好适应。

❤ 护爱生命

　　WHO 提出了出生缺陷的三级预防概念。①一级预防：防止出生缺陷的发生，普遍开展生殖健康教育、遗传咨询、婚前检查及其孕期保健。②二级预防：减少缺陷儿出生，对高危孕妇进行必要的产前诊断，及早确诊、及时处理。③三级预防：治疗出生缺陷，包括新生儿护理及疾病筛查、早期诊断和及时治疗等。

　　优生优育是每个家庭夫妻双方所追求的，也是提高人口素质的重要手段。优生措施包括禁止近亲结婚、提倡遗传咨询和产前诊断等，避免21-三体综合征和苯丙酮尿症等先天性缺陷的婴儿出生，减少家庭的经济负担和精神压力，让每个家庭都有健康的孩子。

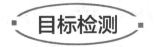

答案解析

一、单项选择题

1. 下列关于21-三体综合征临床表现的描述中，正确的是（　　）

　　A. 囟门迟闭，出牙延迟，智力发育正常　　　　　B. 骨龄落后，具有特殊面容

　　C. 皮肤毛发色素减少，尿有鼠臭味　　　　　　　D. 头大，四肢短小，智力正常

　　E. 智力、体格发育迟缓，具有特殊面容和皮纹特点

2. 患儿，女，10个月，为21-三体综合征易位型。下列染色体核型中，最常见的是（　　）

　　A. 46，XX，-14，+t（14q21q）　　　　　　B. 46，XY，-14，+t（14q21q）

　　C. 46，XX，-21，+t（21q21q）　　　　　　D. 46，XY，-21，+t（21q21q）

　　E. 47，XX，+21

3. 为确诊21-三体综合征，最重要的检查是（　　）

　　A. 骨穿　　　　　　　　B. 腰穿　　　　　　　　C. 血常规

　　D. 甲状腺功能　　　　　E. 染色体核型分析

4. 21-三体综合征最常见伴发畸形的器官是（　　）

　　A. 肾脏　　　　　　　　B. 心脏　　　　　　　　C. 消化道

　　D. 呼吸道　　　　　　　E. 生殖器

5. 男孩，1 岁 10 个月，仅能扶立，不会叫人，无热惊厥发作 1 次。查体：两眼距增宽，鼻梁低平，外眦上翘，通贯手。护士对其适宜的护理是（　　）

A. 加强生活护理　　　　B. 促进智力发育　　　　C. 培养患儿的自理能力

D. 预防感染　　　　　　E. 以上都对

6. 苯丙酮尿症的遗传方式是（　　）

A. 常染色体显性遗传　　B. 常染色体隐性遗传　　C. X 连锁显性遗传

D. X 连锁隐性遗传　　　E. 伴性不完全显性遗传

7. 典型苯丙酮尿症患儿肝脏缺乏的酶为（　　）

A. 二氢生物蝶呤还原酶　B. 谷氨酸羟化酶　　　　C. 苯丙氨酸羟化酶

D. 酪氨酸羟化酶　　　　E. 羟苯丙酮酸氧化酶

8. 下列不属于苯丙酮尿症临床表现的是（　　）

A. 头发呈黄褐色　　　　B. 皮肤白皙且多湿疹　　C. 常有贯通掌、智力低下

D. 尿有鼠臭味　　　　　E. 可伴有惊厥

9. 患儿，男，3 岁。生后半年发现智能发育落后，反复惊厥，尿有鼠尿臭味。体检：目光呆滞，毛发棕黄，心肺正常，四肢肌张力高，膝腱反射亢进，尿三氯化铁试验阳性。该患儿可能诊断为（　　）

A. 苯丙酮尿症　　　　　B. 半乳糖血症　　　　　C. 高精氨酸血症

D. 组氨酸血症　　　　　E. 肝糖原累积症

10. 男童，4 个月。因呕吐、皮肤湿疹、尿有鼠尿味来院就诊，经检查确诊为苯丙酮尿症收入院。该患儿需要控制饮食，护士对其适宜的指导是（　　）

A. 高蛋白饮食　　　　　B. 单纯母乳喂养　　　　C. 适当添加辅食

D. 低苯丙氨酸饮食　　　E. 单纯谷类食物喂养

二、实例分析题

1. 患儿，女，1 岁 6 个月，因伸舌流涎及说话少就诊。G₂P₁，足月顺产，出生体重 2750g。母亲 38 岁，父亲 40 岁，非近亲结婚，无遗传代谢性疾病家族史。查体：神志清楚，表情呆滞。体重 9.0kg，身长 70cm，头围 42cm，前囟 1cm×1cm，眼裂小，双眼外眦上斜，眼距宽，鼻梁低，耳廓小，唇厚舌大，常伸舌、流涎，牙 10 枚，心前区可闻及 Ⅲ/Ⅳ 级收缩期杂音。四肢肌张力低下，手指粗短，通贯手，小指向内弯曲。普通饮食食量少，食欲差，还不能独走，除"爸爸""妈妈"外，不会说其他话语。患儿母亲非常焦虑，很想知道孩子是否患了严重疾病。

请回答：（1）患儿最可能的诊断是什么？需要做什么进一步的检查以明确诊断？

（2）主要的护理诊断/护理问题有哪些？

（3）护士应该怎样帮助患儿母亲减轻焦虑？

2. 患儿，男，1 岁，因"反复面部肌肉抽搐、头发变黄"就诊。G₂P₁，足月顺产，出生体重 3000g，无产伤窒息史。出生后牛奶喂养，奶量尚可，3 个月后逐渐出现喂养困难，并有间歇性呕吐，易激惹。患儿 6 个月时发现智力与运动发育水平较同龄儿落后，近 2 个月来反复抽搐发作，头发由黑渐渐变黄。母孕期健康，患儿无特殊服药史。查体：体重 8.1kg，身长 67.5cm，头围 44cm，营养发育较差，面部湿疹，皮肤白皙，毛发黄，前囟已闭，心率 100 次/分，律齐，未闻及杂音。全身及尿不湿有特殊气味。饮食为软食（肉沫丸子）加牛奶。患儿母亲想知道孩子的头发为什么会变黄。

请回答：（1）患儿可能患有什么疾病？

（2）主要的护理诊断/护理问题有哪些？

（3）护士如何给患儿家长进行饮食指导？

（王方妮）

书网融合……

重点回顾　　　　　微课　　　　　习题

第十六章　感染性疾病患儿的护理

<table>
<tr>
<td rowspan="1" style="vertical-align:middle">学
习
目
标</td>
<td>

知识目标：

1. 掌握　麻疹、水痘、流行性腮腺炎、中毒型细菌性痢疾、流行性乙型脑炎、猩红热、流行性脑脊髓膜炎、小儿结核病的流行病学特点、临床表现及护理措施。

2. 熟悉　常见传染病的病原体、治疗要点、护理评估及护理问题。

3. 了解　常见传染病的发病机制。

能力目标：

1. 能运用有关传染病的知识、技能对患儿进行护理评估，提出护理问题，制定并实施相应的护理措施。

2. 能运用传染病防治知识为小儿、家庭及社区提供预防保健指导与卫生宣教。

素质目标：

具有关爱传染病患儿及细心踏实、善于沟通的职业精神。

</td>
</tr>
</table>

📖 导学情景

情景描述： 小明刚满 8 个月，3 天前出现发热，伴咳嗽、流涕、流泪，妈妈认为是感冒，给予小儿氨酚黄那敏颗粒口服，但效果不佳，热退后不久又发热。今天上午发现患儿颈部长疹子，遂来医院就诊。查体：体温 39℃，脉搏 140 次/分，耳后、颈部、发际出现稀疏的不规则红色斑丘疹，疹间皮肤正常。双眼球结膜充血，左第一磨牙相对的颊黏膜处可见灰白色小点，心肺未发现明显异常。

情景分析： 根据上述描述，患儿从发热到出疹持续 3 天。结合临床表现及体征，该病属于传染性疾病，应注意流行病学特点。

讨论： 分诊护士应考虑患儿最可能患的是什么疾病？该疾病的主要护理问题及护理措施是什么？

学前导语： 小儿常见传染病与成人不同，每种传染病都有各自的特点。儿科护理工作者应根据每种传染病不同病原体性质和临床表现，采取不同护理措施及隔离方法。我们该如何遏制小儿传染病的传播呢？

PPT

第一节　麻　疹

麻疹是由麻疹病毒引起的急性呼吸道传染病，临床上以发热、上呼吸道感染症状、结膜炎、口腔麻疹黏膜斑、全身斑丘疹及疹退后糠麸样脱屑并留有色素沉着为特征。本病传染性极强，属乙类传染病，需严格管理。

【病原学】

麻疹病毒属副黏病毒科，为 RNA 病毒，仅有一种血清型，抗原性稳定。人是唯一宿主，病毒往往存在于患者口、鼻、咽、眼的分泌物中。麻疹病毒在外界生存力弱，不耐热，对紫外线和消毒剂均敏感，在阳光和流通空气中 20～30 分钟失去活性；但耐干燥和寒冷，在 0℃ 下可存活 1 个月左右。

【发病机制】

麻疹病毒在呼吸道上皮细胞和局部淋巴组织中繁殖，同时少量病毒侵入血液，形成第一次病毒血症。此后，病毒在单核巨噬细胞系统中大量复制、繁殖，并再次大量侵入血液，引起第二次病毒血症，此时引起全身广泛性损害而出现一系列临床表现，且传染性极强。

【流行病学】

1. 传染源 麻疹患者是唯一的传染源，传染期自出疹前 5 天至出疹后 5 天，有并发症的患者，可延长至出疹后 10 天。

2. 传播途径 感染早期，病毒在患者呼吸道中大量繁殖，含有病毒的分泌物通过患者呼吸、咳嗽、打喷嚏时产生的飞沫排出体外，经呼吸道传播。亦可通过与患者密切接触或者直接接触患者的鼻咽分泌物传播。

3. 易感人群 未患过麻疹、未接种麻疹疫苗者均为易感者，6 个月至 5 岁儿童发病率最高。病后大多可获得终身免疫。

4. 发病季节 全年均可发病，以冬春季多见。

【临床表现】

1. 典型麻疹

（1）潜伏期 一般为 6～18 天，平均 10 天。此期可有低热、全身不适等症状。

（2）前驱期（出疹前期） 一般为 3～4 天，此期传染性最强。主要表现为如下。①发热：多为中度以上，热型不一。②上呼吸道感染症状及结膜炎表现：出现咳嗽、喷嚏、流涕、咽部充血等上呼吸道感染症状；畏光、流泪、眼结膜充血等结膜炎表现。③麻疹黏膜斑（柯氏斑）：病程第 2～3 天，在第一磨牙相对的颊黏膜上，出现直径约 0.5～1.0mm 灰白色小点，周围有红晕，常在 1～2 天内迅速增多并融合，可累及整个口腔黏膜或蔓延至唇黏膜，出疹后 1～2 天迅速消失。麻疹黏膜斑是麻疹早期特殊的体征。④非特异性症状：如精神萎靡、食欲下降、呕吐及腹泻等。

（3）出疹期 病程第 3～4 天左右开始出疹，一般持续 3～5 天。皮疹初见于耳后发际，渐延及颜面、颈部、躯干及四肢，最后到手掌和足底。皮疹为斑丘疹，压之褪色，略高出皮肤，疹间皮肤正常。初为淡红色，继之颜色加深至鲜红，最后呈暗红色。数量由稀疏逐渐增多密集，可融合成片。此期全身中毒症状及咳嗽加重，体温高达 40～40.5℃，嗜睡或烦躁不安，重者谵妄、抽搐，肺部可闻及少量湿啰音。此期易并发肺炎、喉炎等。

（4）恢复期 出疹 3～5 天后体温下降，皮疹出齐后按出疹顺序消退，并留有糠麸样脱屑及淡褐色色素沉着，1～2 周后完全消失。

2. 非典型麻疹

（1）轻型麻疹 多见于体内尚有部分免疫者，如潜伏期内接受过丙种球蛋白或出生 8 个月以内有母亲被动抗体的婴儿。临床特点为一过性低热、轻度卡他症状（流涕、打喷嚏、鼻塞等），无麻疹黏膜斑或不典型，皮疹稀疏、色淡、消失快，无色素沉着或脱屑。

（2）重型麻疹 主要见于营养不良、继发严重感染者。体温持续 40℃ 以上，中毒症状重，常伴惊厥、昏迷。皮疹密集融合，呈紫蓝色出血性皮疹者常伴黏膜和消化道出血或咯血、血尿、血小板减少等。部分患儿疹出不透、色暗淡，或皮疹骤退、四肢冰冷、血压下降，出现循环衰竭表现。此型患儿常有肺炎、心力衰竭等并发症，病死率高。

3. 异型麻疹 主要见于接种过麻疹疫苗而再次感染者。患儿持续高热、乏力、肌痛、头痛或伴四肢水肿，皮疹不典型，易发生肺炎。

4. 无麻疹型麻疹　多见于应用免疫抑制剂者。全病程无皮疹、无麻疹黏膜斑，呼吸道症状可有可无，可重可轻。

5. 并发症　可并发肺炎、喉炎、心肌炎、脑炎、营养不良、维生素 A 缺乏等，其中肺炎最常见，是患儿死亡的主要原因，多见于 5 岁以下患儿。

【辅助检查】

1. 血常规　白细胞总数正常或稍低，淋巴细胞相对增多。

2. 血清学检查　①特异性 IgM 抗体：出疹后 28 天内特异性 IgM 抗体阳性，具有早期诊断价值。②特异性 IgG 抗体：恢复期较早期升高 4 倍以上，有诊断意义。

3. 病原学检查　前驱期或出疹初期从鼻咽分泌物或尿标本中分离出麻疹病毒，或用免疫荧光法检测到麻疹病毒抗原，可早期快速诊断。

【治疗要点】

目前尚无特异性药物，主要是对症治疗，加强护理，防治并发症。

1. 对症治疗　可酌情使用小剂量退热剂，但应避免体温骤降。出疹期可用中药清热、解毒、透疹，如可用鲜芫荽煎水服用并擦抹全身，有利于透疹。咳嗽剧烈时给予镇咳祛痰药或雾化吸入。烦躁者可适当应用镇静剂。保持水、电解质及酸碱平衡。

2. 并发症治疗　有并发症者给予相应治疗。

【护理评估】

1. 健康史　了解患儿是否接种过麻疹疫苗，是否接触过麻疹患者或者到过麻疹流行区，当地是否有麻疹流行。

2. 身体状况　评估患儿生命体征、上呼吸道卡他症状、口腔有无麻疹黏膜斑，评估皮疹性质、分布、颜色及疹间皮肤情况，有无肺炎、喉炎、脑炎等并发症表现。

3. 心理－社会状态　评估患儿及家长对疾病病程、转归的认知程度及对护理知识的了解程度；评估其对麻疹传染性、隔离预防知识的了解程度和护理能力；评估其是否存在焦虑、恐惧的心理。

【护理诊断/护理问题】

1. 体温过高　与病毒血症和继发感染有关。

2. 皮肤完整性受损　与麻疹病毒引起的皮疹有关。

3. 营养失调：低于机体需要量　与食欲差、高热消耗、摄入减少有关。

4. 潜在并发症　肺炎、喉炎、脑炎等。

5. 有感染传播的危险　与麻疹病毒经呼吸道或接触传播有关。

【护理目标】

1. 患儿体温在皮疹消退后恢复正常。

2. 患儿皮疹出齐、出透、按时消退，皮肤完整无感染。

3. 患儿患病期间能得到充足营养。

4. 患儿不发生并发症，或并发症能得到及时发现和处理。

5. 患儿及家长掌握疾病防治基本知识，密切接触者无感染或得到及时隔离。

【护理措施】

（一）一般护理

1. 休息与活动　卧床休息至皮疹消退、体温正常为止。室内温湿度适宜，每日开窗通风 2 次，避免对流风。

2. 饮食护理　给予易消化、清淡、营养丰富的流质或半流质饮食，少量多餐。鼓励患儿多饮水，以利于退热、排毒、透疹。恢复期应添加高蛋白、高热量和富含维生素的食物，无需忌口。

（二）对症护理

1. 高热的护理　密切监测体温变化，处理高热时需兼顾透疹，不宜用药物及物理方法强行降温，禁用冷敷及乙醇擦浴，以免皮肤血管收缩、末梢循环障碍，使皮疹不易诱发或突然隐退。如体温升至40℃以上，可温水擦浴或遵医嘱应用小剂量退热剂，使体温稍降以免出现惊厥。患儿衣被适宜，勿捂汗，保持皮肤干燥。

✎ **练一练**

答案解析

下列给麻疹患儿降温的护理措施中，正确的是（　　）

A. 出疹期一般不用退热剂　　　　B. 冰袋冷敷　　　　C. 乙醇擦浴

D. 出疹期要迅速退热　　　　　　E. 体温超过 38.5℃可给予小剂量退热剂

2. 保持皮肤黏膜完整性

（1）皮肤黏膜护理　保持皮肤清洁，勤换内衣、床单、被单，勤剪指甲，避免患儿抓伤皮肤引起继发感染。如透疹不畅，可用鲜芫荽煎水服用并擦抹全身，有利于透疹。

（2）口、眼、耳、鼻腔黏膜护理　常用生理盐水或漱口液洗漱口腔；眼部避免强光刺激，用生理盐水清洗双眼后，用抗生素眼膏或眼药水保护眼睛；可遵医嘱口服维生素 A，预防眼干燥症；防止眼泪及呕吐物流入耳道，引起中耳炎；鼻腔有鼻痂时，可用生理盐水湿润棉签后轻轻拭除。

（三）病情观察

密切观察生命体征，观察皮疹性质、分布、颜色及消长情况，及时发现并发症。患儿出现高热不退、咳嗽频繁、呼吸困难、口唇发绀及肺部细湿啰音等，提示并发肺炎；出现声音嘶哑、犬吠样咳嗽、吸气性呼吸困难及三凹征等，提示并发喉炎；出现高热惊厥、意识障碍、脑膜刺激征等，提示并发脑炎。出现以上情况时，及时汇报医生，并积极配合治疗及护理。

（四）预防感染的传播

1. 管理传染源　对患儿应采取呼吸道隔离和接触隔离至出疹后 5 天，有并发症者应住院隔离治疗，延长至出疹后 10 天。对密切接触的易感儿应医学观察 3 周。

2. 切断传播途径　病室每日通风换气或进行紫外线消毒半小时。患儿衣物、玩具应在日光下暴晒2 小时。接触者离开后，应立即在阳光下或流动空气中停留 30 分钟以上。

3. 保护易感人群　易感儿在麻疹流行期间不去人多拥挤处，不与患者接触，外出应戴口罩。接种麻疹疫苗是预防麻疹的关键。8 个月以上未患过麻疹者均应接种麻疹疫苗，18～24 月龄时进行复种。易感者接触麻疹患儿后 5 天内立即注射人血丙种球蛋白，可预防发病。

（五）心理护理

多与患儿及家长沟通，态度亲切和蔼。解释疾病的相关知识，使其对疾病防治有所认识，减轻其焦虑、恐惧心理。

（六）健康教育

麻疹传染性较强，应向患儿及家长介绍麻疹的主要临床表现、治疗过程、常见并发症和预后，并向家长说明隔离的重要性，使其能积极配合。无并发症的轻症患儿，可在家中隔离。居家隔离期间限制探视，指导家长做好消毒隔离、皮肤护理，防止继发感染。发现并发症，立即就诊。

【护理评价】

1. 患儿体温能否在疹退后降至正常。

2. 皮疹是否出齐、出透、按时消退，皮肤是否完整、是否合并其他感染。

3. 患儿能否得到充足的营养。

4. 患儿有无发生并发症，或并发症有无得到及时发现和处理。

5. 患儿和家长是否掌握疾病防治基本知识，密切接触患儿的人群有无感染发生或是否得到及时隔离。

第二节 水 痘

PPT

水痘是由水痘 – 带状疱疹病毒感染所致的传染性极强的出疹性疾病，临床上以皮肤黏膜分批出现和同时存在斑疹、丘疹、疱疹和结痂等各类皮疹为特征，全身症状轻微。水痘目前尚未被列入我国法定传染病。

【病原学】

水痘 – 带状疱疹病毒属疱疹病毒科，为 DNA 病毒。人是唯一宿主，病毒往往存在于患者上呼吸道和疱疹液中，在痂皮中不能存活。该病毒在体外抵抗力弱，不耐热、不耐酸，对紫外线及一般消毒剂敏感。

【发病机制】

病毒经鼻咽部黏膜进入人体，在局部黏膜和淋巴组织内繁殖，2～3 天后进入血液，形成第一次病毒血症。如患者免疫力不能清除病毒，病毒则在单核巨噬细胞系统内大量繁殖，再次大量侵入血液，形成第二次病毒血症，造成各器官病变。水痘病毒主要损害皮肤和黏膜，偶尔累及其他脏器。皮疹分批出现与间歇性病毒血症有关。皮疹出现 1～4 天后，产生特异性细胞免疫和抗体，病毒血症消失，症状缓解。

【流行病学】

1. 传染源 水痘患者是唯一的传染源，传染期自出疹前 1～2 天至全部疱疹干燥结痂为止。

2. 传播途径 病毒存在于患者鼻、咽分泌物及疱疹液中，主要通过飞沫传播，也可通过直接接触患者疱疹液或被污染的物品而感染。

3. 易感人群 人群普遍易感，尤其是儿童，2～6 岁为发病高峰。病后可获得持久免疫，一般不再发生水痘，但病毒可长久潜伏在体内，多年后仍可发生带状疱疹。

4. 发病季节 全年均可发病，以冬春季多见。

【临床表现】

1. 典型水痘

（1）潜伏期 10～21 天，一般 2 周左右。

（2）前驱期 持续 1～2 天，表现为发热、头痛、咳嗽、流涕等上呼吸道感染症状。

（3）出疹期 ①出疹时间：起病数小时至 2 天开始出疹。②出疹顺序：皮疹首发于头面部和躯干受压部位，继而扩展至四肢。③皮疹分布：皮疹为向心性分布，躯干多，四肢少。④皮疹演变：皮疹按红色斑疹、丘疹、疱疹、结痂的顺序演变。分批出现，在同一部位可见斑疹、丘疹、疱疹和结痂并存。分批出疹是水痘的重要特征。⑤皮疹性质：最初的皮疹为红色斑疹和丘疹，迅速发展为清亮、椭圆形、周围有红晕的水疱，24 小时后水疱浑浊并向内凹陷，壁薄易破，常伴痒感，持续 2 ~ 3 天后迅速结痂。皮疹还可发生于口腔、眼结膜和生殖器等处，易破溃形成浅溃疡，疼痛明显。由于皮肤病变仅限表皮棘细胞层，脱痂后一般不留瘢痕。

2. 重型水痘 多发生于患恶性疾病或免疫功能低下的患儿，全身中毒症状明显，高热，皮疹多，分布广泛，可融合形成大疱型疱疹或出血性皮疹，如继发感染或伴血小板减少，可发生暴发性紫癜。

3. 先天性水痘 孕妇在妊娠早期感染水痘，可导致胎儿多发性先天畸形，若孕母发生水痘数天后分娩，可导致新生儿水痘，死亡率较高。

4. 并发症 常见皮肤继发细菌感染，少数患儿可并发脑炎、肺炎和心肌炎等。

【辅助检查】

1. 血常规 白细胞总数正常或稍低，继发细菌感染时，白细胞总数增高。

2. 疱疹刮片 刮取新鲜疱疹基底组织和疱疹液涂片，查找细胞核内包涵体，可快速确诊。

3. 血清学检查 血清水痘病毒特异性 IgM 抗体检测有助于早期诊断。双份血清特异性 IgG 抗体滴度 4 倍以上增高有助于诊断。

4. 病毒分离 可取疱疹液、咽部分泌物或血液进行病毒分离。

【治疗要点】

水痘为自限性疾病，多数患儿症状轻微，10 天左右自愈。主要采取对症治疗和抗病毒治疗，预防皮肤感染。

1. 对症治疗 高热时采取物理或药物降温。皮肤瘙痒时可外用炉甘石洗剂，破溃皮疹或继发感染处可外用抗生素软膏。

2. 抗病毒治疗 首选阿昔洛韦，尽早使用，一般应在皮疹出现 48 小时内应用。早期使用 α 干扰素能较快抑制皮疹发展，加速病情恢复。禁用或慎用糖皮质激素，否则容易引起免疫抑制而出现播散型水痘或出血性疱疹。

【护理评估】

1. 健康史 了解患儿是否接种过水痘疫苗，是否接触过水痘患者或者到过水痘流行区，当地是否有水痘流行，是否应用过糖皮质激素和免疫抑制剂等。

2. 身体状况 观察患儿生命体征、上呼吸道感染症状，观察皮疹性质、分布、颜色及演变情况，有无皮肤脓疱、脑炎、肺炎、心肌炎等并发症表现。

3. 心理 – 社会状态 评估患儿及对家长对疾病病程、转归的认知程度及对护理知识的了解程度；评估其对水痘传染性、隔离预防知识的了解程度和护理能力；因皮肤不适、发热等原因，患儿烦躁不安，家长心理压力大，评估家长焦虑、恐惧的程度。

【护理诊断/护理问题】

1. 皮肤完整性受损 与水痘病毒引起的皮疹及继发感染有关。

2. 体温过高 与病毒血症有关。

3. 潜在并发症 脑炎、肺炎、心肌炎等。

4. 有感染传播的危险 与水痘 – 带状疱疹病毒经呼吸道或接触传播有关。

【护理目标】

1. 患儿皮疹消退，皮肤完整无感染。

2. 患儿体温在皮疹消退后恢复正常。

3. 患儿不发生并发症，或并发症能得到及时发现和处理。

4. 患儿及家长掌握疾病防治基本知识，密切接触者无感染或得到及时隔离。

【护理措施】

（一）一般护理

1. 休息与活动 保持室内空气流通，温湿度适宜。衣服清洁、平整，不宜过厚，以免增加患儿不适。

2. 饮食护理 给予清淡、富含营养的饮食，鼓励患儿多饮水。

（二）对症护理

1. 高热的护理 密切监测体温变化，高热者给予物理或药物降温措施，忌用阿司匹林，以免增加瑞氏综合征的危险。

2. 皮肤黏膜护理 勤换内衣，保持皮肤清洁、干燥；剪短指甲，小婴儿可戴并指手套，避免抓伤；皮肤瘙痒时，可用温水洗浴；疱疹未破溃时局部涂炉甘石洗剂或 5% 碳酸氢钠溶液，疱疹已破溃、已继发感染者，局部用抗生素软膏，或遵医嘱口服抗生素。口腔黏膜有皮疹者，每日用温盐水或复方硼酸溶液进行口腔护理 2~3 次。

（三）病情观察

密切观察病情变化，注意皮疹有无感染迹象。注意患儿有无头痛、呕吐、气急、惊厥等表现。出现以上情况，及时汇报医生，并积极配合治疗及护理。

（四）预防感染的传播

1. 管理传染源 对患儿应采取呼吸道隔离和接触隔离至全部疱疹干燥结痂为止。对密切接触的易感儿应医学观察 3 周。

2. 切断传播途径 参见本章第一节"麻疹"相关内容。

3. 保护易感人群 易感儿在水痘流行期间不去人多拥挤处，不与患者接触，外出应戴口罩。水痘活疫苗能有效预防易感儿发生水痘，适用于 1 岁以上健康儿童、青少年及成人、高危人群、密切接触者进行主动免疫。对于免疫功能低下或正在使用免疫抑制剂治疗的患儿，在接触水痘患者 72 小时内肌内注射水痘–带状疱疹免疫球蛋白，可预防或减轻症状。

（五）心理护理

多与患儿及家长沟通，态度亲切和蔼。解释疾病的相关知识，使其对疾病防治有所认识，减轻其焦虑、恐惧心理。

（六）健康教育

应向家长及患儿介绍水痘的主要临床表现、治疗过程、常见并发症和预后，并向家长说明隔离的重要性，使其能积极配合。无并发症的轻症患儿，可在家中隔离，居家隔离期间限制探视，指导家长做好消毒隔离、皮肤护理，防止继发感染。发现并发症，及时就诊。

【护理评价】

1. 患儿皮疹是否合并其他感染。

2. 患儿体温能否在疹退后降至正常。

3. 患儿有无发生并发症，或并发症有无得到及时发现和处理。

4. 患儿和家长是否掌握疾病防治基本知识，密切接触患儿的人群有无感染发生或是否得到及时隔离。

PPT

第三节　流行性腮腺炎 Ⓔ微课

流行性腮腺炎是由腮腺炎病毒引起的急性呼吸道传染病，临床上以发热、腮腺肿大及疼痛为特征，各种腺体和器官均可累及。本病属丙类传染病，需监督管理。

【病原学】

腮腺炎病毒属副黏病毒科，为 RNA 病毒，仅有一个血清型。人是唯一宿主，病毒往往存在于患者唾液、血液、尿液及脑脊液中。病毒在外界抵抗力弱，对理化因素敏感，加热至 55～60℃ 20 分钟、紫外线、75% 乙醇、甲醛、来苏等均可将其杀灭，但在 4℃ 环境下能存活数天。

【发病机制】

腮腺炎病毒侵入口腔和鼻黏膜后，在上呼吸道黏膜上皮细胞和淋巴组织中繁殖，引起局部炎症和免疫反应，并进入血液形成病毒血症，进而扩散至腮腺和全身各器官，亦可沿腮腺管传播到腮腺。病毒对腺体和神经组织有高度亲和性，可引起腮腺、下颌下腺、舌下腺、胰腺、性腺等的炎症反应；如侵犯神经系统，可导致脑膜脑炎等病变。

【流行病学】

1. 传染源　患者和隐性感染者均是本病的传染源，唾液、尿液、血液和脑脊液中均含有病毒。腮腺肿大前 6 天至发病后 9 天均有高度传染性。

2. 传播途径　主要通过飞沫传播，或直接接触被唾液污染的食物或玩具等传播。

3. 易感人群　人群普遍易感，以 1～15 岁多见，其中 5～15 岁更常见。感染后可获终身免疫。在儿童集体机构中易造成暴发流行。

4. 发病季节　全年均可发病，以冬春季多见。

【临床表现】

1. 潜伏期　14～25 天，平均 18 天。

2. 前驱期　可有低热、头痛、乏力、厌食等症状，儿童大多无明显前驱期症状。

3. 临床症状期

（1）腮腺肿胀　以腮腺肿大为首发症状。常先一侧腮腺肿大，1～4 天后另一侧也相继肿大，也可两侧同时肿大。肿大以耳垂为中心，向前、后、下蔓延，边缘不清，表面发热但不红，触之有弹性，有触痛，开口咀嚼或吃酸性食物时胀痛加剧。上颌第二磨牙相对应的颊黏膜处可见腮腺管口红肿，挤压无脓性分泌物。腮腺肿大 2～3 天达高峰，4～5 天后逐渐消退，整个病程约 10～14 天。

（2）颌下腺和舌下腺肿胀　伴有颌下腺和舌下腺肿胀，可触及椭圆形腺体。

（3）发热　病程中可有不同程度发热，持续时间不一，有的患儿体温始终正常。

4. 并发症

（1）脑膜脑炎和脑炎　是最常见的并发症，表现为头痛、呕吐、脑膜刺激征阳性、意识改变等，预后大多良好。

（2）睾丸炎　是青少年男性常见的并发症，腮腺炎病毒好侵犯成熟的性腺，故 13 岁以后睾丸炎发病率增高。病变多为单侧，局部明显疼痛和压痛，阴囊水肿。部分患儿可有不同程度睾丸萎缩，较少引起不育。

（3）卵巢炎　患儿下腹部疼痛，症状轻微，极少影响生育。

（4）急性胰腺炎　表现为中上腹疼痛和压痛，伴有血尿淀粉酶、血脂肪酶升高。

（5）其他 还可并发心肌炎、肾炎、关节炎等。

【辅助检查】

1. 血常规 白细胞总数正常或稍低，淋巴细胞相对增多。

2. 血尿淀粉酶检测 90%以上患儿出现血清和尿液淀粉酶增高，增高程度与腮腺肿大程度成正比，第1周达高峰，2周左右恢复正常。

3. 血清学检查 检测血清中特异性 IgM 抗体有助于近期感染的诊断。

4. 病毒分离 患儿的唾液、尿液、脑脊液、血液中可分离出腮腺炎病毒。

【治疗要点】

本病为自限性疾病，无特殊治疗，以对症处理为主。

1. 抗病毒治疗 发病早期可选用利巴韦林等抗病毒药物，病程 5~7 天。重症患儿可短期内使用糖皮质激素治疗。中药常用普济消毒饮内服等。

2. 对症治疗 腮腺肿胀、疼痛较重时，可适当使用镇痛剂，局部用青黛散或如意金黄散调醋敷患处。对高热、头痛和并发睾丸炎者给予解热止痛药物。

【护理评估】

1. 健康史 了解患儿是否接种过腮腺炎疫苗，是否接触过腮腺炎患者或者到过腮腺炎流行区，当地是否有腮腺炎流行。

2. 身体状况 评估患儿生命体征；评估腮腺肿大部位、肿大程度、疼痛程度及外观皮肤颜色；评估有无脑膜脑炎、睾丸炎、胰腺炎、心肌炎等并发症。

3. 心理–社会状态 评估患儿及家长对疾病病程、转归的认知程度及对护理知识的了解程度；评估患儿家长对腮腺炎传染性、隔离预防知识的了解程度和护理能力；腮腺肿胀疼痛时，对患儿饮食、休息影响较大，患儿会产生不同程度的焦虑、烦躁情绪。部分患儿并发睾丸炎、卵巢炎、脑膜脑炎等，家长则会担心留下不育或神经系统后遗症，亦会产生焦虑、悲观心理。

【护理诊断/护理问题】

1. 疼痛 与腮腺炎肿胀有关。

2. 体温过高 与病毒感染有关。

3. 潜在并发症 脑膜脑炎、睾丸炎、胰腺炎等。

4. 有感染传播的危险 与腮腺炎病毒经呼吸道或接触传播有关。

【护理目标】

1. 患儿腮腺肿胀处疼痛得到缓解。

2. 患儿体温降至正常。

3. 患儿不发生并发症，或并发症能得到及时发现和处理。

4. 患儿及家长掌握疾病防治基本知识，密切接触者无感染或得到及时隔离。

【护理措施】

（一）一般护理

1. 休息与活动 发热伴有并发症者应卧床休息至热退。居室温湿度适宜，空气流通，每日开窗通风2次，避免对流风。

2. 饮食护理 给予易消化、清淡、营养丰富的流质、半流质食物或软食，忌食酸、辣、硬而干燥的食物。

（二）对症护理

1. 高热的护理 密切监测体温变化，对高热者给予物理或药物降温。

2. 减轻疼痛

（1）保持口腔清洁 勤用温盐水或4%硼酸溶液漱口，鼓励患儿多饮水，防止继发感染。

（2）饮食调整 忌酸、辣、硬而干燥的食物，以免唾液分泌增多及咀嚼而加剧疼痛。

（3）减轻局部疼痛 腮腺肿胀处局部冷敷，促进血管收缩，可减轻炎症充血及疼痛。也可用中药湿敷，如用青黛散或如意金黄散调食醋敷患处，但要保持局部湿润，防止干裂加重疼痛。

（4）减轻睾丸炎疼痛 发生睾丸炎时可用丁字带托起阴囊，局部间歇冷敷以减轻疼痛。

（三）病情观察

密切观察生命体征，尤其注意体温变化；观察腮腺肿大程度、疼痛程度、伴随症状及体征、肿痛消退时间；观察男孩有无睾丸肿大、触痛等睾丸炎症状，女孩有无下腹疼痛等卵巢炎症状；观察有无中上腹疼痛、血清脂肪酶升高等胰腺炎表现；观察有无出现持续高热、剧烈头痛、呕吐、嗜睡、脑膜刺激征等脑膜炎症状。出现以上情况，及时报告医生，并积极配合治疗和护理。

（四）预防感染的传播

1. 管理传染源 患儿应采取呼吸道隔离和接触隔离至腮腺肿大完全消退后3天。无并发症者可在家接受治疗。对密切接触的易感儿应医学观察3周。

2. 切断传播途径 参见本章第一节"麻疹"相关内容。

3. 保护易感人群 易感儿在腮腺炎流行期间不去人多拥挤处，不与患者接触，外出应戴口罩。接种腮腺炎减毒活疫苗，接种麻疹－风疹－腮腺炎三联疫苗也有良好的保护作用。流行期间，应加强托幼机构的晨检。

（五）心理护理

多与患儿及家长沟通，态度亲切和蔼。解释疾病的相关知识，使其对疾病防治有所认识，向家长介绍减轻腮腺肿痛的方法，尽量减轻患儿不适，减轻其焦虑、恐惧心理。

（六）健康教育

腮腺炎传染性极强，并发症多，应向患儿和家长介绍腮腺炎的主要临床表现、治疗过程、常见并发症和预后，并向家长说明隔离治疗的重要性，指导家长做好隔离、发热、饮食、口腔等的护理及掌握病情观察要点。发现并发症，立即就诊。

【护理评价】

1. 患儿腮腺肿胀处疼痛能否得到缓解。

2. 患儿体温能否降至正常。

3. 患儿有无发生并发症，或并发症有无得到及时发现和处理。

4. 患儿和家长是否掌握疾病防治基本知识，密切接触患儿的人群有无感染发生或是否得到及时隔离。

第四节　中毒型细菌性痢疾

PPT

细菌性痢疾是由志贺菌属引起的肠道传染病。中毒型细菌性痢疾是急性细菌性痢疾的危重型，起病急骤，临床上以突发高热、反复惊厥、嗜睡以及迅速发生休克和昏迷为特征，病死率高。本病属乙类传染病，需严格管理。

【病原学】

本病的病原体是痢疾杆菌，属肠杆菌科志贺菌属，革兰阴性菌，主要存在于患者和带菌者的粪便中。痢疾杆菌对外界环境的抵抗力较强，耐寒、耐潮湿，但不耐热和阳光，加热60℃ 10 分钟或100℃ 2 分钟即可被灭活，阳光直射30 分钟死亡，对各种消毒剂均敏感。

【发病机制】

痢疾杆菌经消化道进入结肠，侵袭结肠上皮细胞并生长繁殖，释放大量内毒素和少量外毒素。内毒素从肠道被吸收入血后，引起发热、毒血症和急性微循环障碍。外毒素可使肠黏膜细胞坏死，肠内分泌物增加，产生神经系统症状。本病的上述病变在脑组织中最为明显，可发生脑水肿甚至脑疝。

【流行病学】

1. 传染源 患者和带菌者均是传染源。

2. 传播途径 主要经消化道传播，以粪 – 口传播为主。受污染的水、食物、生活用品、手等亦可传播。苍蝇亦是传播媒介之一。

3. 易感人群 人群普遍易感，以 2 ~ 7 岁体质较好儿童多见。

4. 发病季节 全年均可发病，以夏秋季多见。

【临床表现】

潜伏期一般为 1 ~ 2 天，短者数小时。起病急骤，体温可达 40℃ 以上，迅速发生呼吸衰竭、休克或昏迷。肠道症状不明显甚至无腹痛、腹泻。根据临床表现分为四型。

1. 休克型 此型较常见，主要表现为感染性休克。患儿精神萎靡、面色苍白、肢端厥冷、皮肤花纹、脉搏细速、心率增快，随着病情进展，出现唇指发绀、脉细弱、血压明显下降或测不出、心音低钝、少尿或无尿，后期可伴心、肺、肾等多器官功能障碍。

2. 脑型 此型较严重，病死率高，以中枢性呼吸衰竭和中枢神经系统病变（如脑缺氧、脑水肿、颅内压增高）为主要临床表现，严重者因脑疝而死亡。此型大多数患儿无肠道症状而突然起病，早期即出现剧烈头痛、呕吐、嗜睡、血压增高，心率相对缓慢，很快进入昏迷，反复或持续惊厥。两侧瞳孔不等大，对光反射迟钝或消失，呼吸节律不齐，甚至发生呼吸骤停。

3. 肺型 又称呼吸窘迫综合征，常由休克型或脑型发展而来，导致肺微循环障碍，病情严重，病死率高。患儿表现为突然呼吸加深、加快，呈进行性呼吸困难，甚至发生呼吸停止。

4. 混合型 同时或先后出现以上两型或三型表现，是最凶险的一种，病死率高。

【辅助检查】

1. 血常规 白细胞总数增高，以中性粒细胞为主，但发热仅数小时的患儿的白细胞总数可以不高。

2. 粪便常规 病初可正常，以后出现黏液脓血便，镜检可见大量脓细胞或白细胞（≥15 个/HP），可见红细胞和吞噬细胞。

3. 粪便培养 粪便中痢疾杆菌阳性是最可靠、最直接的证据。

4. 免疫学检查 有助于早期诊断，但特异性不高。

5. 核酸检测 可直接检测粪便中痢疾杆菌核酸，具有灵敏度高、特异性强、快捷简便等优点，但容易出现假阳性。

【治疗要点】

病情危重，必须抢救。

1. 抗感染治疗 通常选用两种痢疾杆菌敏感的抗生素静脉滴注，如环丙沙星，第三代头孢菌素如头孢噻肟钠、头孢曲松钠等药物。用药疗程不短于 5 ~ 7 天。

2. 降温止惊 可采取物理、药物降温或亚冬眠疗法。反复惊厥者用地西泮、苯巴比妥钠、10% 水合氯醛镇静止惊。

3. 抗休克治疗 迅速扩充血容量，纠正酸中毒，维持水、电解质平衡。在充分扩容基础上应用血管活性药物，如酚妥拉明、多巴胺等，以改善微循环。在强有力的抗菌治疗基础上，酌情使用糖皮质激素，纠正毒血症状。

4. 降低颅内压 20% 甘露醇快速静脉滴注，或与利尿剂交替使用，以降低颅内压。可短期内使用糖皮质激素。

5. 防治呼吸衰竭 保持呼吸道通畅、吸氧。出现呼吸衰竭时给予呼吸兴奋剂，尽早使用呼吸机。

◉ 看一看

亚冬眠疗法

亚冬眠疗法适用于各种原因一般治疗无效的高热、超高热。方法为应用氯丙嗪、异丙嗪各 0.5 ~ 1mg/kg，加入 5% ~ 10% 葡萄糖 2 ~ 10ml/kg，中静脉滴注，用一次体温不退，可间隔 4 小时重复，用一次后热退则不必重复。如患儿需保持在安静入睡状态，可每 4 小时给药 1 次，连用 1 ~ 2 天。治疗前须下胃管，冬眠过程中禁食，以防止胃、食管反流物吸入。亚冬眠疗法时要加强护理，保持气道通畅，保证充分换气。冬眠前后每 10 ~ 15 分钟准确记录体温、呼吸、心率、血压 1 次。仔细观察患儿病情变化，如神志、面色、指甲颜色、呼吸及心音变化、肌力、肌张力、出凝血功能等。

【护理评估】

1. 健康史 了解患儿有无口服过痢疾减毒活菌苗，了解患儿平时健康情况，近期是否有不洁饮食史，发病前是否接触过细菌性痢疾患者或到过细菌性痢疾流行区，当地是否有细菌性痢疾流行。

2. 身体状况 评估患儿生命体征、神志、面色、瞳孔、四肢末梢颜色及温湿度变化，尤其注意评估体温以及呼吸频率、节律和深度的变化；评估惊厥或抽搐发作次数、发作时间、抽搐部位和方式；评估大便颜色、性状、量。

3. 心理 - 社会状态 本病起病急，病情凶险，患儿就诊时多处于昏迷或休克状态，均会使家长产生不同程度的紧张、焦虑和恐惧心理。及时评估家长对疾病病程、转归的认知程度，对本病的承受能力及焦虑、恐惧的程度。

【护理诊断/护理问题】

1. 体温过高 与毒血症有关。

2. 组织灌注量改变 与毒素侵入血液循环，引起微循环障碍有关。

3. 排便异常：腹泻 与肠内痢疾杆菌感染有关。

4. 有受伤的危险 与惊厥发作有关。

5. 潜在并发症 脑水肿、呼吸衰竭等。

6. 有感染传播的危险 与痢疾杆菌经肠道排出有关。

【护理目标】

1. 患儿体温恢复正常。

2. 患儿组织灌注量得以纠正。

3. 患儿腹泻症状减轻或消失。

4. 患儿惊厥得到控制。

5. 患儿不发生并发症或并发症得到及时发现与处理。

6. 患儿及家长掌握疾病防治基本知识，密切接触患儿的人群无感染发生或得到及时隔离。

【护理措施】

（一）一般护理

1. 休息与活动　绝对卧床休息。保持室内温湿度适宜，空气流通。

2. 饮食护理　禁食，给予静脉补液，让肠道充分休息，能进食时给予营养丰富、低脂、无渣、低纤维素、易消化、清淡流质或半流质饮食，避免生冷、多渣、油腻或刺激性食物，少量多餐。病情好转后改为少渣半流质饮食，大便正常后逐渐恢复正常饮食。

（二）对症护理

1. 高热的护理　密切监测体温变化，综合使用物理及药物降温，争取在短时间内将体温控制在36～37℃；对于持续高热甚至惊厥不止的患儿，可应用亚冬眠疗法，以防高热惊厥加重脑缺氧和脑水肿。密切观察体温变化，降温过程中观察患儿有无虚脱等不适。

2. 维持有效血液循环　患儿取休克体位，迅速建立 2 条静脉通道，一条用于补充有效循环血容量、纠正酸中毒，另一条应用血管活性药物。注意调节输液速度，既要保证迅速扩容，又要防止发生心力衰竭。给予吸氧、全身保暖、足部置热水袋等方法，有助于改善微循环。密切观察生命体征，尤其是血压、神志、尿量、面色、四肢末梢皮肤颜色及温湿度，记录 24 小时出入液量。

3. 惊厥及抽搐的护理　保持病室安静，光线柔和，各项操作集中进行，以减少刺激。注意观察患儿有无烦躁不安、口角抽动、两眼凝视、肌张力增高等惊厥先兆。发现时立即通知医生，及时处理。发作时将患儿平卧，头偏向一侧（呕吐者侧卧），松解衣领口，移开周围可致患儿伤害的危险物品，及时清理口鼻分泌物和呕吐物，若有痰液阻塞，及时吸痰。牙关紧闭者用牙垫或开口器置于患儿上下臼齿之间，防止舌咬伤；舌后坠者用舌钳将舌拉出，防止阻塞呼吸道。吸氧，以改善脑缺氧。酌情使用床栏或约束带。遵医嘱使用地西泮、苯巴比妥、10% 水合氯醛等止惊、镇静药。用药过程中严格掌握药物剂量和用药间隔时间，注意观察患儿的呼吸和意识状态。观察惊厥或抽搐发作次数、发作时间、抽搐部位和方式等。

4. 颅内压增高的护理　立即抬高床头 15°～30°，有利于颅内静脉回流，减轻脑充血，降低颅内压。遵医嘱使用 20% 甘露醇，30 分钟内快速静脉滴入 250ml。用药过程中注意监测心率、尿量，警惕发生心力衰竭。20% 甘露醇对血管的刺激性强，要注意保护血管，如每日更换注射血管、注射部位保暖等。若甘露醇渗出血管，用 50% 硫酸镁湿敷。观察患儿生命体征、神志、瞳孔；观察头痛部位、持续时间、发作时间；观察呕吐物颜色、量、性状；及时发现有无脑疝、呼吸衰竭等症状。

5. 呼吸衰竭的护理　保持呼吸道通畅，协助患儿翻身、叩背、咳痰、湿化痰液，必要时吸痰，吸氧。当出现呼吸衰竭时应用呼吸兴奋剂，尽早使用呼吸机，做好呼吸机使用护理。使用呼吸兴奋剂时严格控制输液速度，以免快速输入诱发惊厥。观察呼吸频率、节律、深度的变化。

6. 意识障碍的护理　将昏迷患儿头偏向一侧，同时给予翻身、叩背、吸痰、湿化痰液等方法保持呼吸道通畅。加强口腔、眼睛、皮肤、会阴部护理。酌情使用床栏和约束带。观察患儿生命体征、神志、瞳孔等变化，记录 24 小时出入量。

7. 腹泻的护理　记录大便次数、性状及量。及时采集大便标本（在使用抗生素前取黏液脓血部分）送检，对于无大便排出者可用取便器、肛门拭子或冷盐水灌肠等方法采集标本，必要时复查。出现腹泻时，每次排便后用温水清洗肛周，保持肛周清洁干燥。婴儿勤换尿布，以防发生臀红或肛周炎。必要时涂护臀霜。

（三）预防感染的传播

1. 管理传染源　对患儿应采取消化道隔离至临床症状消失后 1 周，3 次大便培养阴性。对密切接触的易感儿应医学观察 7 天。

2. 切断传播途径　做好消毒隔离，加强患儿粪便、便器及尿布的消毒。患儿食具要煮沸消毒 15 分钟，粪便用 1% 含氯消毒液处理，尿布和内裤要煮过或用沸水浸泡后再清洗。加强饮食、个人及环境卫生管理，加强水源、粪便管理，灭苍蝇、蟑螂。

3. 保护易感人群　疾病流行期间，易感儿口服多价痢疾减毒活菌苗，免疫期可维持 6～12 个月，有较好的保护作用。

❤ **护爱生命**

中毒型细菌性痢疾的诱因常常是不洁饮食史，病从口入，一旦发生，病情凶险，病死率高。因此，我们医务人员要采取多种形式向广大群众进行卫生宣传，提高群众保健意识，如饭前便后洗手，不喝生水，不吃变质和脏的食物，生、熟食要分开，要烫洗生吃的蔬果，不要随地大小便等。应珍爱生命，杜绝中毒型细菌性痢疾的发生。

（四）心理护理

多与患儿及家长沟通，态度亲切和蔼。解释疾病的相关知识，重点介绍疾病主要的治疗要点、护理措施及效果，使其对疾病防治有所认识，减轻其焦虑、恐惧心理。

（五）健康教育

向患儿及家长介绍疾病的主要临床表现、治疗过程、常见并发症和预后，强调消化道隔离的重要性，使其能积极配合治疗。加强卫生宣教，讲究饮食卫生，养成饭前便后洗手的良好习惯。指导家长隔离消毒的方法，加强患儿粪便、便器及尿布的消毒处理。定期对饮食行业和托幼机构工作人员进行大便培养，及时发现带菌者。

【护理评价】

1. 患儿体温能否降至正常。

2. 患儿组织灌注量能否得以纠正。

3. 患儿腹泻是否减轻或消失。

4. 患儿惊厥是否得到控制。

5. 患儿有无发生并发症或并发症有无得到及时发现与处理。

6. 患儿及家长是否掌握疾病防治基本知识，密切接触患儿的人群有无感染发生或是否及时得到消化道隔离。

第五节　流行性乙型脑炎

PPT

流行性乙型脑炎简称乙脑，是由乙型脑炎病毒引起的以脑实质炎症为主要病变的中枢神经系统急性传染病。本病在临床上以高热、意识障碍、抽搐、病理反射及脑膜刺激征阳性为特征，重症患者常伴有呼吸衰竭，病死率高，可留有后遗症。本病属乙类传染病，需严格管理。

【病原学】

乙型脑炎病毒属黄病毒科，为 RNA 病毒，只有一个抗原血清型，抗原性稳定，较少变异。乙脑病毒为嗜神经病毒，在细胞质内繁殖，感染后主要引起中枢神经系统病变。该病毒在外界环境中抵抗力不强，加热至 56℃30 分钟或 100℃ 2 分钟可灭活，对常用消毒剂（如乙醇、酚类、碘酊、甲醛等）均很敏感，但耐干燥和低温。用冰冻干燥法在 4℃ 冰箱中可保存数年。

【发病机制】

感染乙型脑炎病毒的蚊虫叮咬人时，将病毒传给人体，病毒先在单核巨噬细胞系统内繁殖并进入血液循环，形成病毒血症。当机体免疫功能正常而病毒毒力弱时，病毒被迅速清除，不进入中枢神经系统，临床上仅表现为隐性感染或轻型感染，并可获得终身免疫；当机体免疫功能低下且病毒毒力强时，病毒可通过血脑屏障侵入中枢神经系统，引起广泛脑实质病变。

【流行病学】

1. 传染源 乙脑是人畜共患的自然疫源性疾病，人与许多动物（如猪、牛、马、羊、鸡、鸭、鹅等）均可以成为本病传染源，其中，猪（特别是幼猪）是本病最主要的传染源。人被乙脑病毒感染后，仅发生短期的病毒血症，且血中病毒数量较少，所以人不是本病的主要传染源。

2. 传播途径 主要通过蚊虫叮咬传播，在我国，主要传播媒介是三带喙库蚊。蚊虫叮咬感染乙脑病毒的动物后，病毒迅速在蚊虫体内繁殖，并移行至唾液腺，叮咬时将病毒传染给其他动物。蚊虫可携带病毒越冬，经卵传代，成为乙脑病毒的长期贮存宿主。

3. 易感人群 人群普遍易感，发病年龄以 10 岁以下儿童居多，尤其以 2～6 岁儿童发病率最高。随着乙型脑炎减毒活疫苗（下称乙脑疫苗）的广泛接种，我国儿童乙脑发病率逐年下降，成人和老年人发病率相对增高。感染后多呈隐性感染，并获得较持久的免疫力。

4. 流行特征 本病有严格的季节性，主要集中在 7、8、9 三个月，与气温、雨量和蚊虫繁殖有关。我国除东北、青海、新疆和西藏外，各地均有本病流行。

【临床表现】

潜伏期 4～21 天，一般 10～14 天。感染乙脑病毒后，大多数患儿无症状或症状轻微，仅少数患儿出现中枢神经系统症状。

1. 临床分期 根据病程分为四期。

（1）初期 病初 1～3 天。起病急，体温 1～2 天内迅速上升至 39～40℃，伴头痛、恶心、呕吐、食欲减退、嗜睡，少数患儿可有颈项强直或抽搐。

（2）极期 病程第 4～10 天。除初期症状加重外，主要表现为脑实质受损症状。其中，高热、惊厥和呼吸衰竭被称为"乙脑三联征"，是乙脑极期严重表现，三者互相影响，互为因果。具体如下。

①高热：体温高达 40℃ 以上，持续 7～10 天，重者可达 3 周以上。体温越高，热程越长，病情越重。

②意识障碍：通常持续 1 周，重者可达 4 周以上。可表现为嗜睡、昏睡、谵妄或昏迷等。昏迷越早、越深，持续时间越长，病情越重，预后越差。

③惊厥或抽搐：多见于病程第 2～5 天。该症状主要与高热、脑实质炎症和脑水肿有关。可出现局部小抽搐、肢体阵挛性抽搐、全身抽搐或强直性阵挛，历时数分钟至数十分钟不等，均伴有意识障碍。长时间或频繁抽搐进一步加重脑缺氧和脑水肿，甚至发生呼吸暂停。

④呼吸衰竭：是乙脑最严重的表现和主要死因，多见于重症患儿，主要为中枢性呼吸衰竭。该症状由脑实质炎症、脑水肿、颅内压增高及脑疝等所致，尤其是延髓呼吸中枢病变，常表现为呼吸节律

不规则及幅度不均，如呼吸变浅、双吸气样呼吸、叹息样呼吸、潮式呼吸、抽泣样呼吸等，最后呼吸停止。

⑤颅内压增高征：表现为剧烈头痛、喷射性呕吐、血压升高和脉搏变慢。婴幼儿常见前囟隆起，严重者可发展为脑疝。

⑥其他神经系统症状和体征：多于病程 10 天内出现，主要有：A. 生理反射减弱或消失，病理反射阳性。B. 脑膜刺激征阳性（婴幼儿多无脑膜刺激征）。C. 肢体强直性瘫痪、肌张力增高。D. 大小便失禁、尿潴留、便秘等。E. 因脑实质损害部位不同而出现相应的神经系统症状，如失语、听觉障碍、吞咽困难等。

（3）恢复期　多数患儿在发病第 8 ~ 11 天后进入恢复期，体温逐渐下降，精神神经症状好转，一般于 2 周左右完全恢复，重症患儿需 1 ~ 6 个月才能逐渐恢复。

（4）后遗症期　重症患儿 6 个月后仍有精神神经症状的，称后遗症期，主要有意识障碍、痴呆、失语、肢体瘫痪、癫痫等。一般后遗症经积极治疗可有一定程度恢复，但癫痫可能会终身存在。

2. 临床分型　按病情轻重可分为轻型、普通型、重型和极重型，见表 16 - 1。乙脑流行期间，轻型和普通型患儿多见。

表 16 - 1　乙脑临床分型

症状	轻型	普通型	重型	极重型
体温	39℃以下	39 ~ 40℃	40℃以上	40℃以上
神志	清楚	意识障碍	昏迷	深昏迷
惊厥	无	有	反复	频繁
呼吸衰竭	无	无	可有	常有
病理反射	无	有	有	有
脑疝	无	无	可有	常有
后遗症	无	无	部分有	大部分有
病程	7 ~ 10 天	约 2 周	2 周以上	病死率高，病程短

3. 并发症　以支气管肺炎最多见，其次为肺不张、败血症、尿路感染、口腔感染、压疮、上消化道出血等。

【辅助检查】

1. 血常规　白细胞总数增多，一般为 (10 ~ 20) × 10^9/L，中性粒细胞占 80% 以上，有别于大多数病毒感染。

2. 脑脊液检查　压力增高，外观无色透明或微浑浊，白细胞计数常在 (50 ~ 500) × 10^6/L 以上，分类早期以中性粒细胞为主，随后淋巴细胞增多，蛋白轻度增高或正常，糖和氯化物正常。

3. 血清学检查

（1）特异性 IgM 抗体测定　若患儿 1 个月内未接种过乙脑疫苗，血液或脑脊液中特异性 IgM 抗体阳性可作为早期诊断指标。

（2）特异性 IgG 抗体测定　恢复期特异性 IgG 抗体滴度比急性期高 4 倍以上，或急性期特异性 IgG 抗体阴性，恢复期阳性，均有诊断价值。

4. 病原学检查

（1）病毒分离　乙脑病毒主要存在脑实质中，血液、脑脊液中均不易分离出病毒。

（2）病毒抗原或核酸检测　患儿血清或脑脊液中乙脑病毒特异性抗原阳性或特异性核酸阳性。

【治疗要点】

目前无治疗乙脑的特效药，主要为对症治疗，把好"三关"，即高热、惊厥、呼吸衰竭，是降低乙脑死亡率、减少后遗症的关键。

1. 对症治疗

（1）降温止惊　可采取物理、药物降温或亚冬眠疗法。反复惊厥者可用地西泮、苯巴比妥钠、10% 水合氯醛镇静止惊。

（2）降低颅内压　20% 甘露醇快速静脉滴注，或与利尿剂交替使用，以降低颅内压。

（3）呼吸衰竭治疗　保持呼吸道通畅，吸氧。出现呼吸衰竭时给予呼吸兴奋剂，尽早使用呼吸机。

2. 恢复期和后遗症处理　给予针灸、推拿、理疗、高压氧、康复训练等。

【护理评估】

1. 健康史　了解患儿是否接种过乙脑疫苗，是否在蚊虫滋生季节去过乙脑流行区，当地是否有乙脑流行。

2. 身体状况　评估患儿生命体征、神志、瞳孔变化，尤其注意评估体温以及呼吸频率、节律和深度的变化；评估惊厥或抽搐发作次数、发作时间、抽搐部位和方式；评估头痛性质、程度、部位、持续时间和频率；评估呕吐物颜色、性状、量等表现；评估婴幼儿前囟是否隆起，有无神经体征异常等。

3. 心理－社会状态　评估患儿及家长对疾病病程、转归的认知程度及对护理知识的了解程度；评估其对乙脑传染性隔离、预防知识的了解能力和护理能力。因患儿起病急、病情危重，患儿及家长容易产生焦虑、恐惧心理，若留有后遗症，患儿往往有自卑、悲观心理。应及时评估其焦虑、恐惧、悲观的程度。

【护理诊断/护理问题】

1. 体温过高　与病毒血症及脑部炎症有关。

2. 急性意识障碍　与中枢神经系统、脑实质损害有关。

3. 有受伤的危险　与惊厥、抽搐发作有关。

4. 有皮肤完整性受损的危险　与昏迷、长期卧床有关。

5. 潜在并发症　脑疝等。

6. 有感染传播的危险　与蚊虫叮咬传播病毒有关。

【护理目标】

1. 患儿体温逐渐恢复正常。

2. 患儿意识得以恢复。

3. 患儿惊厥得到控制，无外伤或坠床等受伤情况。

4. 患儿呼吸衰竭情况得以改善。

5. 患儿未发生皮肤损伤。

6. 患儿不发生并发症或并发症得到及时发现与处理。

7. 家长及患儿掌握疾病防治基本知识。

8. 做好家禽、家畜管理，消灭蚊虫，患儿未将疾病传染给他人。

【护理措施】

（一）一般护理

1. 休息与活动　急性期绝对卧床休息，将患儿安置在有防蚊设备和灭蚊设施的病房内，病室保持安静，温湿度适宜，光线柔和，限制探视。有计划地安排各种检查、治疗和护理操作，减少对患儿的刺激。昏迷患儿取头高脚低位，呈 15°~30°，头偏向一侧。

2. 饮食护理　不同病情给予不同饮食，以补充营养。高热时给予高热量、高蛋白、清淡、易消化的流质饮食，鼓励患儿多饮水。昏迷时，行鼻饲或静脉补充水分和营养。有明显发绀、频繁惊厥、呼吸衰竭的患儿不宜鼻饲。恢复期应加强营养，提高机体免疫力。

（二）对症护理

1. 高热的护理、惊厥及抽搐的护理、呼吸衰竭的护理、颅内压增高的护理、意识障碍的护理　参见本章第四节"中毒型细菌性痢疾"相关内容。

2. 后遗症护理　给予针灸、推拿、理疗、高压氧治疗，进行语言、吞咽、智力和肢体功能锻炼等。

（三）病情观察

密切观察生命体征，尤其是体温和呼吸频率、节律、深度的变化；观察神志、瞳孔、四肢肌张力变化，观察患儿有无剧烈头痛、喷射性呕吐、血压升高和脉搏变慢等颅内压增高表现；观察有无惊厥先兆，如两眼凝视、眼球震颤、惊跳、口角抽动、指（趾）抽动等；惊厥及抽搐发作时，注意观察发作次数、发作时间、抽搐部位和方式等；记录 24 小时出入液量。若发生病情变化，立即汇报医生，并做好配合治疗及护理。

（四）预防感染的传播

1. 管理传染源　对乙脑患儿应蚊虫隔离至体温正常。乙脑流行季节前给幼猪接种乙脑疫苗，能有效控制乙脑在人群中的流行。

2. 切断传播途径　改善猪圈的环境和圈内卫生，做好防蚊、灭蚊工作。

3. 保护易感人群　接种乙脑疫苗是保护易感人群的根本措施。接种对象为 10 岁以下儿童和从非流行区进入流行区的人员，应在乙脑流行前 1 个月完成接种。有中枢神经系统疾病和慢性酒精中毒者禁止接种疫苗。

（五）心理护理

多与患儿及家长沟通，态度亲切和蔼。解释疾病的相关知识，使其对疾病防治有所认识，减轻其焦虑、恐惧心理。抢救患儿时，保持镇静、忙而不乱，取得家长信赖，使其产生安全感。

（六）健康教育

1. 疾病知识指导　向患儿及家长解释疾病相关知识，强调积极防治后遗症的重要性，鼓励患儿在恢复期加强康复训练。

2. 疾病预防指导　积极开展卫生宣教工作，宣传有关乙脑的防治知识，做好防蚊、灭蚊工作，加强家禽、家畜的管理。加强乙脑疫苗接种工作宣传，对 10 岁以下儿童和初进入流行区的人员进行疫苗接种。有发热、剧烈头痛、恶心、呕吐、嗜睡等症状时，尽早就医。

【护理评价】

1. 患儿体温能否降至正常。

2. 患儿意识是否逐渐恢复。

3. 患儿惊厥是否得到控制，是否发生外伤或坠床等受伤情况。

4. 患儿呼吸衰竭情况是否有所改善。

5. 患儿是否发生皮肤损伤。

6. 患儿有无发生并发症或并发症有无得到及时发现与处理。

7. 家长及患儿是否掌握疾病防治基本知识。

8. 是否做好家禽、家畜管理，是否做好防蚊、灭蚊工作，患儿是否将疾病传染给他人。

PPT

第六节 猩红热

猩红热是由 A 组乙型溶血性链球菌感染引起的急性呼吸道传染病，临床上以发热、咽峡炎、杨梅舌、全身弥漫性鲜红色皮疹及退疹后片状脱屑为特征。本病属乙类传染病，需严格管理。

【病原学】

A 组乙型溶血性链球菌是革兰阳性球菌，能产生侵袭力很强的红疹毒素，导致患者发热、出疹。该菌耐热及干燥环境抵抗力不强，经 56℃ 30 分钟可全部灭活，也可被一般消毒剂杀灭，但在 0℃ 环境中可存活几个月，在痰液和脓液中可生存数周。

【发病机制】

A 组乙型溶血性链球菌从呼吸道侵入咽、扁桃体，引起局部炎症，表现为咽峡部及扁桃体急性充血、水肿，并可向邻近组织器官扩散，也可通过血源扩散。病灶处能产生红疹毒素，形成猩红热皮疹，还能产生溶血素，溶解红细胞，杀伤白细胞、血小板及损伤心肌等。恢复期表皮细胞角化过度，逐渐脱落造成脱皮。舌乳头红肿突起，形成杨梅舌。少数患者病后 2 ~ 3 周出现变态反应，并发急性肾小球肾炎或风湿热。

【流行病学】

1. 传染源 患者和带菌者是主要传染源，自发病前 1 天至出疹期传染性最强。

2. 传播途径 主要通过飞沫传播，也可经被污染的食物、用具等接触传播，亦可经皮肤创伤引起"外科型猩红热"或经产道引起"产科型猩红热"。

3. 易感人群 人群普遍易感，但以 1 ~ 15 岁多见，尤其以 3 ~ 7 岁儿童发病率最高。

4. 发病季节 全年均可发病，以冬春季多见。

【临床表现】

1. 潜伏期 1 ~ 7 天，平均 2 ~ 3 天。

2. 前驱期 一般不超过 24 小时，少数可达 2 天。起病急，多为持续性高热，伴头痛、恶心、呕吐、咽痛等症状。检查可见咽部炎症，轻者仅咽部和扁桃体充血，重者咽及软腭有脓性分泌物和点状红疹或出血性红疹，可有假膜形成。颈部及颌下淋巴结肿大，伴压痛。

3. 出疹期 皮疹多在发热后 1 ~ 2 天出现，自耳后、颈部及上胸部开始，迅速波及躯干及上肢，最后到下肢。皮疹特点：①皮肤弥漫性充血，其上出现分布均匀、针尖大小的丘疹，疹间无正常皮肤，压之褪色，伴有痒感。②在腋窝、肘窝、腹股沟、腘窝等皮肤皱褶处，皮疹密集成线，伴皮下出血，形成紫红色线，称"帕氏线"。③面部充血明显，口鼻周围充血不明显，形成"口周苍白圈"。④病初舌面覆盖白苔，舌乳头红肿，形成"草莓舌"；2 ~ 3 天后白苔从边缘开始脱落，舌面光滑呈绛红色，舌乳头红肿明显，突出舌面，形成"杨梅舌"。

4. 恢复期 皮疹于 3 ~ 5 天后颜色转暗，按出疹顺序消退。皮疹愈多，脱屑愈明显。退疹时，皮疹密集处呈大片状脱皮，呈"手套""袜套"状，无色素沉着。此期约 1 周。

5. 并发症 多在病程的第 2 ~ 3 周出现，主要为变态反应性疾病，常见有急性肾小球肾炎、风湿热等。

练一练

患儿，男，3 岁。猩红热病后 15 天，出现双侧眼睑水肿，尿呈茶色，血压 130/90mmHg。该患儿可能发生了（ ）

A. 肺炎　　　B. 喉炎　　　　C. 急性肾小球肾炎　　　D. 肾病综合征　　　E. 尿路感染

答案解析

【辅助检查】

1. 血常规　白细胞总数增多，以中性粒细胞为主。

2. 血清学检查　用免疫荧光法检测咽拭子涂片，快速诊断。

3. 病原学检查　从咽拭子或其他病灶内取分泌物做细菌培养，A 组乙型溶血性链球菌阳性。

【治疗要点】

1. 病原治疗　首选青霉素，早期应用可缩短病程，减少并发症。青霉素过敏者可用红霉素，一般连用 7 天。

2. 对症治疗　对高热患儿给予物理或药物降温。咽部症状较重时雾化吸入，以减轻症状。

【护理评估】

1. 健康史　了解患儿是否接触过猩红热患者，或者到过猩红热流行区，当地是否有猩红热流行。

2. 身体状况　评估患儿生命体征，评估皮疹性质、分布、颜色及疹间皮肤情况，有无急性肾小球肾炎、风湿热等并发症表现。

3. 心理 – 社会状态　评估患儿及家长对疾病病程、转归的认知程度及对护理知识的了解程度；评估其对猩红热传染性、隔离预防知识的了解程度和护理能力；疾病恢复期患病部位的皮肤大片脱皮，担心外表形象，会引起患儿恐惧、焦虑心理。

【护理诊断/护理问题】

1. 体温过高　与链球菌感染、毒血症有关。

2. 皮肤完整性受损　与毒素致皮疹、脱皮有关。

3. 潜在并发症　急性肾小球肾炎、风湿热等。

4. 有感染传播的危险　与细菌经呼吸道或接触传播有关。

【护理目标】

1. 患儿体温在皮疹消退后恢复正常。

2. 患儿皮疹出透、按时消退，皮肤完整、无感染。

3. 患儿不发生并发症或并发症能得到及时发现和处理。

4. 家长及患儿掌握疾病防治基本知识，密切接触者无感染或得到及时隔离。

【护理措施】

（一）一般护理

1. 休息与活动　急性期卧床休息。保持室内温湿度适宜，每日开窗通风 2 次，避免对流风。

2. 饮食护理　给予易消化、清淡、营养丰富的流质或半流质饮食，少量多餐。鼓励患儿多饮水，忌食辣、干、硬、油炸等食物。

（二）对症护理

1. 发热的护理　见本章第一节"麻疹"相关知识。

2. 保持皮肤黏膜完整性

（1）皮肤黏膜护理　保持皮肤清洁，勤换内衣、床单、被单。勤剪指甲，避免患儿抓伤皮肤。可用温水清洗皮肤，禁用刺激性强的肥皂水或沐浴液，皮肤瘙痒可涂炉甘石洗剂。脱皮时，先涂凡士林或液体石蜡软化痂皮，再用消毒剪刀修剪，不宜人为剥离。

（2）口腔护理　用温生理盐水或稀释的复方硼酸含漱液漱口，每日4~6次，以免损伤口腔黏膜。咽峡炎时，用温生理盐水或稀释2~5倍的复方硼酸溶液漱口。

（三）病情观察

密切观察生命体征、咽喉部疼痛程度及皮疹性质、分布、颜色及消长情况。注意观察血压变化，如有血压升高、眼睑浮肿、尿量减少及血尿等表现，提示并发急性肾小球肾炎；如有皮下结节、心肌炎、环形红斑等表现，提示并发风湿热。出现以上情况时，及时汇报医生，并积极配合治疗及护理。

（四）预防感染的传播

1. 管理传染源　患儿以飞沫隔离为主，接触隔离为辅，隔离至临床症状消失后1周，咽拭子培养连续3次阴性方可解除隔离。对密切接触者需医学观察7天。

2. 切断传播途径　居室每日通风换气或进行紫外线消毒半小时。患儿衣物、玩具应在日光下暴晒2小时，用含氯消毒液消毒患儿分泌物、排泄物，用煮沸、暴晒、一般消毒剂等消毒用物。

3. 保护易感者　加强锻炼，提高机体抵抗力。

（五）心理护理

多与患儿及家长沟通，态度亲切和蔼。解释疾病的相关知识，使其对疾病防治有所认识，减轻其焦虑、恐惧心理。

（六）健康教育

猩红热传染性较强，应向家长及患儿介绍猩红热的主要临床表现、治疗过程、常见并发症和预后，并向家长说明隔离的重要性，使其能积极配合治疗。无并发症的轻症患儿，可在家中隔离，居家隔离期间限制探视，指导家长做好消毒隔离、皮肤及口腔护理，防止继发感染。发现并发症，立即就诊。

【护理评价】

1. 患儿体温能否在疹退后降至正常。

2. 皮疹是否出透，是否按时消退；皮肤是否完整，是否合并其他感染。

3. 患儿有无发生并发症或并发症有无得到及时发现和处理。

4. 患儿和家长是否掌握疾病防治基本知识，密切接触患儿的人群有无感染发生或是否得到及时隔离。

第七节　流行性脑脊髓膜炎

PPT

流行性脑脊髓膜炎简称流脑，是由脑膜炎奈瑟菌（又称脑膜炎球菌）引起的急性化脓性脑膜炎，临床上以突然高热、剧烈头痛、频繁呕吐、败血症、皮肤黏膜瘀点、瘀斑及脑膜刺激征阳性为特征，脑脊液呈化脓性改变，严重者可有感染性休克和脑实质损害，常危及生命，部分病例可暴发起病而死亡。

【病原学】

流脑病原体是脑膜炎球菌，属奈瑟菌属，革兰染色阴性，多呈肾形，成对排列。人是唯一宿主，可在患者和带菌者的鼻咽部、血液、脑脊液、皮肤瘀点和瘀斑中发现脑膜炎球菌。

根据脑膜炎球菌表面特异性荚膜多糖抗原的不同，可将其分为 13 个亚群，90% 以上是 A、B、C 亚群。我国流行菌群以 A 群为主。该菌对外界抵抗力弱，对寒冷、干燥、湿热、紫外线及一般消毒剂极为敏感，温度低于 30℃ 或高于 50℃ 均死亡。因其能形成自身溶解酶，在体外极易自溶死亡。本病属乙类传染病，需严格管理。

【发病机制】

脑膜炎球菌自鼻咽部传入人体，感染后是否发病取决于细菌的数量、毒力及人体免疫力。如机体免疫力强，入侵的细菌被迅速清除；若机体免疫力弱，细菌可在鼻咽部繁殖，大多数成为隐性感染者，部分仅表现为上呼吸道炎症而获得免疫力。少数情况下，若机体免疫力低下，且细菌数量多、毒力强，病原菌自鼻咽部黏膜侵入血液循环，形成暂时菌血症，可无症状或仅表现为皮肤出血点；极少数患者发展成为败血症，细菌释放的内毒素作用于小血管和毛细血管，引起局部出血坏死，引起皮肤瘀点、瘀斑；细菌通过血脑屏障侵犯脑脊髓膜，引起化脓性脑脊髓膜炎等。暴发型流脑的发病机制主要是细菌释放大量内毒素，引起全身微循环障碍，引起休克、DIC 等。脑血管微循环障碍造成脑组织变性、坏死、充血、水肿，引起颅内压增高导致脑疝等。

【流行病学】

1. 传染源　人是唯一的传染源，尤其是隐性感染者和流脑患者，从潜伏期末开始至发病 10 日内均有传染性。本病隐性感染率高，流行期间人群带菌率可达 50% 以上。带菌者数量多、不易被发现，成为传染源意义更大。

2. 传播途径　病原菌以经咳嗽、打喷嚏等飞沫传播为主，也可经同睡、怀抱、喂乳、接吻等密切接触传播。

3. 易感人群　人群普遍易感，5 岁以下儿童尤其是 6 个月至 2 岁婴幼儿发病率最高。人感染后可获得持久免疫。流脑各群间有交叉免疫，但不持久。

4. 流行特征　本病全球全年均可发病，但以冬春季多见。从 1984 年开展 A 群流脑疫苗接种后，全国未出现流脑大流行，但近几年 B 群和 C 群发病有增多趋势。

【临床表现】

流脑潜伏期 1~7 天，一般为 2~3 天。

1. 普通型　最常见，占全部病例 90% 以上。典型临床经过分成四期。

（1）前驱期（上呼吸道感染期）　本期持续 1~2 天。主要表现为上呼吸道感染症状，可有低热、咳嗽、咽痛、鼻塞等。因发病急，进展快，此期往往易被忽视。

（2）败血症期　本期持续 1~2 天。起病急，突发寒战、高热，体温高达 39~40℃，伴有头痛、全身不适、精神萎靡等毒血症症状。70%~90% 患儿于发病后数小时出现皮肤黏膜瘀点或瘀斑，直径 1~2mm 至 1~2cm，开始为鲜红色，后变为紫红色，以四肢、软腭、眼结膜、臀部多见，严重者瘀斑迅速扩大并融合，中央呈紫黑色坏死或水疱，多于 1~2 天后进入脑膜脑炎期。皮肤黏膜瘀点、瘀斑是流脑显著特征性表现。

（3）脑膜脑炎期　本期持续 2~5 天。除有败血症期表现外，患儿还常出现剧烈头痛、频繁喷射性呕吐、烦躁不安、意识障碍等中枢神经系统症状，伴有脑膜刺激征阳性，严重者发生昏迷和惊厥。婴幼儿因颅骨骨缝和囟门尚未完全闭合，中枢神经系统发育未成熟，临床表现往往不典型，除高热、拒食、呕吐、腹泻、烦躁不安、尖叫、惊厥、囟门隆起等表现外，脑膜刺激征往往不明显。

（4）恢复期　本期持续 1~3 周。经治疗后体温逐渐恢复正常，皮肤瘀点、瘀斑逐渐吸收，意识和精神状态好转，神经系统检查也逐渐恢复正常，一般在 1~3 周内痊愈。

2. 暴发型 多见于儿童。起病急骤，病情凶险，若不及时抢救治疗，多于 24 小时内危及生命，病死率高。根据临床表现可分为三型。

（1）**暴发休克型** 突发寒战、高热或体温不升，短期内（12 小时内）全身皮肤及黏膜出现广泛瘀点、瘀斑，并迅速融合成大片，瘀斑中央有皮肤坏死。循环衰竭是暴发休克型的特征，表现为面色苍白、四肢厥冷、皮肤发花、脉搏细速、血压下降或测不出，严重者并发 DIC。大多无脑膜刺激征，脑脊液改变不明显。

（2）**暴发脑膜脑炎型** 主要表现为脑实质炎症和水肿。患儿迅速进入昏迷，频繁惊厥，脑膜刺激征和锥体束征阳性，出现剧烈头痛、频繁喷射性呕吐等颅内压升高的表现，严重者可发生脑疝。

（3）**暴发混合型** 同时具备暴发休克型和暴发脑膜脑炎型的临床表现，是本病最严重的类型，病死率极高。

3. 轻型 多发生于流行后期，病变轻微，常见于青少年。表现为低热、轻微头痛、咽痛等上呼吸道感染症状，皮肤有少量出血点，脑膜刺激征阳性，脑脊液可有轻度炎症改变，咽拭子培养可有脑膜炎球菌生长。

4. 慢性型 少见，患者多为成人。病程迁延数周甚至数月。常表现为间歇性寒战、发热，每次发热历时 12 小时缓解，1~4 天后再次发作。血培养脑膜炎球菌阳性。

5. 并发症 中耳炎、心内膜炎、心包炎、化脓性关节炎、脑组织病变等。

【辅助检查】

1. 血常规 白细胞总数明显增高，一般为（15~30）×10⁹/L，中性粒细胞 80% 以上。DIC 时，血小板明显减少。

2. 脑脊液检查 是确诊的主要方法。脑脊液压力升高，外观浑浊如米汤样或脓性变，白细胞明显升高，达 1000×10⁶/L 以上，以中性粒细胞为主，蛋白含量明显增高，糖和氯化物明显减少。发病初期和暴发休克型患儿，脑脊液常无明显改变，应在 12~24 小时后复查。

3. 细菌学检查 是确诊的主要方法。

（1）**涂片检查** 将皮肤瘀点或瘀斑处的组织液、离心沉淀后的脑脊液做涂片染色，查找脑膜炎球菌，阳性率为 60%~80%。此法简便易行，即使在应用抗生素早期亦可获得阳性结果，是早期诊断的重要方法。

（2）**细菌培养** 可取血液、脑脊液、瘀点或瘀斑处的组织液做细菌培养，但应在使用抗生素前检测。

4. 血清免疫学检查 主要进行脑膜炎球菌抗原检测，常用于早期诊断、已用抗生素治疗或细菌学检查阴性的患儿，阳性率达 90% 以上。

【治疗要点】

1. 普通型 抗菌治疗是治疗流脑最重要的措施。一旦怀疑流脑，应及时给予足量、敏感、能透过血脑屏障的抗生素。

（1）**青霉素** 首选青霉素 G。脑膜炎球菌对青霉素高度敏感，虽然青霉素不易透过血脑屏障，但大剂量时能在脑脊液中达到有效的治疗浓度。疗程 5~7 天。

（2）**其他抗生素** 头孢霉素对脑膜炎球菌抗菌活性强，易透过血脑屏障，毒性较低，疗程 7 天；氯霉素易透过血脑屏障，但需警惕对骨髓造血功能的抑制；磺胺类药物仅适用于对磺胺类药物敏感的流脑菌株患儿。

（3）**对症治疗** 维持水、电解质和酸碱平衡。颅内压增高时应用 20% 甘露醇。高热时行物理或药物降温。

2. 暴发型

（1）暴发休克型 ①抗菌治疗：尽早使用青霉素 G。②迅速补充血容量：酌情使用晶体和胶体溶液。③纠正酸中毒：酌情使用 5% 碳酸氢钠溶液。④应用血管活性药物。⑤治疗 DIC：对疑有 DIC 者（皮肤瘀点、瘀斑迅速增多、扩大，伴或不伴休克，血小板 $< 100 \times 10^9/L$），应尽早应用肝素治疗。高凝状态纠正后，应输入新鲜血液、血浆及维生素 K_1，补充被消耗的凝血因子。⑥应用肾上腺皮质激素：如地塞米松等，以减轻毒血症症状。⑦保护心、肾等重要器官的功能。

（2）暴发脑膜脑炎型 ①抗菌治疗：尽早使用青霉素 G，首次剂量加倍。②防治脑水肿、脑疝：及时发现脑水肿，及时脱水治疗，除用 20% 甘露醇外，还可应用呋塞米、白蛋白、激素等药物。③防治呼吸衰竭：保持呼吸道通畅，吸痰、吸氧，必要时行气管插管或使用呼吸机辅助呼吸。

（3）暴发混合型 在抗菌治疗的基础上，积极治疗休克、脑水肿，根据病情有所侧重，两者兼顾。

【护理评估】

1. 健康史 了解患儿是否接种过流脑疫苗，是否接触过流脑患者或者是否去过流脑流行区，当地是否有流脑流行。

2. 身体状况 评估患儿生命体征、神志、瞳孔变化；评估皮肤黏膜瘀点、瘀斑的分布部位、大小、颜色，有无皮肤坏死情况；观察惊厥或抽搐发作次数、发作时间、抽搐部位和方式等；头痛的性质、程度、部位、持续时间及频率；评估呕吐物颜色、性状、量等；观察有无神经系统异常等。

3. 心理-社会状态 评估患儿及家长对疾病病程、转归的认知程度及对护理知识的了解程度；评估患儿家长对流脑传染性、隔离预防知识的了解程度和护理能力。流脑发病急、病情重，尤其是暴发型流脑病情凶险，病死率高，患儿及家长均会产生紧张、焦虑和恐惧心理；若留有后遗症，患儿往往有自卑、悲观心理。

【护理诊断】

1. 体温过高 与脑膜炎球菌感染有关。

2. 组织灌注改变 与内毒素导致微循环障碍有关。

3. 皮肤完整性受损 与内毒素损伤皮肤小血管有关。

4. 急性意识障碍 与脑膜炎症、脑水肿、颅内压增高有关。

5. 潜在并发症 心内膜炎、心包炎、化脓性关节炎等。

6. 有感染传播的危险 与脑膜炎球菌经飞沫、接触传播有关。

【护理目标】

1. 患儿体温逐渐降至正常。

2. 患儿组织灌注量恢复正常，生命体征平稳。

3. 患儿瘀点、瘀斑消退，皮肤完整。

4. 患儿意识逐渐恢复。

5. 患儿未发生并发症或并发症得到及时发现和处理。

6. 患儿及相关人员能采取正确隔离措施，未发生交叉感染。

【护理措施】

（一）一般护理

1. 休息与活动 病室空气流通，温湿度适宜。一般患儿卧床休息，发热和意识障碍者须绝对卧床休息。根据病情给予适当体位。一般患儿取平卧位，休克患儿取休克体位，颅内压增高者头部抬高

15°~30°。各项检查、治疗和护理操作集中进行，尽量减少搬动患儿，以免诱发抽搐。

2. 饮食护理 病情不同，给予不同饮食以补充营养。能进食者给予高热量、高蛋白、高维生素、易消化的流质或半流质饮食，鼓励患儿多饮水。频繁呕吐及意识障碍不能进食者，遵医嘱静脉补充水分和营养，维持水、电解质和酸碱平衡。

（二）对症护理

1. 皮肤护理

（1）保持皮肤清洁 床褥清洁、松软、干燥、平整，内衣宽松、柔软、勤换洗，防止大小便后浸湿。患儿的床单、被套、内衣裤、毛巾等须消毒后再使用。

（2）保持皮肤完整 重点保护瘀点、瘀斑处皮肤。定时翻身，翻身时避免拖、拉、拽等动作；可使用保护性措施，如用海绵圈、气垫床等保护皮肤。不宜在瘀点、瘀斑处穿刺。瘀点瘀斑吸收过程中常有刺痒感，应修剪并包裹患儿指甲，防止抓破。必要时，局部涂止痒药膏。

（3）皮肤破溃处理 可用生理盐水清洗，局部涂抗生素软膏，大面积者用消毒纱布包扎，防止继发感染。

2. 正确采集细菌学检查标本 应在使用抗生素前采集。因脑膜炎球菌可发生自溶死亡，所以标本采集后要立即保暖（30~50℃），及时送检。

3. 腰椎穿刺护理 腰椎穿刺易引发脑疝，诊断明确者尽量不做腰椎穿刺，穿刺前后均用20%甘露醇快速静脉滴注。穿刺过程中不宜将穿刺针芯全部拔出，宜缓慢放出少量脑脊液用于检查即可。穿刺后去枕平卧4~6小时，不要抬头起身，以免诱发脑疝。

4. 其他护理 高热护理、惊厥护理、降低颅内压护理、呼吸衰竭护理、急性意识障碍护理参见本章第四节"中毒型细菌性痢疾"相关内容。

（三）用药护理

1. 抗菌药 ①青霉素：注意给药剂量、间隔时间、疗程及青霉素过敏反应。②磺胺类：注意保护肾脏，需观察尿量、性状，鼓励患儿多饮水，遵医嘱补充碱性药物。③氯霉素：注意观察胃肠道反应、骨髓抑制情况，定期复查血常规。

2. 脱水剂 应在30分钟内快速滴入20%甘露醇250ml，要注意保护血管，如每日更换注射血管、注射部位保暖等。若甘露醇渗出血管，用50%硫酸镁湿敷。监测尿量，注意药物对肾脏的损伤情况。输液过快、过多时，注意监测心率，防止心力衰竭。

3. 血管活性药 严密监测血压，防止静脉炎，防止药液外渗。

4. 抗凝药 应用肝素时注意用药剂量、用法、间隔时间，注意观察出血情况，如皮肤黏膜出血、注射部位出血、血尿及便血等。如有异常，立即汇报医生，并配合治疗和护理。

（四）病情观察

1. 一般表现 密切观察生命体征、神志、瞳孔、尿量变化，注意热型以及呼吸频率、节律和深度的变化；注意血压和脉压的变化。

2. 观察特殊表现 ①观察皮疹部位、大小、颜色、消长情况，注意瘀点、瘀斑处皮肤有无坏死或水疱。②观察有无惊厥、抽搐。③观察有无颅内压增高、脑疝情况。④监测心、脑、肝、肺、肾等重要脏器功能情况。

（五）预防感染的传播

1. 管理传染源 患儿就地住院隔离，密切监护。一旦高度怀疑流脑，应在30分钟内给予抗菌治疗，飞沫隔离为主，接触隔离为辅，隔离至临床症状消失后 3 天，不少于发病后 7 天。对密切接触的易感儿应医学观察 7 天。

2. 切断传播途径

（1）加强防护　流脑流行季节，易感者（儿童、体弱者）外出戴有效防护口罩，避免到人多拥挤的公共场所。患儿尽量减少外出，外出必须戴医用口罩。医务人员为流脑患儿进行诊疗、护理时，要注意职业防护，如戴医用防护口罩，必要时穿隔离衣、戴手套。

（2）严格消毒　要"三晒一开"，即常晒太阳、晒被褥、晒衣服，居室要常开窗通风。患儿的口鼻、呼吸道分泌物应先消毒再弃去。

3. 保护易感人群

（1）增强抵抗力　冬春季节气候多变，应注意及时增减衣物，常到室外呼吸新鲜空气，多锻炼。

（2）接种疫苗　学龄前儿童、入伍新兵及免疫缺陷者预防接种 A + C 群流脑疫苗。

（3）药物预防　对密切接触的易感儿可用磺胺甲噁唑、头孢曲松、氧氟沙星等药物进行预防治疗。

（六）心理护理

多与患儿及家长沟通，态度亲切和蔼。解释疾病的相关知识，使其对疾病防治有所认识，减轻其焦虑、恐惧心理。抢救患儿时，保持镇静、忙而不乱，取得家长信赖，使其产生安全感。

（七）健康教育

1. 疾病知识指导　向患儿及家属解释疾病相关知识，若流脑并发脑神经损害、智力运动障碍、失语、癫痫等后遗症，应指导患儿和家属积极进行康复训练。

2. 疾病预防指导　积极宣传防治流脑的科普知识，使儿童及家属建立良好的个人卫生习惯，勤洗手、勤漱口。搞好公共场所环境卫生，保证空气流通。流行期间尽量避免聚集，尽量避免探视患儿。

【护理评价】

1. 患儿体温是否降至正常范围。

2. 患儿组织灌注量是否恢复正常，生命体征是否平稳。

3. 患儿瘀点、瘀斑是否完全消退，皮肤是否完整。

4. 患儿意识是否恢复。

5. 患儿有无发生并发症或并发症是否得到及时发现和处理。

6. 患儿周围人群是否被传染，医务人员是否有职业暴露情况。

第八节　结核病

PPT

一、概述

结核病是由结核杆菌引起的一种慢性感染性疾病。全身各个脏器均可受累，但以肺结核最常见。近年来，结核病的发病率有上升趋势。多耐药性结核杆菌株的产生已成为结核病防治的严重问题。儿童结核病是指 0～14 岁发生的各器官结核病，小儿时期的结核感染往往是成人结核的诱因。

【病原学】

结核杆菌属于分枝杆菌属，又称结核分枝杆菌，为需氧菌，革兰染色阳性，抗酸染色呈红色。分成四型：人型、牛型、鸟型、鼠型，对人类致病的主要是人型和牛型，其中，人型是人类结核病的主要病原体。结核杆菌抵抗力较强，在外界环境中可长期存活并保持致病力。阳光直射下 1 ~ 2 小时死亡；紫外线照射需 10 分钟才死亡；湿热 68℃ 或干热 100℃ 需 20 分钟以上才可灭活；痰液中的结核杆菌用 5% 苯酚或 20% 漂白粉须经 24 小时处理才能被杀死。

【发病机制】

儿童初次接触结核杆菌后是否发展为结核病，主要与机体的免疫力、细菌的毒力和数量有关，尤其与细胞免疫力强弱有关。机体感染结核杆菌后，在产生免疫力的同时，也产生变态反应，均为致敏 T 细胞介导，是同一细胞免疫过程的两种不同表现。

结核杆菌初次侵入人体，4 ~ 8 周后产生细胞免疫，通过细胞免疫应答使 T 淋巴细胞致敏。再次接触结核杆菌或代谢产物时，致敏的淋巴细胞释放一系列细胞因子，激活吞噬细胞，吞噬或杀灭结核杆菌。当细菌量少而组织敏感性高时，形成肉芽肿；当细菌量多、组织敏感性高时，则形成干酪样改变；当细菌量多、组织敏感性低时，可导致感染播散和局部组织坏死。

【流行病学】

1. 传染源　开放性肺结核患者是主要传染源，正规化疗 2 ~ 4 周后，随着痰菌排量减少而传染性降低。

2. 传播途径　呼吸道为主要传染途径。小儿吸入带结核杆菌的飞沫或尘埃后即可引起感染，形成肺部原发病灶。少数经消化道传染者，形成咽部或肠道原发病灶。经皮肤或胎盘传染者少见。

3. 易感人群　生活贫困、居住拥挤、营养不良、社会经济落后等是人群结核病高发的原因。新生儿对结核杆菌非常易感。儿童发病与否主要取决于：①结核杆菌的毒力及数量。②机体抵抗力的强弱：患麻疹、百日咳、白血病、淋巴瘤或艾滋病等的儿童因免疫功能受抑制或接受免疫抑制剂，尤其好发结核病。③遗传因素：与本病的发生有一定关系。

【辅助检查】

1. 结核菌素试验　儿童受结核杆菌感染 4 ~ 8 周后，结核菌素试验即呈阳性反应。结核菌素试验反应属于迟发型变态反应。

（1）试验方法　常用结核菌素纯蛋白衍生物（PPD）制品（每 0.1ml 含 5 个结核菌素单位），在左前臂掌侧中下 1/3 交界处皮内注射，形成直径 6 ~ 10mm 的皮丘。若患儿变态反应强烈，如患疱疹性结膜炎、结节性红斑或一过性多发性结核过敏性关节炎等，宜用 1 个结核菌素单位的 PPD 试验，以防局部的过度反应及可能的病灶反应。

（2）结果判断　48 ~ 72 小时后（一般以 72 小时为准）观察反应结果。测定局部硬结的直径，取纵、横两者的平均直径来判断其反应强度。硬结平均直径 <5mm 为阴性（－），5 ~ 9mm 为弱阳性（＋），10 ~ 19mm 为中度阳性（＋＋），≥20mm（儿童≥15mm）为强阳性（＋＋＋），局部除硬结外，还有水疱、破溃、淋巴管炎及双圈反应等为极强阳性（＋＋＋＋）。

✖ 练一练 ———————————————————————————————

患儿，男，2 岁。1 周来出现咳嗽、咳痰、低热，PPD 试验硬结直径为 13mm。判断的结果为（　）

A. 阴性　　　　B. 弱阳性　　　　C. 中度阳性　　　　D. 强阳性　　　　E. 极强阳性

答案解析

（3）临床意义　阳性反应见于：①接种卡介苗后。②年长儿无明显临床症状仅呈一般阳性反应者，表示曾感染过结核杆菌。③ 3 岁以下尤其是 1 岁以内未接种卡介苗者，中度阳性反应多表示体内有新的结核病灶。年龄越小，活动性结核的可能性越大。④强阳性和极强阳性者，表示体内有活动性肺结核。⑤由阴性反应转为阳性反应，或反应强度由原来小于10mm增至大于10mm，且增幅超过6mm，表示新近感染。接种卡介苗后与自然感染阳性反应的区别见表16-2。

表16-2 接种卡介苗后与自然感染阳性反应的主要区别

	接种卡介苗后	自然感染
硬结直径	多为5~9mm	多为10~15mm
硬结颜色	浅红	深红
硬结质地	较软、边缘不整	较硬、边缘清楚
阳性反应持续时间	较短，2~3天即可消失	较长，可达7~10天以上
阳性反应的变化	有较明显的逐年减弱倾向，一般于3~5年内逐渐消失	短时间内反应无减弱倾向，可持续若干年甚至终生

阴性反应见于：①未感染过结核杆菌。②结核迟发性变态反应前期（初次感染后4~8周内）。③假阴性反应：机体免疫功能低下或受抑制所致，如部分危重结核病；急性传染病如麻疹、水痘、风疹、百日咳等；体质极度衰弱者如重度营养不良、重度脱水、重度水肿等；应用糖皮质激素或其他免疫抑制剂治疗时；原发或继发免疫缺陷病。④技术误差或结核菌素失效。

2. 实验室检查

（1）结核杆菌检查 从痰液、胃液（婴幼儿可抽取空腹胃液）、脑脊液、浆膜腔液中找到结核杆菌是重要的确诊手段。

（2）免疫学诊断及分子生物学诊断 如用酶联免疫吸附试验（ELISA）、酶联免疫电泳技术（ELIEP）检测抗结核杆菌抗体；聚合酶链反应（PCR）、DNA探针快速检测结核杆菌。

（3）血沉检查 反映结核的活动性，多增快。

3. 影像学诊断 胸部X线检查是筛查儿童肺结核的重要手段，可检出结核病灶的范围、性质、类型、活动或进展情况。胸部CT检查有利于发现隐蔽病灶。

4. 其他辅助检查 纤维支气管镜检查有助于支气管内膜结核及支气管淋巴结结核的诊断；周围淋巴结穿刺液涂片检查可发现特异性结核改变，如结核结节或干酪坏死，有助于结核病的诊断和鉴别诊断；肺穿刺活检或胸腔镜下肺活检对特殊疑难病例确诊有帮助。

【治疗要点】

1. 一般治疗 注意营养，选用富含蛋白质和维生素的食物。有明显结核中毒症状及高度衰弱者应卧床休息。居住环境应阳光充足，空气流通，避免传染麻疹、百日咳等疾病。一般原发型结核病可在门诊治疗，治疗过程中应定期复查。

2. 抗结核药物 目的是杀灭病灶中的结核杆菌，防止血行播散。治疗原则：①早期治疗；②适宜剂量；③联合用药；④规律用药；⑤坚持全程；⑥分段治疗。

（1）目前常用的抗结核药物 ①杀菌药物。A. 全杀菌药：如异烟肼（INH）和利福平（RFP）。B. 半杀菌药：如链霉素（SM）和吡嗪酰胺（PZA）。②抑菌药物：常用的有乙胺丁醇（EMB）及乙硫异烟胺（ETH）。

（2）针对耐药菌株的几种新型抗结核药 ①老药的复合剂型：如利福平和异烟肼合剂（内含RFP 300mg和INH 150mg）；卫非特（内含RFP、INH和PZA）等。②老药的衍生物：如利福喷汀。③氟喹诺酮类药物：莫西沙星、左氧氟沙星、氧氟沙星等。④新的化学制剂：如帕司烟肼。

（3）儿童抗结核药 见表16-3。

表 16 - 3　儿童常用抗结核药物

药物	每日剂量（mg/kg）	给药途径	主要副作用
异烟肼（INH，H）	10～15（≤300mg/d）	口服（可肌注、静滴）	肝毒性、末梢神经炎、过敏反应、精神症状
利福平（RFP，R）	10～20（≤600mg/d）	口服	肝毒性、胃肠反应和过敏反应
链霉素（SM，S）	15～25（≤0.75g/d）	肌注	听力障碍、眩晕、肾功能障碍、过敏反应
吡嗪酰胺（PZA，Z）	30～40（≤0.75g/d）	口服	肝毒性、胃肠反应、痛风样关节炎
乙胺丁醇（EMB，E）	15～25	口服	视力障碍、视野缩小
乙硫异烟胺（ETH）、丙硫异烟胺（PTH）	10～15	口服	胃肠反应、肝毒性、末梢神经炎、过敏、皮疹和发热
卡那霉素	15～20	肌注	肾毒性、第Ⅷ对脑神经损害
对氨基水杨酸	150～200	口服	胃肠反应、肝毒性、过敏、皮疹和发热

（4）治疗方案　①标准疗法：一般用于无明显自觉症状的原发型肺结核。每日服用 INH、RFP 和（或）EMB，疗程 9～12 个月。②两阶段疗法：用于活动性原发型肺结核、急性粟粒性结核病及结核性脑膜炎。A. 强化治疗阶段：联用 3～4 种杀菌药物，目的在于迅速杀灭敏感菌、生长繁殖活跃的细菌与代谢低下的细菌，防止或减少耐药菌株的产生，为化疗的关键阶段。在长程疗法时，此阶段一般需 3～4 个月；短程疗法时，一般为 2 个月。B. 巩固治疗阶段：联用 2 种抗结核药物，目的在于杀灭持续存在的细菌以巩固疗效，防止复发。在长程疗法时，此阶段可长达 12～18 个月；短程疗法时，一般为 4 个月。③短程疗法：作用机制是快速杀灭机体内处于不同繁殖速度的细胞内、外结核杆菌，使痰菌早期转阴并持久阴性，且病变吸收消散快，远期复发少。可选用以下几种 6～9 个月短程化疗方案：A. 2HRZ/4HR（数字为月数，以下同）；B. 2SHRZ/4HR；C. 2EHRZ/4HR。若无 PZA，则将疗程延长至 9 个月。

（5）预防　①控制传染源：结核杆菌涂片阳性患者是儿童结核病的主要传染源，因此，早期发现和合理治疗结核杆菌涂片阳性的患者是预防儿童结核病的根本措施。②普及卡介苗接种：卡介苗是预防儿童结核病的有效措施。接种卡介苗的禁忌证：结核菌素试验阳性；注射局部有湿疹或患全身性皮肤病；急性传染病恢复期；先天性胸腺发育不全或严重联合免疫缺陷患儿。③预防性抗结核治疗：A. 适应证：婴幼儿未接种卡介苗而结核菌素试验阳性者；与开放性肺结核患者密切接触者；结核菌素试验新近由阴性转为阳性者；结核菌素试验阳性伴结核中毒症状者；结核菌素试验阳性，新患麻疹或百日咳患儿；结核菌素试验阳性需较长期使用糖皮质激素或其他免疫抑制剂的患儿。B. 方法：异烟肼（INH）每日 10mg/kg（≤300mg/d），疗程 6～9 个月；或 INH 每日 10mg/kg（≤300mg/d）联合利福平（RFP）每日 10mg/kg（≤300mg/d），疗程 3 个月。

二、原发型肺结核

原发型肺结核是结核杆菌初次侵入人体后发生的原发感染，为儿童肺结核的主要类型，包括原发综合征与支气管淋巴结结核。原发综合征由肺原发病灶、局部淋巴结病变和与两者相连部位的淋巴管炎组成；支气管淋巴结结核以胸腔内肿大淋巴结为主。

【病理】

基本病变为渗出、增殖和坏死。渗出性病变以炎症细胞、单核细胞以及纤维蛋白为主要成分；增殖改变以结核结节和结核性肉芽肿为主；坏死的特征性改变为干酪样病变。结核性炎症的主要特征为上皮样细胞结节和朗格汉斯细胞浸润。三种病变可相互转化，常以某种病变为主。

典型的原发综合征呈"双极"病变，即一端为原发病灶，一端为肿大的肺门淋巴结、纵隔淋巴结。原发型肺结核的病理转归可为吸收好转、进展或恶化，其中以吸收好转最为常见。

【临床表现】

原发型肺结核一般起病缓慢，症状轻重不一。轻者可无任何症状，仅在体检时才发现。可有低热、干咳、食欲减退、疲劳、盗汗等结核中毒症状，多见于年长儿。重者或婴幼儿可急性起病，体温高达 39～40℃，但一般情况尚可，与发热不相称，持续 2～3 周后转为低热，并伴结核中毒症状，婴儿可表现为体重不增或生长发育障碍。部分患儿出现结核变态反应表现，如疱疹性结膜炎、皮肤结节性红斑、多发性一过性关节炎等。当胸腔内淋巴结高度肿大时，可产生压迫症状，如喘鸣、声嘶、类似百日咳样痉挛性咳嗽、胸部静脉怒张等。

体检可见周围淋巴结不同程度肿大。肺部体征不明显，与肺内病变不一致。婴儿可伴有肝脏肿大。

【辅助检查】

1. 结核菌素试验 呈强阳性或由阴性转为阳性。

2. 胸部 X 线检查 是诊断肺结核的重要方法，要同时做正、侧位胸片。

（1）原发综合征 原发病灶、淋巴管炎和肺门淋巴结炎组成的典型哑铃状双极影已少见。

（2）支气管淋巴结结核 是儿童原发型肺结核 X 线胸片最为常见的，呈炎症型、结节型和微小型阴影改变。

3. 结核杆菌检查 是确诊的重要手段。从痰液、胃液、脑脊液或浆膜腔液中找结核杆菌。

4. CT 扫描 对疑诊肺结核但胸部 X 线检查无异常病例，有利于发现隐蔽区病灶。

5. 血沉 肺结核血沉增快，反映结核病的活动性。

【治疗要点】

主要应用抗结核药物治疗。

1. 无明显症状的原发型肺结核 选用标准疗法，每日服用 INH、RFP 和（或）EMB，疗程 9～12 个月。

2. 活动性原发型肺结核 宜采用直接督导下短程化疗（DOTS）。强化治疗阶段宜应用 3～4 种杀菌药物：INH、RFP、PZA 或 SM，迅速杀灭敏感菌，防止或减少耐药菌株产生，2～3 个月后以 INH、RFP 或 EMB 巩固维持治疗。常用方案为 2HRZ/4HR。

【护理评估】

1. 健康史 了解患儿是否接种过卡介苗，是否接触过开放性肺结核患者，家中有无肺结核患者。询问患儿的生活环境、居住条件和既往健康状况。

2. 身体状况 评估患儿营养状况，有无营养不良表现；评估患儿生命体征，尤其是热型；评估患儿有无结核中毒症状，有无疱疹性结膜炎、结节性红斑等结核过敏表现，有无胸内淋巴结肿大产生的压迫症状。

3. 心理－社会状态 评估患儿及家长对疾病病程、转归的认知程度及对护理知识的了解程度；评估患儿家长对结核传染性、隔离预防知识的了解程度和护理能力；评估家长是否存在焦虑、恐惧的心理。

【护理诊断】

1. 营养失调：低于机体需要量 与疾病消耗过多、食欲下降有关。

2. 活动无耐力 与结核中毒症状有关。

3. 体温过高 与结核杆菌感染有关。

4. 潜在并发症 药物不良反应。

5. 知识缺乏 家长及患儿缺乏结核病防治的相关知识。

6. 有感染传播的危险 与经呼吸道排出结核杆菌有关。

【护理目标】

1. 患儿摄入的营养素达到机体需要量，体重在正常范围内。

2. 患儿生活需要得到满足，体力恢复，能维持日常活动。

3. 患儿体温恢复正常。

4. 患儿全程遵医嘱用药，无发生药物副作用或及时发现药物不良反应。

5. 患儿及家长掌握疾病防治基本知识。

6. 密切接触者无感染或得到及时隔离治疗。

【护理措施】

（一）一般护理

1. 休息与活动 保持室内空气流通，温湿度适宜。除严重结核病应绝对卧床休息外，一般不用强调绝对卧床。适当进行室内、外活动，保证充足睡眠。肺结核患儿出汗多，尤其是夜间，应及时更换衣服，保持皮肤清洁干燥。

2. 饮食护理 应给予高热量、高蛋白、高维生素、富含钙质的饮食，如牛奶、鸡蛋、鱼、瘦肉、新鲜的水果和蔬菜等。注意食物的制作方法，以增进食欲。鼓励患儿进食，并宣传营养对疾病恢复的重要性。

（二）用药护理

向患儿及家长讲解抗结核药物的作用及使用方法，遵医嘱合理应用抗结核药物。部分抗结药物有胃肠反应、肝肾毒性，要注意观察患儿食欲的变化，有无恶心及皮肤、巩膜黄染等表现，定期检查肝功能、肾功能及尿常规等。对应用链霉素的患儿，要密切观察有无听神经损害。发现异常及时报告医生，并配合治疗与护理。

（三）病情观察

定时测量体温并准确记录。注意观察咳嗽的性质及咽部有无充血、化脓等变化。如出现烦躁、头痛、呕吐、嗜睡、惊厥等脑膜炎症状，应立即通知医生，及时处理。

（四）预防感染的传播

肺结核活动期的患儿需要进行呼吸道隔离，对患儿的分泌物、餐具、痰杯等进行消毒。避免与其他传染病、开放性结核病患者接触，以免加重病情。积极防治各种急性传染病，避免受凉引起上呼吸道感染。

（五）心理护理

多与患儿及家长沟通，态度亲切和蔼。解释疾病的相关知识，使其对疾病防治有所认识，减轻其焦虑、恐惧心理。

（六）健康教育

1. 向家长及患儿介绍肺结核的病因、传播途径及消毒隔离措施，做好患儿日常护理、饮食护理，预防各种传染病的发生。最好让患儿单居一室，室内保持通风。注意餐具、玩具、痰具、便盆的消毒；

被褥、书籍、玩具等在阳光下暴晒 6 小时以上。外出时要戴口罩。

2. 指导患儿注意劳逸结合，加强营养。

3. 指导家长观察患儿病情变化，监测体温，观察热度及热型。

4. 向患儿及家长强调全程规律服药的重要性。指导家长观察药物可能出现的不良反应。如出现异常，及时就诊，定期复查，及时调整治疗方案。

【护理评价】

1. 患儿有无得到充足的营养。

2. 患儿及家长有无根据患儿的健康情况，制定活动计划并坚持锻炼。

3. 患儿体温是否恢复正常。

4. 患儿是否全程规律服药，家长能否及时发现药物不良反应并积极就诊。

5. 患儿及家长能否掌握疾病防治相关知识，正确进行自我护理并坚持治疗。

6. 密切接触患儿的人群有无发生感染或是否得到及时隔离。

三、结核性脑膜炎

结核性脑膜炎简称结脑，是儿童结核病中最严重的类型。本病常在结核原发感染后 1 年内发生，尤其是初次感染结核 3～6 个月内最易发生，病死率及后遗症发生率均较高。由于卡介苗的广泛接种及结核病防治工作的开展，其发病率已明显降低。全年均可发病，但以冬春季多见。

【发病机制】

随患者年龄及免疫状态的不同，结核性脑膜炎的发病机制也有所差异。婴幼儿中枢神经系统发育不成熟、血脑屏障功能不完善、免疫功能低下与本病发生密切相关。机体初次感染形成菌血症时，结核杆菌种植于脑膜，当感染灶突破至蛛网膜下腔时，随脑脊液播散，经数天至数周即可引起结核性脑膜炎。结脑常为全身粟粒性结核病的一部分，通过血行播散而来，偶见脊椎、颅骨或中耳与乳突的结核灶直接蔓延侵犯脑膜。

【临床表现】

多慢性起病，婴儿可以骤然高热或惊厥起病，临床分三期。

1. 早期（前驱期） 约 1～2 周。主要症状是性格的改变，如精神呆滞、烦躁好哭、少言懒动、易倦易怒，可有发热、全身不适、头痛、畏食等非特异性症状。头痛多轻微或为非持续性。婴儿表现为蹙眉皱额、凝视、嗜睡或发育迟缓。

2. 中期（脑膜刺激期） 约 1～2 周。症状主要是颅内压增高的表现，如持续性头痛、喷射性呕吐、两眼凝视、嗜睡或惊厥等，出现脑膜刺激征；还可出现面神经、动眼神经与展神经瘫痪等脑神经障碍。婴儿可表现为前囟隆起，颅缝裂开。部分患儿出现脑炎体征。

3. 晚期（昏迷期） 约 1～3 周。上述症状逐渐加重，由意识模糊逐渐进入半昏迷、昏迷状态，痉挛性或强直性惊厥频繁发作，伴极度消瘦，常出现水、电解质代谢紊乱。最终因颅内压急剧增高导致脑疝而死亡。

【辅助检查】

1. 脑脊液检查 对本病的诊断极为重要。脑脊液压力增高，外观透明或毛玻璃状，可呈黄色。白细胞计数多为（50～500）×10^6/L，蛋白量增加。糖、氯化物均减少是结脑的典型改变。脑脊液静置 12～24 小时后，可见蜘蛛网状薄膜，取之涂片可查到抗酸杆菌。

？ 想一想

结核性脑膜炎、病毒性脑膜炎和化脓性脑膜炎三种疾病的脑脊液有何不同？

答案解析

2. 脑脊液结核杆菌培养　是确诊结脑的可靠依据。

3. 胸部 X 线检查　约85%的结脑患儿胸片有肺结核改变，其中90%为活动性病变。胸片证明有血行播散性结核病对确诊结脑有很大意义。

4. 结核菌素试验　早期呈阳性对诊断有帮助，晚期可呈假阴性。

5. 结核菌抗原检测　ELISA 法检测脑脊液结核菌抗原是敏感、快速诊断结脑的辅助方法。

6. 抗结核抗体测定　结脑患儿脑脊液 PPD－IgM 抗体和 PPD－IgG 抗体的水平高于血清中的水平。

7. 腺苷脱氨酶（ADA）活性测定　大部分结脑患儿的 ADA 在发病 1 个月内明显增高（＞9U/L），治疗 3 个月后明显下降。

【治疗要点】

主要包括抗结核治疗和降低颅内压两个重要环节。

1. 抗结核治疗　联合应用易透过血脑屏障的抗结核杀菌药物，分阶段治疗。

（1）强化治疗阶段　联合应用 INH、RFP、PZA 及 SM。疗程 3～4 个月。INH 15～25mg/（kg·d）；RFP 10～15mg/（kg·d），＜450mg/d；PZA 20～30mg/（kg·d），＜750mg/d；SM 15～20mg/（kg·d），＜750mg/d。开始治疗的 1～2 周，将 INH 全日量的一半加入 10% 葡萄糖中静脉滴注，余量口服，待病情好转后改为全日量口服。

（2）巩固治疗阶段　继续应用 INH、RFP 或 EMB。RFP 或 EMB 9～12 个月。抗结核药物总疗程不少于 12 个月，或待脑脊液恢复正常后再治疗 6 个月。

2. 降低颅内压

（1）脱水剂　常用 20% 甘露醇，每次 0.5～1g/kg，30 分钟内快速滴入，4～6 小时 1 次。脑疝时可加大剂量至每次 2g/kg，2～3 日后逐渐减量，7～10 日后停用。

（2）利尿剂　7～10 天停用甘露醇，此前 1～2 天加用乙酰唑胺口服，以减少脑脊液生成。根据颅内压情况，可服用 1～3 个月或更长，每日服或间歇服（服 4 日，停 3 日）。

（3）其他　根据病情，采用侧脑室穿刺引流、腰椎穿刺减压、鞘内注射及侧脑室小脑延髓池分流手术等。

3. 糖皮质激素　早期应用可抑制炎性渗出，降低颅内压，减轻中毒症状及脑膜刺激征，防止或减少脑积水发生。一般应用泼尼松，每天 1～2mg/kg（＜45mg/d），一个月后逐渐减量，疗程 8～12 周。

4. 对症治疗　对惊厥的患儿给予镇静止惊，积极纠正水、电解质紊乱等。

5. 随访观察　停药后随访观察至少 3～5 年。临床状症状消失、脑脊液正常、疗程结束后 2 年无复发者，方可认为治愈。

【护理评估】

1. 健康史　了解患儿是否接种过卡介苗，是否接触过开放性肺结核患者，家中有无肺结核患者。近期是否患过麻疹、百日咳、水痘等急性传染性疾病。

2. 身体状况　评估患儿生命体征、神志、瞳孔、囟门情况；评估患儿有无性格改变；评估患儿有无头痛、喷射性呕吐等颅内压增高表现；评估患儿有无脑神经障碍体征；评估患儿惊厥或抽搐发作次数、发作时间、抽搐部位和方式等。

3. 心理 – 社会状况 评估患儿及家长对疾病病程、转归的认知程度及对护理知识的了解程度；评估患儿家长对结脑传染性、隔离预防知识的了解程度和护理能力。本病病情重、预后不良、住院时间长、需长期治疗、费用高，家长均有不同程度的焦虑、恐惧心理。

【护理诊断/护理问题】

1. 营养失调：低于机体需要量 与呕吐、摄入不足及消耗增多有关。

2. 有皮肤完整性受损的危险 与长期卧床、排泄物刺激有关。

3. 潜在并发症 颅内压增高，水、电解质紊乱，药物不良反应等。

4. 焦虑 与病情重、病程长、后遗症发生率高有关。

5. 有感染传播的危险 与结核杆菌经呼吸道排出有关。

【护理目标】

1. 患儿能摄入一定的营养素和能量，体重无减轻。

2. 患儿不出现皮肤完整性受损。

3. 患儿不出现颅内高压症及水、电解质紊乱等。

4. 患儿及家长恢复心理健康，焦虑减轻或消失。

5. 患儿及家长掌握疾病防治基本知识，密切接触者无感染或得到及时隔离治疗。

【护理措施】

（一）一般护理

1. 休息与活动 保持病室空气流通，温湿度适宜。患儿绝对卧床休息，头部抬高 15°～30°。昏迷患儿取侧卧位或仰卧位头偏向一侧。保持室内安静，避免一切不必要的刺激。各项检查、治疗及护理操作尽量集中进行。

2. 饮食护理 评估患儿进食及营养状况，给予高热量、高蛋白及高维生素的流质或半流质饮食，保证机体营养以增强机体抵抗力，少量多餐，耐心喂养。清醒患儿宜采取舒适体位，协助进食；对昏迷患儿可进行鼻饲或静脉补液。鼻饲速度不宜过快，压力不宜过大，以免引起呕吐。

（二）对症护理

1. 头痛的护理 观察患儿头痛的性质、程度、部位、持续时间及频率。嘱患儿深呼吸，通过交流、听音乐等方式转移注意力，减轻疼痛。遵医嘱应用止痛剂、减低颅内压药物等。

2. 防治脑疝 遵医嘱应用 20% 甘露醇、利尿剂。配合医生做腰椎穿刺术、侧脑室穿刺引流术，做好术后观察及护理。腰椎穿刺术后去枕平卧 4～6 小时，遵医嘱定期复查脑脊液结果。观察生命体征、神志、瞳孔、尿量、头痛、呕吐等情况。

3. 维持皮肤、黏膜完整性 保持皮肤清洁、干燥，患儿出汗多，应及时更换衣服，大小便后及时更换尿布，清洗会阴、臀部。呕吐者做好口腔护理，每日清洁 2～3 次，以免呕吐致口腔细菌繁殖或并发吸入性肺炎，口唇干裂者可涂液体石蜡或润唇膏。昏迷及瘫痪患儿，每 2 小时翻身、叩背 1 次，骨隆突处可垫软垫，防止压疮。对昏迷不能闭眼患儿，用生理盐水纱布覆盖眼部，并涂以消毒眼膏保护角膜。

4. 其他护理 发热护理、惊厥及抽搐护理、降低颅内压护理、呼吸衰竭护理、意识障碍护理见本章第四节中"中毒型细菌性痢疾"相关内容。

（三）用药护理

1. 抗结核治疗护理 强调遵医嘱坚持规律、全程、合理应用抗结核药物的重要性，提高用药依从性。定期检查肝、肾功能，观察药物疗效及不良反应。

2. 使用甘露醇护理 选择粗大血管，30 分钟内快速滴入 20% 甘露醇 250ml。注射部位局部加温，防止静脉炎。监测尿量，警惕肾功能异常。输液过多、过快时，注意观察心肺功能，防止心力衰竭。

（四）病情观察

密切观察患儿生命体征、神志、瞳孔；观察头痛、呕吐、肢体活动情况；观察有无脑膜刺激征等异常，注意有无肺结核表现；观察脑脊液检查、结核菌素试验、胸片检查结果；观察有无并发症，发现异常，及时汇报医生，并积极配合治疗和护理。

（五）防止感染的传播

对伴有肺部结核病灶的患儿，应采取呼吸道隔离。病房要每日进行紫外线消毒，餐具、玩具要严格消毒处理，痰液、呕吐物及排泄物用5%苯酚或20%漂白粉消毒处理。

（六）心理护理

多与患儿及家长沟通，态度亲切和蔼。解释疾病的相关知识，使其对疾病防治有所认识，减轻其焦虑、恐惧心理。抢救患儿时，保持镇静、忙而不乱，取得家长信赖，使其产生安全感。

（七）健康教育

1. 向家长解释结脑的病因、临床表现、疾病的严重性，强调消毒隔离措施的必要性和坚持长期治疗的重要性，并具体指导家长病情观察要点、消毒方法及用药方法等。

2. 患儿病情好转出院后，指导患儿及家长严格执行治疗计划，坚持全程、合理用药；指导进行病情及药物毒副作用的观察，定期随诊。应告知结核病复发的时间多在停药后2~3年，复发的危险因素有营养不良、使用免疫抑制剂等。

3. 与患儿及家长一起制定合理的作息制度，保证休息和适当进行户外活动。加强患儿的营养供给，增强机体抵抗力。

4. 避免与开放性结核患儿接触，以防重复感染，加重病情。积极防治各种急性传染病。

5. 对留有肢体瘫痪后遗症的患儿，指导家长帮助患肢进行被动运动，也可以进行理疗、按摩、针灸等治疗，帮助肢体功能恢复。对失语和智力低下者，应进行语言功能训练。

【护理评价】

1. 患儿能否摄入一定的营养素和能量，体重有无减轻。
2. 患儿是否出现皮肤完整性受损。
3. 患儿有无发生并发症或并发症有无得到及时发现和处理。
4. 患儿及家长是否恢复心理健康，焦虑、恐惧等心理是否减轻或消失。
5. 患儿和家长是否掌握疾病防治基本知识，密切接触患儿的人群有无发生感染或是否得到及时隔离。

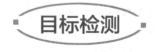

答案解析

一、单项选择题

1. 典型麻疹的出疹顺序是（　　）

    A. 耳后发际—面部—躯干—四肢—手掌足底

    B. 躯干—头面—耳后—四肢—全身

    C. 四肢末端—头面—躯干—背部—胸部

    D. 耳后发际—四肢末端—躯干—头面—后背

    E. 头面—耳后发际—前胸—后背—四肢末端

2. 患儿，男，3岁。高热3天，1天来全身出现淡红色斑丘疹，疹间有正常皮肤，伴有流涕、畏光，咳嗽重，诊断为麻疹。该患儿宜补充（　　）

 A. 维生素K   B. 维生素D   C. 叶酸

 D. 维生素A   E. 维生素B

3. 水痘皮肤病变的病理特征是（　　）

 A. 仅限黏膜   B. 仅限真皮   C. 仅限表皮

 D. 可侵及肌层   E. 可侵及皮下组织

4. 患儿，女，2岁。诊断为水痘。5天后患儿突然出现头痛、呕吐、抽搐3次，体温38℃。该患儿最可能出现的并发症是（　　）

 A. 高热惊厥   B. 肺炎   C. 胰腺炎

 D. 脓疱疮   E. 脑炎

5. 下列对流行性腮腺炎腮腺肿大的护理中，不正确的是（　　）

 A. 宜进易消化和清淡的软食   B. 腮腺肿大处可用醋调青黛散外敷

 C. 肿胀处可冷敷   D. 保持口腔清洁，餐后漱口

 E. 进食水果、果汁

6. 患儿，女，5岁。双侧腮腺肿大，表面发热但不红，有疼痛及触痛。下列针对该患儿的饮食指导中，正确的是（　　）

 A. 多进食一些坚果类食物   B. 多饮水，进食流质食物

 C. 多喝果汁补充维生素   D. 进食牛肉干，增加能量

 E. 食用橘子，促进食欲

7. 流行性乙型脑炎极期最严重的三种症状是（　　）

 A. 高热、意识障碍、呼吸衰竭   B. 意识障碍、呼吸衰竭、循环衰竭

 C. 高热、惊厥、呼吸衰竭   D. 高热、惊厥、循环衰竭

 E. 惊厥、呼吸衰竭、循环衰竭

8. 患儿，女，3岁。突然高热、惊厥，体温39.8℃，诊断为乙型脑炎。患儿经常处于睡眠状态，但可唤醒，并伴有短期抽搐。该患儿属于（　　）

 A. 重型乙脑   B. 轻型乙脑   C. 暴发型乙脑

 D. 普通型乙脑   E. 极重型乙脑

9. 猩红热患儿特有的体征是（　　）

 A. 口周苍白圈   B. 躯干麸皮样脱屑   C. 皮疹多在发热2天后出现

 D. 皮疹按出疹顺序消退   E. 多为持续性高热

10. 患儿，男，3岁。现处于猩红热恢复期，患儿的躯干呈糠麸样脱屑，手掌、足底可见大片状脱皮。下列针对该患儿的皮肤护理中，错误的是（　　）

 A. 大片脱皮时，可用手轻轻撕掉   B. 勤换衣服，勤晒衣被

 C. 观察脱皮进展情况   D. 用温水清洗皮肤，以免感染

 E. 剪短患儿指甲，避免抓破皮肤

11. 下列主要通过消化道传播的疾病是（　　）

 A. 麻疹   B. 水痘   C. 流行性腮腺炎

 D. 猩红热   E. 中毒型细菌性痢疾

12. 患儿，男，4岁。高热，惊厥3次，意识不清，初步诊断"中毒型细菌性痢疾"。应首先做的检查是（　　）

    A. 脑脊液检查　　　　　　B. 血常规　　　　　　　　C. 肛门拭子检查、便常规

    D. 头颅CT　　　　　　　　E. 头颅B超

13. 流行性脑脊髓膜炎患儿典型的皮肤黏膜体征是（　　）

    A. 白斑　　　　　　　　　B. 色素沉着　　　　　　　C. 瘀点、瘀斑

    D. 发绀　　　　　　　　　E. 黄疸

14. 小儿结核中最严重的类型是（　　）

    A. 结核隐性感染　　　　　B. 原发型肺结核　　　　　C. 支气管淋巴结结核

    D. 结核性脑膜炎　　　　　E. 粟粒性肺结核

15. 患儿，男，2岁。未曾接种卡介苗，结核菌素试验呈强阳性反应。提示（　　）

    A. 机体反应差　　　　　　　　　　　　　B. 需要接种卡介苗

    C. 有活动性肺结核　　　　　　　　　　　D. 曾有结核杆菌感染

    E. 严重营养不良

二、综合问答题

1. 麻疹高热时该如何护理？

2. 典型水痘的临床表现有哪些？

3. 流行性腮腺炎的病因及典型临床表现有哪些？

4. 猩红热的病因及临床表现有哪些？

5. 结核菌素试验的临床意义是什么？

6. 结核性脑膜炎的临床表现及护理措施有哪些？

（林旭星）

书网融合……

📄重点回顾

📱微课

📝习题

PPT

第十七章　儿科常用护理技术

导学情景

情景描述： 一位母亲带着一个 1 岁大的男童到儿保门诊进行健康咨询，并做生长发育体格检查。经护士检查：体重 13.5kg，身长 87cm，头围 46cm，胸围 46cm。

情景分析： 根据上述情景，该男婴各项体格指标处于正常值范围内。

讨论： 请根据学过的知识，说一说：常用的儿童体格测量指标有哪些？各项指标正常值范围是什么？儿童常用的护理技术有哪些？

学前导语： 儿科护理人员应熟练掌握各项儿科常用护理技术。那么，儿科常用护理技术有哪些？如何进行正确操作呢？

第一节　体格测量

【目的】

评价儿童生长发育情况。

【准备】

1. 护士准备　护士着装整洁、仪表端庄，洗手、戴口罩。

2. 物品准备　尿布、衣服或毛毯、记录本。器械：磅秤、身长测量板、立位测量器、测量床、软尺。

3. 小儿准备　小儿着单衣，小儿或家长清楚操作的目的和方法，并配合操作。

4. 环境准备　调节室温（高于25℃）。

【操作步骤】

1. 体重测量

（1）测量时间 晨起空腹排尿后或进餐后 2 小时测量为佳。

（2）测量方法 小婴儿用盘式杠杆秤测量，电子秤直接读数，机械秤记录读数至 10g（图 17-1）；稍大的婴幼儿用坐式杠杆秤测量，机械秤记录读数至 50g（图 17-2）；儿童能配合独自站立后，用站式杠杆秤测量，机械秤记录读数至 100g（图 17-3）。

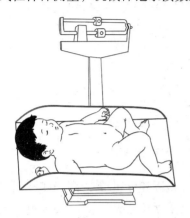
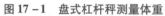

图 17-1 盘式杠杆秤测量体重

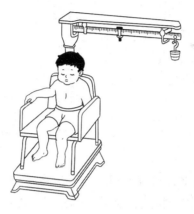

图 17-2 坐式杠杆秤测量体重

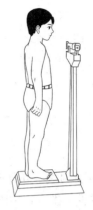

图 17-3 站式杠杆秤测量体重

2. 身长测量 方法随年龄而不同。

（1）3 岁以下儿童 卧位测量身长。儿童脱帽、鞋、袜及外衣，仰卧于量板中线上，助手将儿童头扶正固定，使其头顶接触头板，测量者一手按直儿童膝部，使两下肢伸直，另一手移动足板使其紧贴儿童两侧足底并与底板相垂直，当量板两侧数字相等时计数（图 17-4）。

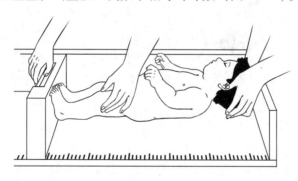

图 17-4 身长测量

（2）3 岁以上儿童 可用身高计或将皮尺钉在平直的墙上测量身高。要求儿童脱鞋、帽，直立，背靠身高计的立柱或墙壁，两眼平视前方，抬头挺胸，腹微收，两臂自然下垂，手指并拢，足跟靠拢，足尖分开约 60°，使两足后跟、臀部、肩胛间和头部同时接触立柱或墙壁。测量者移动身高计头顶板与儿童头顶接触，板成水平位时计数，记录至小数点后一位数（图 17-5）。

3. 坐高测量

（1）3 岁以下儿童 用量板卧位测顶臀长。测量者一手握住儿童小腿使膝关节屈曲，大腿与底板垂直，骶骨紧贴底板；另一手移动足板紧压臀部，量板两侧刻度相等时读数，记录至小数点后一位数（图 17-6）。

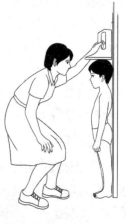

图 17-5 身高测量

（2）3 岁以上儿童　用坐高计测坐高。儿童坐于坐高计凳上，骶部紧靠量板，再挺身坐直，大腿靠拢紧贴凳面与躯干呈直角，膝关节屈曲成直角，两脚平放于地面；测量者移下头板与头顶接触读数，记录至小数点后一位数（图 17-7）。

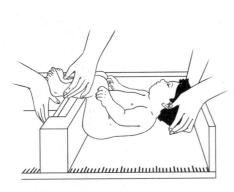

图 17-6　顶臀长测量

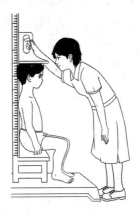

图 17-7　坐高测量

4. 头围测量　儿童取立位或坐位，测量者用左手拇指将软尺"0"点固定于儿童头部一侧齐眉弓上缘，左手中指、示指固定软尺与枕骨粗隆，手掌稳定儿童头部；右手使软尺紧贴头皮（头发过多或有小辫者应将其拨开），绕枕骨结节最高点及另一侧齐眉弓上缘，回至"0"点读数，记录至小数点后一位数（图 17-8）。

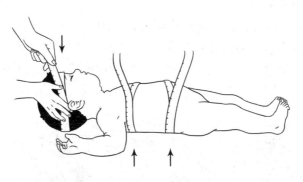

图 17-8　头围测量

5. 胸围　3 岁以下取卧位，3 岁以上取立位，两手自然平放或下垂，测量者一手将软尺"0"点固定于儿童一侧乳头下缘（乳腺已发育女孩，固定于胸骨中线第 4 肋间），一手将软尺紧贴皮肤，经背部两侧两肩胛骨下缘回至"0"点，取平静呼吸时的中间读数，或呼气、吸气时的平均数，记录至小数点后一位数。

6. 腹围　使小婴儿处于卧位，测量者将软尺 0 点固定于剑突与脐的中间，经同一水平位绕腹部一周回至"0"点，读数，记录至小数点后一位数。其他年龄儿童则为平脐绕腹一周的长度。

7. 上臂围　小儿两手平放或下垂，测量者将软尺"0"点固定于上臂外侧肩峰至尺骨鹰嘴连线中点，沿该水平绕上臂一周，回到"0"点，读数至小数点后一位数并记录。

【注意事项】

1. 测量体重　必须将秤校正调零；测量时应脱鞋，只穿内衣裤。衣服不能脱时应减去衣服重量，力求准确；称量时患儿不可接触其他物体或晃动；不能合作或病重的患儿可由护士或家长抱着患儿一起称重，称后去掉成人体重和患儿衣物重量。测量时间，以晨起空腹排尿后或进食后 2 小时为宜。需每日测量体重时，最好固定在同一时间，用同一秤进行。住院患儿每周测体重 1 次，新生儿每天测体重，肾病患儿每周测 2 次体重。

2. 标准量床 适用于 3 岁以内小儿卧位测身长、坐高；身高计（坐高计）适用于 3 岁以上小儿测身高、坐高。测量前应检查测量工具，若标准量床、身高计变形或损坏则不能使用。给 3 岁以下小儿测身长需要 2 人配合；注意安全，防止小儿跌落；推动滑板时动作应轻快，并准确读数。

3. 测量头围 固定小儿头部，不要让小儿头部摆动；头发过多或梳辫子者应先将头发在软尺经过处向上、下分开，让软尺紧贴头皮；软尺绕头部一圈时，不要过紧，更不能松弛，也不要打折。

4. 测量胸围 避免小儿耸肩、低头、挺胸、驼背等不良姿势；软尺应紧贴胸围皮肤；取平静呼吸的中间读数。

5. 测量腹围 测量前排空大小便；应注意避风，防止受凉；测量时软尺应紧贴腹围皮肤，量准腹围。

6. 测量上臂围 找准部位，测量时软尺应紧贴上臂围皮肤，量准上臂围。

7. 读数 正确读数，记录数值以 cm 为单位，记录到小数点后一位，误差 <0.5cm。

8. 其他 脑积水、急性脑水肿患儿，每天测量头围；腹水患儿，每天测量腹围。

🔧 **练一练**

小儿，男，4 个月，到儿科门诊进行体检。为小儿测量体重时，不应当（ ）

A. 早起空腹排尿后进行　　　　　　B. 进食后立即进行

C. 每次应在同一磅秤上称量　　　　D. 测量前应先校正磅秤为零点

E. 脱去衣裤鞋袜后进行

答案解析

第二节　皮肤护理

【目的】

1. 促进血液循环，增强皮肤排泄及散热功能。

2. 预防皮肤感染，清洁皮肤，使患儿舒适。

【准备】

1. 护士准备 护士评估婴儿病情、意识状态，测量体温、检查全身皮肤完整情况等，估计常见的护理问题，操作前洗手。

2. 用物准备

（1）沐浴法 ①棉布类：婴儿尿布、衣服、毛巾被及包布、系带。面巾 1 块、大毛巾 2 块。②护理盘：梳子、指甲刀、棉签、弯盘、液体石蜡、75% 乙醇、鱼肝油、爽身粉、肥皂、污水桶。必要时备水温表、碘伏。③浴盆：内盛温热水（2/3 满为宜），冬季水温为 38～40℃，夏季为 37～38℃，备水时温度稍高 2～3℃。另备一壶水，壶内盛 50～60℃热水备用。其他：必要时准备床单、被套、枕套、婴儿体重秤等。

（2）尿布皮炎的护理 温水盆、浴巾、毛巾、清洁尿布（质地柔软、吸水性好的浅色棉制尿布）、25～40W 红外线灯或鹅颈灯、棉签、弯盘、尿布筒。根据病情准备药物（0.02% 高锰酸钾溶液、紫草油、3%～5% 鞣酸软膏、氧化锌软膏、鱼肝油软膏、1% 甲紫、康复新溶液、硝酸咪康唑霜、克霉唑制剂）、无菌敷料，必要时按医嘱准备抗生素、化疗药物。

3. 小儿准备 小儿及家长了解操作的目的与方法并配合操作。

4. 环境准备 关闭门窗，调节室温在 26 ~ 28℃。

【操作步骤】

（一）沐浴法

1. 用治疗车携带用物至床旁，拉下婴儿床一侧护栏。

2. 脱去婴儿衣服，根据病情需要测量体重，保留尿布，用大毛巾包裹婴儿身体。

3. 擦洗面部：用单层面巾由内眦向外眦轻轻擦拭眼睛，清洗面巾或更换面巾部位，以同法擦另一眼，然后擦耳部、面部，擦时禁用肥皂。最后，用棉签清洁鼻孔。

4. 擦洗头部：打开大毛巾，抱起婴儿，以左手托住婴儿枕部，腋下夹住婴儿躯干，左手拇指和中指分别向前折婴儿双耳廓，堵住外耳道口，防止水流入耳内，右手将沐浴液涂于婴儿头部，以水冲净并用大毛巾擦干。

5. 用手将沐浴液涂于婴儿颈下、胸腹部、颈后、背部、臀部、会阴、四肢及手脚，护士以左手握住婴儿左肩及腋窝处，使婴儿头部枕于护士肘窝处，右手轻托双腿放入盆内，洗净后用大毛巾擦干。涂爽身粉（图17-9）。

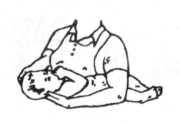 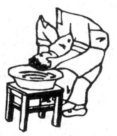 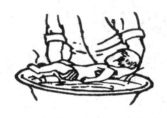 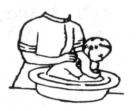

小婴儿洗头法　　　　较大婴儿洗头法　　　　婴儿出、入浴盆法　　　　洗背时婴儿的扶持

图 17-9　沐浴法

6. 如为女婴，轻轻分开阴唇，先后用清水自上而下擦洗；如为男婴，洗净包皮垢。

7. 换好干净衣服，系好尿布。必要时修剪指甲。梳理头发，检查口腔、脐部等，必要时涂药。

8. 整理床单位，拉好护栏，清理用物。

（二）尿布皮炎的护理

1. 核对、解释 携用物至小儿床旁，核对小儿信息，做到准确无误；向小儿家长说明目的、操作过程及注意事项，取得其配合。

2. 预防尿布皮炎的护理

（1）清洁臀部 备齐用物，核对、解释，解开尿布，用温水清洗臀部并用小毛巾吸干水分。腹泻患儿勤洗臀部，每次便后用温水冲洗（禁用肥皂液）、吸干，保持局部干燥，局部也可涂消毒植物油，以保护皮肤。

（2）保持臀部干燥 经常查看尿布有无污湿，及时发现、及时更换；尿布不可过紧、过松，不宜垫橡胶单或塑料布。

3. 做好尿布皮炎的程度判断 临床上根据臀部皮肤受损的程度，将尿布皮炎分为轻度和重度。

（1）轻度 表皮潮红。

（2）重度 ①重Ⅰ度：局部皮肤潮红，伴有皮疹。②重Ⅱ度：除以上表现外，还有皮肤溃破、脱皮。③重Ⅲ度：局部大片糜烂或表皮剥脱，有时可继发细菌或真菌感染。

4. 已发生尿布皮炎者的护理 应根据具体情况给予相应治疗和护理。

（1）轻度尿布皮炎的护理 ①暴露臀部：在季节或室温条件允许下，可仅垫清洁尿布于臀下，暴露臀部于空气中或阳光下10～20分钟，每日2～3次，注意保暖。②照射治疗：清洁、吸干患儿臀部，垫清洁尿布于臀下（男婴遮住会阴部，仰卧，暴露尿布皮炎部位），用红外线灯或鹅颈灯照射臀部，灯泡25～40W，灯泡距尿布皮炎部位30～40cm，15～20分钟，每日3～4次。③观察：随时观察皮肤情况，不得离开，以防意外。④涂药：照射完毕，酌情涂以油类或药膏（紫草油、鞣酸软膏）。⑤整理：给患儿更换清洁尿布及衣物，整理用物及床单位。

（2）重度尿布皮炎的护理 除按轻度尿布皮炎护理外，同时加强全身营养，再结合病情程度适当处理。①Ⅰ度：局部涂鱼肝油。②Ⅱ度：可用消毒植物油或鱼肝油纱布贴敷患处，或用氧化锌软膏涂于局部患处。③Ⅲ度：可用含有抗生素药膏的无菌敷料贴敷患处，及时更换。可涂鱼肝油软膏、康复新溶液，每日3～4次；如继发细菌或真菌感染，可用0.02%高锰酸钾溶液冲洗，涂1%～2%甲紫或硝酸咪康唑霜（达克宁霜）、克霉唑制剂，每日2次。

【注意事项】

（一）沐浴法

1. 小儿沐浴宜在喂奶前或喂奶后1小时进行，以避免呕吐和溢奶。

2. 沐浴时关闭门窗，调节室温为26～28℃。水温适宜，避免烫伤或受凉。

3. 减少暴露，注意保暖，动作轻快。耳、眼内不得有水或肥皂沫进入。注意观察全身皮肤情况，如发现异常，及时报告医生。

4. 对婴儿头顶部的皮脂结痂不可用力清洗，可用液体石蜡或植物油浸润，待痂皮软化后，轻轻梳去结痂后再予洗净。

（二）尿布皮炎的护理

1. 了解尿布皮炎的原因及分度。

2. 保持臀部清洁干燥，必要时尿布应煮沸、进行消毒液浸泡或阳光下暴晒以杀灭细菌。

3. 清洗臀部时，应以手蘸温水进行冲洗，避免用毛巾直接擦洗，洗后用浴巾轻轻吸干。

4. 涂药时，应用棉签贴在皮肤上轻轻滚动，不可上下涂擦，以免加剧疼痛和导致脱皮。

第三节 约束保护法

【目的】

1. 限制患儿活动，以利诊疗。

2. 保护躁动不安的患儿，以免发生意外。

【准备】

1. 护士准备

（1）评估患儿的病情，有无肢体及其他外伤。

（2）做好家长说服、解释工作，以取得合作。

2. 物品准备

（1）全身约束 大毛巾或床单。

（2）手或足约束 约束带。

（3）沙袋约束 2.5kg沙袋（用便于消毒的橡皮布缝制）、布套。

3. 患儿准备 患儿及家长理解操作的目的，家长配合观察皮肤颜色。

4. 环境准备 调节室温（高于 25℃）。

【操作步骤】

（一）全身约束法

方法一：①折叠大毛巾（或床单），达到能盖住患儿由肩至脚跟部的宽度。②放患儿于大毛巾中间，将大毛巾一边紧裹患儿一侧上肢、躯干和下肢，经胸、腹部至对侧腋窝处，再将大毛巾整齐地压于患儿身下。③大毛巾另一边紧裹患儿另一侧手臂，经胸压于背下，如患儿活动剧烈，可用布带围绕双臂打活结系好（图 17 - 10）。

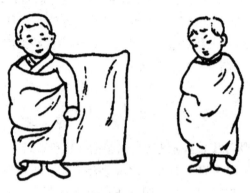

图 17 - 10　全身约束法

方法二：①折叠大毛巾（或床单），使宽度能盖住患儿由肩至脚跟部。②将患儿放在大毛巾中央，将大毛巾一边紧紧包裹患儿手臂，并从腋下经后背到达对侧腋下拉出，再包裹对侧手臂，多余部分压至身下。③大毛巾另一边包裹患儿，经胸压于背下。

（二）手或足约束法

1. 置患儿手或足于约束带甲端中间，将乙、丙两端绕手腕或踝部对折后系好，松紧度以手或足不易脱出且不影响血液循环为宜（图 17 - 11）。

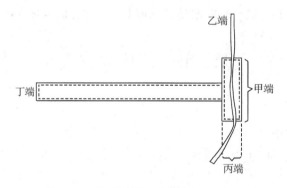

图 17 - 11　约束带

（三）沙袋约束法

根据需约束固定的部位不同，决定沙袋的摆放位置。

1. 需固定头部，防止其转动时 用两个沙袋呈"人"字形摆放在头部两侧。

2. 需保暖，防止患儿将被子踢开 可将两个沙袋分别放在患儿两肩旁，压在棉被上。

3. 需侧卧，避免患儿翻身时 将沙袋放于患儿背后。

【注意事项】

1. 结扎或包裹松紧适宜，避免过紧损伤患儿皮肤、影响血运，而过松则失去约束意义。

2. 保持小儿姿势舒适，定时给予短时的姿势改变，减少疲劳。

3. 约束期间，随时观察约束部位皮肤颜色、温度，以掌握血液循环情况。

第四节 婴儿喂养

【目的】

1. 熟练掌握喂养方法，按需哺乳、科学喂养，有助于母婴健康。

2. 普及母乳喂养、人工喂养等科学喂养知识，指导家长对儿童进行合理喂养。

【准备】

1. 护士准备 护士着装整洁、洗手，评估母亲身体状况。

2. 用物准备 清水，毛巾、尿布，奶粉、奶瓶、奶嘴，温开水、小毛巾、温奶器、围嘴。

3. 小儿准备 婴儿处于清醒状态，有饥饿感，已更换清洁尿布。

4. 环境准备 安静整洁，调节室温为 26～28℃，备隔帘或屏风以保护母亲隐私。

【操作步骤】

（一）母乳喂养

1. 核对信息，评估母亲身体状况，了解有无母乳喂养禁忌症。

2. 母亲洗净双手，协助产妇取舒适的体位，关闭门窗，注意保暖。

3. 了解母亲的乳汁分泌是否畅通，有无乳头凹陷、皲裂，乳房有无硬结及婴儿母乳喂养情况。

4. 协助母亲哺乳。指导母亲将手指靠在乳房下的胸壁上，示指支撑乳房基底部，拇指轻压乳房上部，可以改善乳房形态，易于婴儿含接。指导母亲用乳头碰婴儿的嘴唇，促使婴儿张嘴。待婴儿把嘴张大后，再把乳头及大部分乳晕放入婴儿口中。

5. 乳量较少时，吸完一侧乳房再吸另一侧乳房；如乳量较多，每次可吸吮一侧乳房，下次哺乳时再吸另外一侧乳房，做到有效吸吮。

6. 哺乳后，挤出少许乳汁涂在乳头及乳晕处，预防乳头皲裂。

7. 指导母亲在哺乳的过程中注意观察婴儿的面色、呼吸，做到按需哺乳，有效哺乳。

（二）人工喂养

1. 准备 检查婴儿大小便；清洁双手，为婴儿戴上围嘴。清洁双手，取出消毒好的奶瓶、纯净水，调好水温。

2. 冲兑奶粉

（1）参考奶粉包装上的用量说明，按婴儿体重，将适量的水加入奶瓶。

（2）用奶粉专用的计量勺取适量奶粉，用奶粉盒（筒）口平面处刮平，放入奶瓶。旋紧奶嘴盖，一个方向轻轻摇晃奶瓶，使奶粉溶解至浓度均匀。

（3）将配好的奶滴到手腕内侧，感觉温度适宜便可以给婴儿食用。

3. 喂奶

（1）将婴儿抱入怀中，头部在母亲的肘弯处，用前臂支撑婴儿的后背，使其呈半坐姿势。

（2）反手拿奶瓶，用奶嘴轻触婴儿下唇，待其张开口后顺势放入奶嘴，奶瓶与嘴呈90°。

（3）喂奶时，始终保持奶瓶倾斜，使奶液充满奶嘴。避免婴儿吸入空气而引起溢乳。

（4）喂奶完毕，身体前倾用肩接婴儿头，将婴儿竖抱，用空心掌轻轻拍打后背，婴儿打嗝后，让其处于右侧卧位再安睡。

4. 整理 将奶瓶中剩余的奶倒出，将奶瓶清洗干净并消毒。将其他用品清洁、整理，摆放整齐。

【注意事项】

（一）母乳喂养

1. 每次哺乳时间不宜过长，15 分钟左右即可。刚出生的新生儿，喂哺时间不超过 30 分钟。

2. 哺乳完毕后使婴儿处于竖直，头紧靠母亲肩上，轻拍婴儿背部以帮助其胃内空气排出。哺乳后一般将婴儿保持于右侧卧位，以利胃排空，防止反流和吸入造成窒息。

（二）人工喂养

1. 配方奶粉应注明开盖时间，密闭、阴凉处保存，有效期为 1 个月。

2. 配奶的量勺用后不得放回奶粉罐，应放置于无菌罐内，无菌罐 24 小时更换。

第五节　婴儿抚触

【目的】

1. 增强婴儿肌肉力量和促进关节灵活度的发展。

2. 促进婴儿身心发展。

3. 促进母婴情感交流。

【准备】

1. 护士准备 除去手上饰品，洗净并温暖双手。

2. 物品准备 毛毯、婴儿润肤油。

3. 婴儿准备 婴儿充分休息，情绪稳定；不处于饱餐状态，也无饥饿感。

4. 环境准备 选择温暖安静的房间，室温 26 ~ 28℃，湿度 50% ~ 60%。可以播放一些柔和的音乐。

【操作步骤】 e 微课

1. 操作者 常选用站姿，保持双肩放松，背部挺直。

2. 顺序 倒少量婴儿润肤油于掌内，涂布均匀，按头、胸、腹、四肢、手足、背、臀依次进行抚触。

3. 头部 双手拇指从婴儿下颌中央向面部两侧以上滑动，呈"微笑"状；两手拇指从前额中央向两侧移至太阳穴；两手掌面从前额发际抚向脑后，并停止于两耳后乳突处，轻轻按压。

4. 胸部 双手分别从胸部的外下侧向对侧的外上方交叉推进，在胸部形成大的交叉，注意避开乳头。

5. 腹部 双手交替横放在婴儿上腹部，从上腹部轻轻施压按摩至下腹部，反复按摩多次，每次保持有一只手接触婴儿腹部，用手从婴儿右下腹向上经中上腹滑向左上腹，推向左下腹，做倒"U"形动作，然后回到右下腹，重复按摩几次。

6. 四肢 涂上润肤油后，将双手弯成圈状，套在婴儿手臂上，由上往下滑动，揉捏肌肉关节，以同样的方法揉捏下肢肌肉关节。

7. 手足　涂上润肤油后，托住婴儿小手，用拇指指腹从婴儿掌根部滑向指尖，伸展婴儿的手掌，并从指根到指尖揉捏每一个手指。用同样方法抚触婴儿的小脚。

8. 背部　婴儿呈俯卧位，涂上润肤油后，两手掌分别于脊柱两侧由中央向两侧滑动；以脊柱为中分线，双手与脊柱成直角，往相反方向重复移动双手。顺序为：从背部上端开始滑向臀部，再回肩膀。

9. 臀部　双手掌心分别按住婴儿臀部左右侧，均向外侧旋转，按"♡"形揉搓婴儿的臀部。

【注意事项】

1. 注意保暖，防止受凉。确保抚触时不受干扰，可播放一些柔和的音乐，帮助彼此放松。

2. 抚触需温暖双手，开始时轻触，随后逐渐增加压力以使婴儿适应。不要让婴儿的眼睛接触润肤油，在抚触后抱婴儿时，防止因婴儿润肤油作用而使婴儿滑脱。

3. 不宜在刚喂乳后或婴儿饥饿的情况下进行抚触，以免引起婴儿的不适和不安。对婴儿每次抚触15分钟即可。要根据婴儿的需要，一旦感觉婴儿满足了即应停止。

第六节　婴儿手指操

【目的】

能够根据婴儿动作发展水平，对婴儿进行精细动作训练。

【准备】

1. 护士准备　除去手上饰品，洗净并温暖双手。

2. 物品准备　音乐、儿歌、相应道具。

3. 婴儿准备　婴儿充分休息，情绪稳定；不处于饱餐状态，也无饥饿感。

4. 环境准备　室内、室外均可。调节室温，维持24～26℃。

【操作步骤】

1. 游戏"爸爸、妈妈、瞧一瞧"　为6个月以下婴儿练习方法。婴儿配合儿歌，模仿成人做动作。

（1）"爸爸瞧"：左手从背后伸出，张开手指挥动。

（2）"妈妈看"：右手从背后伸出，张开手指挥动。

（3）"宝宝的小手看不见"：双手都放在背后。

（4）"爸爸、妈妈、快来看"：手继续放在背后不动。

（5）"宝宝的小手又出现了"：双手从背后再拿出来。

提示：在做本手指操的时候，要鼓励婴儿在伸出手的时候将五指用力张开。

2. 指认游戏手指操　为7～12个月婴儿练习方法。婴儿配合儿歌做动作。

（1）"小手拍拍"：两只手掌对拍。

（2）"手指伸出来"：伸出左右手，摆动。

（3）"眼睛在哪里"：右手握拳，伸出示指指向右眼。

（4）"眼睛在这里"：左手握拳，伸出示指指向左眼。

（5）"用手指出来"：两手食指同时指向双眼。

本手指操可以重复句式，如"小手拍拍、小手拍拍"再指向不同部位：鼻子、嘴巴等。

【注意事项】

在做手指操时要注意观察婴儿，若有不良情绪应及时停止，动作轻柔。注意和婴儿进行语言交流。

第七节　婴儿被动操

【目的】

能够根据婴儿动作发展水平，对婴儿进行粗大动作训练。

【准备】

1. 护士准备　婴儿脱去外衣，检查纸尿裤（尿布）是否需要更换。操作人员除去手上、身上影响活动的饰品，双手掌心抹少量润肤油相互揉搓，温暖双手。

2. 物品准备　轻音乐、润肤油。

3. 婴儿准备　婴儿充分休息，情绪稳定；不处于饱餐状态，也无饥饿感。

4. 环境准备　调节室温，维持 24 ~ 26℃。

【操作步骤】

1. 准备运动　婴儿仰卧，护理人员双手握住婴儿双手腕向上轻轻抓握，按摩 4 下至肩部，由踝关节轻轻按摩 4 下至大腿根部，由胸部自内向外打圈按摩至腹部，每个动作重复 4 ~ 6 次，缓解婴儿肌肉紧张、关节僵硬的状态。

2. 扩胸运动　握住婴儿双手，拇指放在婴儿手掌内，两臂左右张开，然后胸前交叉。动作交替。

3. 屈肘运动　向上弯曲左臂肘关节，还原。向上弯曲右臂肘关节，还原。

4. 肩部运动　握住婴儿右手把上臂拉直，以婴儿肩关节为轴心，贴近身体由内向外做圆形旋转肩关节动作。同法做左侧肩部运动。

5. 上举运动　婴儿双臂向体侧外平展，与身体成 90°，使上肢与躯干呈"上"字形，双手向前平伸，掌心相对。以肩关节为轴心，双手上举婴儿双臂过头顶，掌心向上，还原至身体两侧。

6. 抬臀运动　婴儿仰卧，双腿伸直平放。握住婴儿双侧膝盖，将婴儿双腿伸直并拢，慢慢上举至 90°，慢慢还原。

7. 屈膝运动　婴儿仰卧，双腿伸直平放。握住婴儿右侧脚腕，屈缩到腹部，然后伸直。同法做左侧屈膝运动。

8. 踝关节运动　婴儿仰卧，护理人员的左手托住婴儿右脚踝骨，右手握住婴儿右足前掌，将婴儿的脚尖向上屈收踝关节。脚尖向下伸展踝关节。同法做左脚踝关节运动。

9. 侧身运动　婴儿仰卧并腿，双臂屈曲放在胸腹前。护理人员左手轻轻握住婴儿双手，放在婴儿胸前，右手扶在婴儿左肩，由仰卧位转为右侧卧位，慢慢还原（四拍）。将婴儿从仰卧位转为左侧卧位，然后还原。重复 4 个八拍。

10. 整理　让婴儿躺好休息。所用物品清理、摆放整齐。

【注意事项】

在做被动操时，根据婴儿月龄和实际情况，可以打乱做操顺序或者选择几节重点进行训练。婴儿有不良情绪时，应及时停止，做操动作要轻柔。注意和婴儿进行语言交流。

第八节　静脉输液

一、头皮静脉输液法

婴幼儿头皮静脉丰富且无静脉瓣，分支互相沟通、交错成网，表浅易固定，头皮静脉输液不影响患儿肢体活动，因此，对小于1.5岁的小儿可以选择头皮静脉输液法。然而，头皮静脉输液一旦发生药物外渗，易导致局部组织坏死或出现瘢痕。故目前临床上建议，小儿不宜首选头皮静脉输液，上肢静脉为首选，其次考虑下肢静脉和其他静脉，最后再视情况选择头皮静脉。

小儿常用头皮静脉部位见图17-12。

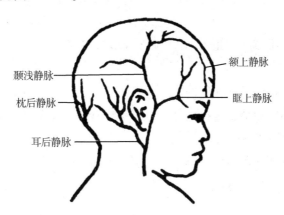

图17-12 小儿常用头皮静脉部位

【目的】

1. 补充液体、营养，维持体内电解质平衡。

2. 使药物快速进入体内。

3. 能关心、体贴患儿，进行有效沟通。

【准备】

1. 护士准备 衣帽整洁，了解患儿病情，观察穿刺部位毛发、皮肤和血管状况，对家长和患儿做好解释、说服工作；操作前洗手、戴口罩。

2. 物品准备 液体和药液、治疗盘、输液器、输液巡视卡。治疗盘：内置消毒液、棉签、弯盘、胶布、头皮针（4～5.5号），无菌巾内放入已吸入生理盐水或10%葡萄糖5ml的注射器、剃刀、污物杯、肥皂、纱布，必要时备约束带。

3. 患儿准备 为患儿更换尿布，协助患儿排尿，剃净穿刺部位局部毛发。

4. 环境准备 室内安静整洁，光线充足，温湿度适宜。

【操作步骤】

1. 治疗室内，按医嘱核对床号、姓名、药物，检查药液质量和输液器，配制药液时严格执行无菌操作，将输液器插入输液瓶。

2. 携用物至病室，核对患儿，再次核对药液。将输液瓶挂于输液架上，排气，检查有无气泡。

3. 将枕头放在床沿，使患儿横卧于床中央，助手站于患儿足端，穿刺者位于患儿头端，选择静脉，必要时顺头发方向剃净局部头发。

4. 局部消毒皮肤后，将盛有生理盐水的5ml注射器接上头皮针，排尽气体后，一手绷紧血管两端皮肤，另一手持针在距静脉最清晰点向后移0.3cm处将针头沿静脉向心方向，针尖斜面向上平行进入。以下是不同部位头皮静脉的穿刺方法。

（1）额正中静脉穿刺：该静脉是头皮静脉中较大的一支，粗短而直，不滑动，易固定。紧绷皮肤后以15°～20°角进针，针头斜面刺破皮肤后角度变小，刺入血管时角度改为10°～15°，使针与血管平行推进。但额正中静脉易外渗，逆行进针可克服。

（2）颞静脉穿刺：该静脉细长、浅直，不易滑动。能看清静脉者由浅入深进行穿刺，开皮时较浅，回血后，向前略平行推进后固定。看不清静脉者可用示指触摸，能摸到静脉沟，根据血管走向，在手指引导下进针，刺入血管后可有通畅感，即为成功。

（3）耳后静脉、枕静脉穿刺：该静脉血管多表浅，管壁薄而脆，因此，进针应小角度，浅进针。

（4）眶上静脉等毛细血管穿刺：血管表浅、弯曲，穿刺时选择一段无弯曲的血管，5°~10°进针，缓慢进针，防止刺破血管。

（5）颅骨骨缝穿刺：用手摸准患儿颅骨骨缝后，剃去局部毛发，消毒，绷紧皮肤，15°进针，在骨缝中间穿刺见回血即可。

5. 见回血后推液少许，确认针在血管内。

6. 用输液贴固定，分离注射器，连接输液器。将头皮针与输液器连接处充满液体后再连接，防止气体进入，根据病情及药物调节滴速。

7. 填写输液观察卡并注明输液时间、药物、滴速，签名。

8. 帮助患儿取舒适卧位，整理床单位。

9. 整理用物，按医疗垃圾分类处理。

10. 洗手，记录。

11. 定时巡视，观察输液情况和病情变化。

12. 输液完毕，轻轻取下胶布，关闭调节器，将针头拔出，用无菌棉球压迫片刻后，胶布固定。

【注意事项】

1. 严格执行查对制度和无菌技术操作原则，切忌误入动脉。

2. 头皮静脉与头皮动脉的鉴别如下。

（1）头皮静脉特点：表浅，外观呈浅蓝色，触诊无搏动，用手指压迫血管的近心端后充盈明显，血液多呈向心方向流动，啼哭时充血明显。一般静脉较细小，管壁薄，易被压扁，较固定，不易滑动。穿刺后回血为暗红色，推注液体时压力较小，液体滴入顺畅，小儿安静无哭闹。

（2）头皮动脉特点：位置深在，外观呈淡红色或正常皮肤色，触诊有搏动，用手指压迫血管的远心端后充盈明显，血液为离心流动，啼哭时无明显充血扩张。一般动脉管壁较厚，不易压扁，易滑动。如穿刺时误入动脉，回血为鲜红色，呈冲击状，液体注入时，局部呈现树枝状，周围皮肤阵阵发白，滴入需较大压力，小儿有哭闹、尖叫现象。

3. 合理使用和保护静脉，由远端到近端进行穿刺。

4. 穿刺中注意观察患儿面色和一般情况，不可按压胸部，不可捂住患儿口鼻。

5. 输液中，观察输液速度是否合适，局部有无肿胀，针头有无移动、脱出，瓶内溶液是否滴完，各连接处有无漏液，以及有无输液反应等。

6. 输液完毕，夹闭输液导管，逐层分离输液贴，用敷贴轻压穿刺点，快速拔针，按压3~5分钟至无出血，切忌揉搓。

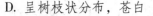 **练一练**

小儿头皮静脉输液时，如误注入头皮动脉，局部变形为（　）

A. 局部无变化　　　　　　　B. 沿静脉走向呈条索状红线　　　　C. 苍白、水肿

D. 呈树枝状分布，苍白　　　E. 局部发绀、水肿

答案解析

二、静脉留置管术

【目的】

1. 保持静脉通道通畅，便于抢救时随时给药等。

2. 减轻患儿痛苦，减少反复穿刺，保护静脉。

【准备】

1. 护士准备 衣帽整洁，评估患儿病情、静脉情况、合作程度，对家长和患儿做好解释工作；操作前洗手、戴口罩。

2. 物品准备 液体和药液、输液器、治疗盘。治疗盘：内置消毒液、头皮针、棉签、不同规格的留置针、肝素帽、透明敷贴、弯盘、胶布、治疗巾，根据需要备剃刀、肥皂、纱布、固定物。

3. 患儿准备 协助患儿排尿，必要时做全身约束。

4. 环境准备 室内安静整洁，光线充足，温湿度适宜。

【操作步骤】

1. 治疗室内，检查药液、输液器，按医嘱核对床号、姓名、药物，按无菌操作原则配好药物，并将输液器针头插入输液瓶塞，关闭调节器。

2. 携用物至床旁，核对患儿姓名、药液，将输液瓶挂于输液架上，排尽空气，备好留置针，备好胶布。

3. 选择穿刺部位：头皮静脉或外周静脉。

4. 检查留置针：是否在有效期内，留置针外套管与针芯连接是否紧密，尖端有无毛刺等。

5. 稍松动留置针外套管与针芯，与输液器相连，排出空气。

6. 选择静脉，外周静脉穿刺需要扎止血带，消毒皮肤，再次核对。

7. 取下留置针并排尽空气，左手绷紧皮肤、固定静脉，右手持针翼，留置针与皮肤呈15°~30°刺入血管，见回血后再进入少许，保证外套管在静脉内，将针尖退入套管内，将套管针送入血管，松开止血带，固定蝶翼，撤出针芯。

8. 消毒穿刺点周围皮肤，待干后用透明敷贴固定，连接输液装置，注明置管时间。用胶布固定插入肝素帽的输液器针头及输液管。

9. 调节滴速，再次核对，签字并交代患儿和家长注意事项。

10. 清理用物，洗手，记录。

11. 输液完毕，需要封管。拔去输液器针头，消毒肝素帽，用注射器向肝素帽内注入封管液（2~5ml 的 0.9% 氯化钠注射液），边推液边退针，正压脉冲式封管。

12. 再次输液时，常规消毒肝素帽，抽回血，有回血后注入生理盐水 5~10ml 冲管，将输液器头皮针插入肝素帽，完成输液。

【注意事项】

1. 一般静脉留置针可以保留 3~5 天，最好不超过 7 天。

2. 妥善固定，告知患儿及家长注意不要抓挠留置针，不在穿刺肢体上端使用血压袖带和止血带。

3. 每次输液前后，要检查局部皮肤情况，敷贴如有潮湿、渗血应及时更换，发生留置针相关并发症时应拔管。

? **想一想**

婴儿，18个月，因肺炎入院，需要静脉输液。该患儿较胖，上下肢静脉血管不清晰。护士经过评估后，决定选择头皮静脉进行输液。小儿头皮血管丰富，如果你是一名儿科护士，怎样鉴别头皮静脉与头皮动脉呢？

答案解析

第九节 股静脉穿刺法

股静脉穿刺法适用于早产儿、新生儿、危重及不宜翻身的婴幼儿、经外周静脉采血困难患儿的静脉取血，为诊断及治疗疾病提供依据。

【目的】

正确进行股静脉穿刺，为患儿采集股静脉血标本。

【准备】

1. 护士准备 服装整齐，认真核对医嘱、化验单、化验项目、条形码及患儿姓名；洗手，戴口罩。评估患儿股静脉周围皮肤及清洁情况，了解患儿出凝血情况。

2. 用物准备 治疗盘1个：内置消毒液、无菌棉签、无菌棉球、脱敏胶布、采血试管、5ml注射器1~2个，清洁尿布。

3. 患儿准备 清洗患儿会阴部及腹股沟区皮肤，更换尿布。

4. 环境准备 室内安静整洁，光线充足，温湿度适宜。

【操作步骤】

1. 备齐用物，携用物至患儿床旁，认真核对姓名、床号、腕带。

2. 患儿取仰卧位，用尿布覆盖外阴，以免排尿污染穿刺部位。

3. 将患儿双腿分开，穿刺侧大腿外展与躯干呈45°角（呈蛙腿姿势），屈膝呈90°角，助手双手按住患儿的膝部，固定下肢。

4. 操作者站在患儿足端或穿刺侧，在腹股沟中1/3与内1/3交界处，用左手示指触摸股动脉搏动点，常规消毒穿刺部位皮肤，消毒操作者左手示指远端。

5. 再次确定搏动点，右手持注射器，自股动脉搏动点内侧0.3~0.5cm处垂直刺入，刺入深度视患儿胖瘦而定，然后逐渐向上提针并同时抽吸，见有回血时立即停止提针，固定针头并按要求抽足血量。

6. 用无菌棉球轻压穿刺处，同时快速拔出针头。助手按压穿刺部位5~10分钟或直至不出血为止。用胶布固定穿刺部位，并观察局部有无出血。帮助患儿取舒适体位。

7. 操作者将血缓慢注入取血试管，再次核对（若穿刺失败，同法取对侧）。

【注意事项】

1. 穿刺前应熟悉股三角的解剖位置，股动脉内侧是股静脉，外侧是股神经（图17-13）。若抽出鲜红色血液，提示误入股动脉，应立即拔出针头，压迫穿刺处5~10分钟至不出血为止。

2. 若穿刺失败，不宜在同侧多次穿刺，以免局部发生血肿。

3. 有出血倾向或凝血功能障碍者严禁股静脉穿刺，以免引起内出血。

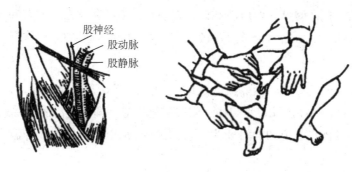

股神经
股动脉
股静脉

图 17 - 13　腹股沟血管分布和股静脉穿刺法示意图

第十节　婴幼儿灌肠法

【目的】

1. 灌肠可刺激肠壁、促进肠蠕动，为婴幼儿解除便秘；为手术、检查做好准备；清除肠道有害物质，减轻中毒。

2. 通过肠道给药，达到治疗和降温的目的。

【准备】

1. 护士准备　服装整齐，洗手，戴口罩，向患儿家属及有理解力的患儿做好解释工作，评估患儿情况、合作程度。

2. 用物准备　治疗盘：内置灌肠筒 1 套、肛管（新生儿 7 ～ 11 号，婴儿 9 ～ 12 号，幼儿 10 ～ 13 号）、血管钳、垫巾、弯盘、棉签、卫生纸、润滑剂、一次性手套、量杯、水温计。常用灌肠液：0.1% ～ 0.2% 的肥皂水、生理盐水，溶液温度为 39 ～ 41℃，用于降温时为 28 ～ 32℃。输液架、便盆及便盆巾、尿布，冬季准备毛毯用于保暖。

3. 患儿准备　协助患儿排尿。

4. 环境准备　关闭门窗，调节室温，注意遮挡。

【操作步骤】

1. 备齐用物携至床旁，关闭门窗，遮挡患儿，核对床号、姓名，挂灌肠筒于输液架上，筒底距床褥约 30 ～ 40cm。

2. 将枕头竖放，使其厚度与便盆高度相等，下端放便盆。

3. 将垫巾上端盖于枕头上，下端放于便盆之下，防止污染枕头及床单。

4. 协助患儿脱去裤子，用大毛巾包裹约束患儿双臂后，使其仰卧于枕头上，臀部放在便盆宽边上，双膝屈曲。解开尿布，如无大小便则用尿布垫在臀部与便盆之间，两腿各包裹一块尿布，分别放在便盆两侧。

5. 护士再次核对后，戴手套，连接肛管并润滑其前端，放出少许溶液排尽管内空气后，用血管钳夹紧橡胶管。分开臀部，暴露肛门，将肛管轻轻插入肛门（婴儿 2.5 ～ 4cm，儿童 5 ～ 7.5cm），固定，再用一块尿布覆盖在会阴上，以保持床单的清洁。

6. 松开血管钳，使液体缓缓流入，护士一手始终固定肛管，同时观察患儿一般状况及灌肠液下降速度。灌肠液量：6 个月以下为 50ml，6 个月至 1 岁为 100ml，1 ～ 2 岁为 200ml，2 ～ 3 岁为 300ml。

7. 溶液将流尽时夹紧橡胶管，用卫生纸包裹肛管后轻轻拔出，放入弯盘内，擦净肛门。若需保留灌肠液，可轻轻夹紧小儿两侧臀部数分钟。

8. 协助患儿排便后，擦净臀部，取出便盆，脱去手套，为小婴儿系好尿布并包裹，抱回原处。

9. 整理用物、床单位，洗手后，记录溶液量及排便量、性质。必要时留取标本送检。

【注意事项】

1. 灌肠中注意保暖，避免受凉。液体流入速度宜慢，注意观察患儿情况，如患儿疲乏，可暂停片刻后再继续，以免患儿虚脱；如患儿突然腹痛或腹胀加剧，应立即停止灌肠，并通知医生，给予处理。

2. 灌肠后，保留灌肠液在肠道内的时间为：清洁灌肠为 10 分钟以上，降温为 30 分钟以上，保留灌肠为 1 小时以上。

3. 急腹症、消化道出血患儿禁忌灌肠；急性心力衰竭或钠水潴留的患儿禁用生理盐水灌肠。小儿禁用清水灌肠，防止水中毒。

第十一节　温箱使用法

【目的】

能正确使用温箱，为不同出生体重早产儿选择合适的温湿度。

【准备】

1. 护士准备　着装整齐，修剪指甲，洗手，戴口罩。

2. 用物准备　新生儿温箱（图 17 - 14）、蒸馏水或灭菌注射用水、床单、大毛巾、包被、温湿度计。

3. 新生儿准备　视新生儿情况沐浴，给新生儿穿好纸尿裤和单衣。

4. 环境准备　室内安静整洁，关闭门窗，温箱置于温暖、无对流风、无阳光直射和无取暖设备的区域。

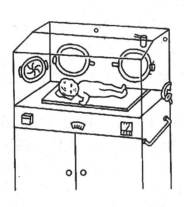

图 17 - 14　新生儿温箱

【操作步骤】

1. 在已消毒好的温箱内铺好床单，关闭玻璃门，可用包被或大毛巾做好"鸟巢"，让新生儿有安全感（对出生体重低于 1000g 的早产儿，箱内布类用物需经高压蒸汽灭菌）。

2. 在温箱水槽内，加蒸馏水或灭菌注射用水至水位线。

3. 打开电源开关，检查温箱各部件及功能是否正常，预热温箱。

4. 根据早产儿体重、出生日龄及体温，设定温箱的适宜温湿度（表 17 - 1）。

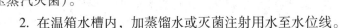

表 17 - 1　不同出生体重早产儿温箱温湿度参考数值

出生体重 (g)	温度				相对湿度
	35℃	34℃	33℃	32℃	
1000	出生 10 天内	出生 10 天后	出生 3 周后	出生 5 周后	
1500	—	出生 10 天内	出生 10 天后	出生 4 周后	55% ~65%
2000	—	出生 2 天内	出生 2 天后	出生 3 周后	
2500	—	—	出生 2 天内	出生 2 天后	

5. 温箱达到预定温度，核对新生儿，将穿好单衣和纸尿裤的新生儿放置于温箱内，若保暖不好，可适当提高箱内温度。

6. 定时测量体温，维持新生儿体温在 36 ~ 37℃ 之间，放入温箱的新生儿在最初 2 小时每隔 30 ~ 60 分钟测温 1 次，待体温稳定后可 4 小时测 1 次。记录体温和箱温。

7. 出温箱条件：①体重达到 2000g 或以上，体温正常；②在不加热的温箱内，室温维持在 24 ~ 26℃ 时，新生儿能保持正常体温；③新生儿在温箱内生活了 1 个月以上，体重虽不到 2000g，但一般情况良好。

8. 新生儿出箱后，应对温箱进行终末清洁消毒处理。

【注意事项】

1. 严格执行操作规程，定期检查温箱各部件性能是否正常，保证绝对安全。

2. 各种操作尽量在箱内集中进行，减少开箱次数，以防影响温箱温度，若确因需要暂出温箱治疗检查，应做好新生儿的保暖措施。

3. 随时观察使用效果，发现异常随时处理，严禁骤然提高温箱温度，以免新生儿体温上升造成不良后果。

4. 每天用消毒液及清水擦拭温箱内外，若遇奶渍及葡萄糖液随时擦拭；每周更换 1 次温箱，彻底清洁、消毒，再用紫外线照射；定期细菌培养；湿化器水箱用水每天更换 1 次，以免细菌滋生，机箱下面的空气净化垫每月清洗 1 次，若有破损及时更换。

护爱生命

为保持体温恒定，一些新生儿需要放置在温箱中。新生儿无自控能力、四肢活动大，特别是身上连接有气管插管、引流管、深静脉置管等多种管道的患儿，手脚容易产生不同程度的不自主活动或躁动，特别在哭闹时容易导致非计划拔管等事件而影响治疗，严重者可危及生命安全。以往主要使用棉垫加绷带固定患儿四肢来固定以防上述事件发生，但容易滑脱，固定操作烦琐，压力难控制，常因患儿躁动时被固定的绷带牵拉而影响肢体血液循环，给新生儿临床监护及护理带来很大挑战。某医院新生儿护理团队潜心研究，设计出一款"温箱用新生儿约束带"，能够对新生儿两侧肢体进行有效约束，防止其在使用呼吸机时因手部乱动而发生意外拔管，保证了新生儿的生命安全；还能对新生儿单侧肢体进行有效约束，满足对新生儿单侧手臂进行如打针、抽血、经外周静脉穿刺的中心静脉导管（PICC）换膜等操作时的肢体约束需求。新生儿科护士的这项小发明不仅节省了护理人力，也减少了患儿痛苦。

第十二节　光照疗法

光照疗法是通过蓝光照射使患儿体内未结合胆红素氧化分解为水溶性异构体，随胆汁和尿液排出体外，从而降低血中未结合胆红素水平。本法适用于新生儿高胆红素血症、新生儿溶血病、胆红素代谢先天性缺陷的辅助治疗。

【目的】

学会光疗箱的使用方法，明确光照疗法的作用机制。

【准备】

1. 护士准备　操作前洗手、戴墨镜。

2. 用物准备　光疗箱（采用波长为 425 ~ 475nm 的蓝色荧光灯）、遮光眼罩、纸尿裤、温湿度计、蒸馏水或灭菌注射用水。

3. 患儿准备　清洁皮肤，剪短指甲，测量体温。

4. 环境准备 室内安静整洁，温湿度适宜，最好选择空调房，光疗箱置于无阳光直射和无取暖设备的区域。

【操作步骤】

1. 清洁光疗箱，特别注意清除灯管及反射板的灰尘；箱内湿化器水箱加水至2/3满；接通电源，开启开关，检查线路及灯管亮度，预热箱温至患儿适中温度，相对湿度55%~65%。

2. 患儿入箱前需进行皮肤清洁，禁忌在皮肤上涂粉或油类。将患儿放入已预热好的光疗箱内，用护眼罩遮住双眼，患儿全身裸露，只用尿布遮盖会阴部，男婴注意保护阴囊，躁动者适当约束四肢或用少量镇静剂；灯管与患儿皮肤的距离为33~50cm，记录开始照射时间（图17-15）。

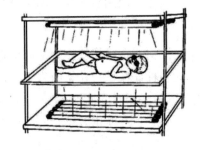

图17-15 婴儿蓝光治疗

3. 光疗应使患儿皮肤均匀受光，单面光照应每2~4小时更换一次体位，尽量使身体被广泛照射，可以仰卧、侧卧、俯卧交替更换，俯卧位时要有专人巡视，以免口鼻受压而影响呼吸。

4. 每小时应测量箱温和患儿体温，或根据病情、体温情况随时测量，使体温保持在36.5~37.2℃，如体温超过37.8℃或低于35℃应暂停照射，调整房间温度，待患儿体温恢复正常后再继续光疗。

5. 观察患儿的精神反应、呼吸、脉搏、皮肤颜色及变化、皮肤有无皮疹、大小便颜色与性状、四肢张力等。

6. 监测胆红素浓度，一般情况下，若血清胆红素 <171μmol/L（10mg/dl），可停止光疗。

7. 出箱前先将衣物预热，再给患儿穿好，摘掉护眼罩，妥善包裹，抱送给母亲，并做好各项记录。

8. 关闭电源开关，倒尽水槽内的水，清洁光疗箱，做好整机的清洗、消毒。

【注意事项】

1. 在使用中，保持灯管及反射板的清洁，如有灰尘会影响照射效果，记录灯管使用时间，灯管使用1000小时后必须更换。

2. 光疗时应按医嘱静脉输液，按需喂奶，保证水分及营养供应。观察并记录出入量。

3. 光疗过程中，患儿可出现轻度腹泻、深绿色多泡沫稀便、深黄色小便、一过性皮疹等副作用，可随病情好转而消失。光疗前后及期间要监测血清胆红素变化，以判断疗效。

4. 保持光疗箱玻璃透明度，有机玻璃制品忌用乙醇擦洗。

第十三节　换血疗法

换血疗法是通过输入正常的血液，替换患儿原有的部分或大部分血液，可迅速换出血中致敏红细胞和血清中的免疫抗体、游离未结合胆红素，以达到防止继续溶血、降低血浆中游离胆红素浓度、防止发生胆红素脑病（核黄疸）的目的。本法适用于母婴有ABO血型不合或Rh血型不合，产前诊断为溶血，出生时血红蛋白<120g/L，伴水肿、肝脾肿大、心力衰竭者；早期出现核黄疸症状，生后12小时内血清胆红素上升大于12μmol/L（0.75mg/dl），或已达到342μmol/L（20mg/dl）者；早产儿及上一胎溶血严重者适当放宽换血指征。

【目的】

协助医生对患儿进行换血治疗。

【准备】

1. 护士准备　着装整洁，洗手，戴口罩。

2. 用物准备　①血源：对 Rh 血型不合溶血者，应选 Rh 血型与母亲相同、ABO 血型与患儿相同的血液；对 ABO 血型不合溶血者，可用 O 型红细胞和 AB 型血浆混合血，也可用抗 A、抗 B 效价较低的 O 型血或患儿同型血。换血量为 150~180ml/kg（约为患儿全血量的 2 倍）。②10% 葡萄糖 1 瓶，肝素液（100ml 生理盐水 + 肝素钠 3mg）、注射用苯巴比妥钠 1 支、10% 葡萄糖酸钙 10ml，并按需要准备急救药物。③延长管、输血管、量杯、50ml 注射器、注射泵 3 台、心电监护仪、24 号留置针、三通管、头皮针、手套、皮肤消毒用物、换血记录单，真空采血管若干，备用抢救设备。

3. 患儿准备　换血前停止喂奶 1 次，术前半小时按医嘱缓慢推注苯巴比妥钠。

4. 环境准备　紫外线消毒换血室 1 小时，预热辐射保暖床，室温 26~28℃，湿度 50%~60%。

【操作步骤】

1. 核对患儿，向家长解释，取得配合。

2. 将患儿仰卧于辐射式保暖床上，贴上尿袋，必要时固定四肢。

3. 接上心电监护仪，调节好心率、呼吸及血氧饱和度上、下限。

4. 建立静脉通道：选择静脉（常用大隐静脉），常规消毒皮肤，留置静脉留置针，留血液标本进行血常规、胆红素、血糖、生化检查等的测定。

5. 动脉穿刺：选择动脉（常用桡动脉、颞浅动脉、股动脉），常规消毒皮肤，留置动脉留置针，接上三通管。

6. 再次核对腕带姓名和血袋，确认无误后开始进行换血。用 50ml 注射器抽取备用血液，接上延长管、头皮针，插入已消毒的静脉留置针肝素帽。由注射泵控制输血速度为 150~250ml/h；输入血液 20ml 后，再由动脉端放出血液，速度与静脉输血速度相等；由三通管侧孔注入肝素液，防止血液凝固。

7. 每 5~10 分钟记录出入量一次，进、出量之差不得超过 20ml，注意观察患儿一般情况、生命体征、尿量及颜色。

8. 每换血 100ml，静脉推注 10% 葡萄糖酸钙 1ml + 10% 葡萄糖 1ml。

9. 当血液剩下 20ml 时，动脉端停止放血（取下三通管，接上肝素帽，用肝素盐水正压封管）。剩下的血液以 2~4ml/（kg·h）的速度缓慢输入。

10. 换血后配合医生拔管，结扎缝合、消毒。

11. 整理用物，洗手，记录。

【注意事项】

1. 严格执行技术操作规程，避免空气栓塞和感染。

2. 保证各导管通畅，放血、注血速度均匀。维持正常的静脉压，以免发生失血性休克。

3. 注意保暖，详细记录出入量，严密观察患儿病情变化，及时处理意外情况。

4. 在换血前、术中、换血结束时均需留取血液标本，测定血清胆红素，视需要检查生化项目，以判断换血效果及病情变化。

5. 换血后护理如下。

（1）动脉留置针可留置 2~3 天，每 8 小时用肝素盐水正压封管一次。

（2）继续光疗及心电监护，注意黄疸消退情况，密切观察换血并发症，如有呼吸不规则、双吸气、呻吟等现象，应及时采取抢救措施。

（3）换血后 3~4 小时开始喂奶，观察患儿有无呕吐、腹胀及腹泻等。

第十四节　新生儿复苏

【目的】

能熟练配合医师进行新生儿窒息复苏，给予正确的护理。

【准备】

1. 护士准备　着装整洁，洗手，戴口罩，戴手套。

2. 用物准备　①抢救设备：远红外线辐射抢救台、脉搏血氧饱和度仪、低负压电动吸引器、供氧设备。②治疗盘中包括：复苏气囊、面罩、弯盘、吸球、一次性吸痰管（12F 或 14F）、手套、2 块毛巾（预热）、肩垫、听诊器、新生儿喉镜、不同型号气管导管和管芯、各种型号注射器、1：1000 肾上腺素、扩容剂、清洁的塑料袋和胶布等。各种用物处于备用状态。

3. 患儿准备　对患儿进行快速评估，判断是否有窒息。

4. 环境准备　调节室温为 25～28℃，光线适宜，环境清洁。

【操作步骤】

1. 快速评估和初步复苏

（1）快速评估　出生后立即用几秒钟的时间快速评估 4 项指标：①足月吗？②羊水清吗？③有哭声或呼吸吗？④肌张力好吗？

如以上 4 项均为"是"，应快速彻底擦干，与母亲皮肤接触，进行常规护理。如以上 4 项中有 1 项为"否"，则进行初步复苏。

（2）初步复苏　步骤如下。

①保暖：用预热毛巾包裹新生儿，置于预热好的远红外辐射保暖台上，注意擦干头部。对胎龄＜32 周的早产儿，可将其肩部到脚趾放在清洁的塑料袋内，立即装入，无须擦干，置于辐射保暖台上。

②体位：将新生儿头轻度仰伸（鼻吸气位），用肩垫将肩部略垫高 2～3cm，颈部轻度伸展，使咽后壁、喉和气管成一直线。

③吸引：用吸球或吸管（12F 或 14F）先口咽、后鼻腔清理分泌物，动作轻柔；并限制吸管的深度和吸引时间（＜10 秒），吸引器的负压不超过 100mmHg。

④擦干：快速彻底擦干新生儿全身，撤掉湿毛巾。

⑤刺激：用手轻拍或用手指轻弹新生儿的足底或摩擦背部 2 次以诱发自主呼吸。

⑥重新摆正体位（轻度仰伸位）。

⑦评估：评估面色、呼吸、心率。可触摸新生儿的脐带搏动或用听诊器听诊新生儿心跳，计数 6 秒，乘 10 即得出每分钟心率的快速估计值。面色红润，呼吸正常，心率大于 100 次/分，初步复苏有效；若心率小于 100 次/分，需要进行下一步正压通气。

2. 正压通气和脉搏血氧饱和度监测　新生儿复苏成功的关键是建立充分的通气。

（1）放置脉搏血氧饱和度仪　先把脉搏血氧饱和度仪的探头捆绑在新生儿右上肢的手腕或手掌中间，然后连接脉搏血氧饱和度仪主机端，监测心率和血氧饱和度。

（2）气囊面罩正压通气　具体如下。

①指征：A. 呼吸暂停或喘息样呼吸。B. 频率＜100 次/分。

②气囊面罩正压通气：需要关注以下三方面。A. 面罩选择：面罩型号以正好封住口鼻为宜，不能盖住眼睛或超过下颌。单手放置面罩法：在扣面罩时，大拇指与食指组成"C"型将面罩压向口鼻，另

三指呈"E"型托起新生儿下颌，即"EC 手法"。若面罩密闭欠佳，可用双手放置面罩法，即用双手的拇指和示指握住面罩向面部用力，每只手的其余 3 指放在下颌角并向面罩方向轻抬下颌，助手站在新生儿侧面挤压复苏囊。B. 压力：通气压力需要 $20 \sim 25 cmH_2O$，少数病情严重的新生儿可用 2～3 次 $30 \sim 40 cmH_2O$，以后通气压力维持在 $20 cmH_2O$。C. 频率：40～60 次/分，吸气：呼气 = 1：2。

（3）评估 由心率、胸廓起伏、呼吸音及血氧饱和度来评价。开始正压通气后，首先观察胸廓是否起伏，观察脉搏血氧饱和度仪上的心率和血氧饱和度显示。有条件可使用三联心电图仪监测心率。若自主呼吸不充分，或心率≤100 次/分，继续使用气囊面罩，并检查及矫正通气操作。

（4）检查及矫正通气 步骤（MRSOPA）如下。

①M（Mask）：调整面罩，重新放置面罩与面部形成良好的密闭。

②R（Reposition airway）：摆正体位，重新摆正头、颈部的位置，使之处于鼻吸气位。观察胸廓是否有起伏，若仍无起伏，进行下一步。

③S（Suction）：吸引口鼻，若气道被稠厚分泌物阻塞，可用吸球吸引口鼻。

④O（Open mouth）：打开口腔，用手指打开新生儿的口腔重新放置面罩，再进行正压通气并观察胸廓是否起伏。若胸廓仍无起伏，进行下一步。

⑤P（increase Pressure）：增加压力，可每次增 $5 \sim 10 cmH_2O$，直到每次呼吸时均能看到胸廓起伏。足月儿面罩通气最大的推荐压力是 $40 cmH_2O$。观察胸廓是否起伏，若仍无起伏，进行下一步。

⑥A（Airway）：替代气道，完成 5 步仍无胸廓运动，使用气管导管或喉罩气道。

（5）再评估及处理 经 30 秒有效正压通气后，如有自主呼吸且心率≥100 次/分，可逐渐减少并停止正压通气。根据脉搏、血氧饱和度值，决定是否常压给氧。若心率＜60 次/分，必须行气管插管正压通气并予胸外心脏按压。持续气囊面罩正压通气（＞2 分钟）可产生胃充盈，应常规经口插入 8F 胃管，用注射器抽气并保持胃管远端处于开放状态。

3. 气管插管正压通气和胸外按压

（1）喉镜下经口气管插管 具体如下。

①指征：需要气管内吸引清除胎粪时；气囊面罩正压通气无效或要延长时；胸外心脏按压时；经气管注入药物时；特殊复苏情况，如先天性膈疝或超低出生体重儿。

②准备：进行气管插管所必需的器械和用品应存放在一起，并处于随时备用状态。常用的气管导管为上下直径一致的直管（无管尖）。不透射线和标有"cm"刻度。如使用金属管芯，导丝前端不可超过管端。气管导管型号和插入深度的选择方法见表 17 - 2。

表 17 - 2 不同体重新生儿气管导管型号和插入深度的选择

体重（g）	导管内径（mm）	唇 - 端距离（cm）
≤1000	2.5	6～7
1000～2000	3.0	7～8
2000～3000	3.5	8～9
＞3000	4.0	9～10

注：唇 - 端距离为上唇至气管导管管端的距离。

③方法：A. 左手持喉镜，使用带直镜片（早产儿用 0 号，足月儿用 1 号）的喉镜进行经口气管插管。将喉镜夹在拇指与前 3 个手指间，镜片朝前。小指靠在新生儿颏部保持稳定，喉镜镜片将舌推至口腔左边，沿着舌面右边滑入，推进镜片直至其顶端达会厌软骨谷。B. 暴露声门。采用一抬一压手法，轻轻抬起镜片，上抬时需将整个镜片平行朝镜柄方向移动，使会厌软骨抬起即可暴露声门和声带。若未完全暴露，操作者可用小拇指或由助手的示指向下稍用力压新生儿的环状软骨，使气管轻度下移，

有助于看到声门。C. 插入有金属管芯的气管导管，将管端置于声门与气管隆凸之间，接近气管中点。D. 整个操作要求在 20 秒内完成。

（2）胸外按压　具体如下。

①指征：充分正压通气 30 秒后心率仍 <60 次/分，在正压通气的同时须进行胸外心脏按压。

②方法：应在新生儿两乳头连线中点的下方，即胸骨体中下 1/3 进行按压，避开剑突。按压深度约为胸廓前后径的 1/3，产生可触及脉搏的效果。按压和放松的比例为按压时间稍短于放松时间，放松时拇指或其他手指不离开胸壁。按压的方法有拇指法和双指法。A. 拇指法：双手拇指端压胸骨，根据新生儿体型不同，双拇指重叠或并列，双手环抱胸廓支撑背部。此法能较好地控制按压深度，并有较好的增强心脏收缩和冠状动脉灌流的效果，是胸外按压的首选方法（图 17 - 16）。B. 双指法：右手示、中两个手指的指尖放在胸骨上，左手支撑背部。其特点是不受患儿体型大小及操作者手大小的限制（图 17 - 17）。

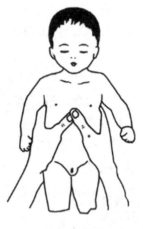

图 17 - 16　拇指按压法

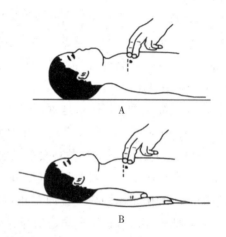

图 17 - 17　双指按压法

（3）胸外心脏按压和正压通气的配合　胸外按压必须在气管插管正压通气后进行。①方法：胸外心脏按压和正压通气频率比例为 3∶1，即 90 次/分按压和 30 次/分呼吸，达到每分钟 120 个动作。每个动作约 1/2 秒，2 秒内 3 次胸外按压加 1 次正压通气。②评估：40～60 秒重新评估心率，如心率仍 <60 次/分，除继续胸外心脏按压外，考虑使用肾上腺素。

4. 药物和（或）扩容

（1）使用药物　在新生儿复苏时，很少需要。新生儿心动过缓通常是因为肺部充盈不充分或严重缺氧，而纠正心动过缓的最重要步骤是充分的正压通气。

①肾上腺素。A. 指征：正压通气和胸外心脏按压 40～60 秒后，心率持续 <60 次/分。B. 剂量：新生儿复苏应使用 1∶10000 的肾上腺素。静脉用量为 0.1～0.3ml/kg；气管内注入用量为 0.5～1.0ml/kg，必要时 3～5 分钟重复一次。C. 用药途径：首选脐静脉插管给药，若脐静脉插管操作过程尚未完成，可首先行气管内快速给药，立即给几次正压通气，以迅速将药物送入肺内。若需重复给药，则应选择静脉途径。

②扩容剂。A. 指征：有低血容量、怀疑失血或休克的新生儿，在对其他复苏措施无反应时，考虑扩充血容量。B. 扩容剂的选择：可选择等渗晶体溶液，推荐生理盐水。大量失血则需要输血。

（2）评估　若心率 >60 次/分，撤去"胸外按压"；再评估心率，如心率 >100 次/分、血氧饱和度恢复正常，可撤去"气管插管和人工呼吸"，转入新生儿监护室。

5. 复苏后监护

（1）复苏后的新生儿可能有多器官损害的危险，应继续监护，包括：①体温监测；②生命体征监测；③早期发现并发症。

（2）继续维持内环境稳定的监测，包括：血氧饱和度、心率、血压、血细胞比容、血糖、血气分析及血电解质等。

（3）复苏后立即进行血气分析有助于估计窒息的程度，及时进行脑、心、肺、肾及胃肠等器官的功能监测，早期发现异常并适当干预，以减少窒息导致的死亡和伤残。

（4）一旦完成复苏，为避免血糖异常，应定期监测血糖，低血糖者静脉给予葡萄糖。如合并中、重度缺氧缺血性脑病者，有条件的单位可给予亚低温治疗。

【注意事项】

1. 足月儿辐射保暖台温度设置为 32～34℃，或腹部体表温度 36.5℃；早产儿根据其中性温度设置。

2. 新生儿复苏囊使用前，要检查减压阀、进气阀、气囊、储氧袋等是否完好。国内使用的新生儿复苏囊为自动充气式气囊（250ml），使用前检查减压阀。有条件者最好配备压力表。自动充气式气囊不能用于常压给氧。

3. 气管插管成功的标志：①胸廓起伏对称；②听诊双肺呼吸音一致，尤其是腋下，且胃部无呼吸音；③无胃扩张；④呼气时导管内有雾气；⑤心率、血氧饱和度和新生儿反应好转；⑥有条件者可使用呼出气 CO_2 检测器。

4. 复苏过程中，要密切观察新生儿的呼吸、心音、面色、末梢循环、神经反射及大小便情况；待呼吸平稳，皮色转红半小时后，停止给氧。呼吸是监护重点，呼吸评分和呼吸次数对复苏后的观察有一定帮助。

👁 **看一看**

组合复苏器

T－组合复苏器是一种气流控制和压力限制的机械装置，用于足月儿和早产儿正压通气，由于提供恒定一致的吸气峰压及呼气末正压，维持功能残气量，更适合早产儿复苏时正压通气的需要。操作方法：接上电源，气体由 T－组合复苏器的气体出口经一个管道输送到新生儿端，与面罩或气管导管相连。预先设定吸气峰压（PIP）20～25cmH_2O、呼气末正压（PEEP）5cmH_2O、最大气道压（安全压）40cmH_2O。操作者用拇指或示指关闭或打开 T 形管的开口，控制呼吸频率及吸气时间，使气体直接流入新生儿气道。本装置操作简单，使用灵活，压力输出稳定，操作者不易疲劳。

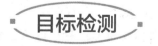

目标检测

答案解析

一、单项选择题

1. 婴儿抚触的环境要求为（　　）

　　A. 室温 26～28℃，湿度 50%～60%　　　　　B. 室温 28～30℃，湿度 50%～60%

　　C. 室温 25～30℃，湿度 40%～50%　　　　　D. 室温 28～30℃，湿度 40%～50%

　　E. 室温 30～32℃，湿度 40%～50%

2. 抚触时长一般以每次（　　）最为宜

    A. 15 分钟　　　　　　　B. 25 分钟　　　　　　　C. 35 分钟

    D. 45 分钟　　　　　　　E. 5 分钟

3. 婴儿抚触的标准顺序是（　　）

    A. 头面部—腹部—胸部—上肢—下肢—手足—背部—臀部

    B. 臀部—背部—腹部—胸部—头面部—上肢—下肢—手足

    C. 背部—臀部—头面部—胸部—腹部—上肢—下肢—手足

    D. 头面部—胸部—腹部—背部—臀部—上肢—下肢—手足

    E. 头面部—胸部—腹部—上肢—下肢—手足—背部—臀部

4. 婴儿沐浴时，用小毛巾擦眼部的顺序是（　　）

    A. 由内向外　　　　　　B. 由上至下　　　　　　C. 先对侧后同侧

    D. 先同侧后对侧　　　　E. 由下至上

5. 婴儿沐浴水温是多少（　　）

    A. 20℃　　　　　　　　B. 30℃　　　　　　　　C. 40℃

    D. 50℃　　　　　　　　E. 60℃

6. 婴儿沐浴室温是多少（　　）

    A. 18～20℃　　　　　　B. 20～22℃　　　　　　C. 24～25℃

    D. 26～28℃　　　　　　E. 28～30℃

7. 下列针对小儿臀红的护理措施中，正确的是（　　）

    A. 便后用冷水冲洗　　　　　　　　　　B. 污垢处用肥皂洗净

    C. 臀部在阳光下晒 30～60 分钟　　　　D. 洗净臀部待干后搽鞣酸软膏

    E. 洗净臀部后立即包好尿布以免粪便外溢

8. 患儿，男，10 个月。因发热、咳嗽、气促 3 日，加重 1 日入院。诊断为肺炎。护士为保护静脉，减轻患儿痛苦，给予头皮静脉留置管术。输液完毕，封管时，护士应进行的操作是（　　）

    A. 负压脉冲式封管　　　　　　　　　　B. 正压脉冲式封管

    C. 负压对流式封管　　　　　　　　　　D. 正压对流式封管

    E. 封管液快速注入封管

9. 早产儿，男，日龄 2 天，需要股静脉穿刺采血，护士如何确定穿刺点（　　）

    A. 股动脉搏动点处　　　　　　　　　　B. 股动脉搏动点外侧 0.1～0.3cm 处

    C. 股动脉搏动点内侧 0.1～0.3cm 处　　D. 股动脉搏动点外侧 0.3～0.5cm 处

    E. 股动脉搏动点内侧 0.3～0.5cm 处

10. 患儿，男，3 岁，因结肠手术，术前肠道准备，灌肠过程中患儿突然面色苍白、腹痛剧烈、出冷汗。护士的正确处理措施是（　　）

    A. 转动肛管　　　　B. 提高灌肠筒的高度　　　　C. 停止灌肠

    D. 提高灌肠速度　　E. 揉患儿腹部

11. 足月新生儿，女，体重 3500g。出生后 12 小时出现皮肤、巩膜黄染，血清总胆红素 280μmol/L。目前应采取的最有效的护理措施是给予（　　）

    A. 光照疗法　　　　B. 吸氧疗法　　　　C. 皮肤黏膜护理

    D. 补钙疗法　　　　E. 保暖疗法

12. 一般来说，早产儿出温箱标准为体重超过（　　）

    A. 1000g　　　　　　　B. 1500g　　　　　　　C. 2000g

    D. 2500g　　　　　　　E. 3000g

13. 新生儿黄疸采用蓝光照射的目的是（　　）

    A. 增强肝脏内葡萄糖醛酸转移酶的活性

    B. 促进未结合胆红素氧化分解为水溶性异构体

    C. 防止红细胞的继续破坏溶解

    D. 促进血浆蛋白与胆红素结合

    E. 增强肝脏对胆红素的摄取能力

14. 新生儿窒息心肺复苏按压的部位是（　　）

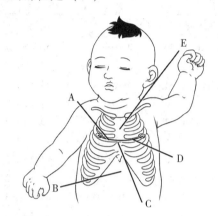

    A. A　　　　　　　　　B. B　　　　　　　　　C. C

    D. D　　　　　　　　　E. E

15. 新生儿窒息复苏胸外按压和正压通气的比例是（　　）

    A. 30∶2　　　　　　　B. 15∶2　　　　　　　C. 3∶1

    D. 4∶1　　　　　　　E. 5∶1

16. 正压通气时，气囊面罩正压通气的吸呼气时间比是（　　）

    A. 1∶2　　　　　　　B. 1∶3　　　　　　　C. 2∶1

    D. 3∶1　　　　　　　E. 1∶4

二、综合问答题

1. 为婴儿做被动操的注意事项有哪些？

2. 简述小儿约束法的注意事项。

3. 对重症新生儿溶血病患儿需要采用换血疗法，如何正确选择血源呢？

4. 新生儿窒息复苏药物抢救时，需要用到1∶10000的肾上腺素，原液为1∶1000，请问如何配置？

（张　敏　周　密）

书网融合……

📋 重点回顾　　　　　　📱 微课　　　　　　📋 习题

附　　录

附录一　7岁以下儿童体格发育测量值

附表 1-1　2015 年九市 3 岁以下儿童体格发育测量值（$\bar{x} \pm s$）

年龄（月）		体重（kg）		头围（cm）		身长（cm）	
		男	女	男	女	男	女
城区	初生	3.38 ±0.40	3.26 ±0.40	34.0 ±1.4	33.7 ±1.3	50.4 ±1.6	49.8 ±1.6
	1 ~ <2	4.95 ±0.60	4.62 ±0.56	37.7 ±1.2	37.0 ±1.2	56.3 ±2.1	55.2 ±2.0
	2 ~ <3	6.18 ±0.70	5.68 ±0.64	39.5 ±1.1	38.6 ±1.1	60.2 ±2.2	58.9 ±2.1
	3 ~ <4	7.11 ±0.79	6.51 ±0.74	40.9 ±1.3	39.9 ±1.2	63.4 ±2.1	61.9 ±2.2
	4 ~ <5	7.78 ±0.89	7.11 ±0.77	41.9 ±1.3	40.9 ±1.2	65.8 ±2.2	64.1 ±2.1
	5 ~ <6	8.26 ±0.94	7.60 ±0.85	42.9 ±1.3	41.8 ±1.3	67.7 ±2.3	66.1 ±2.3
	6 ~ <8	8.68 ±0.94	8.03 ±0.90	43.8 ±1.3	42.6 ±1.2	69.5 ±2.3	67.9 ±2.3
	8 ~ <10	9.35 ±1.03	8.70 ±1.02	45.0 ±1.3	43.9 ±1.3	72.5 ±2.4	70.9 ±2.6
	10 ~ <12	9.88 ±1.11	9.24 ±1.05	45.7 ±1.4	44.7 ±1.3	75.1 ±2.6	73.7 ±2.7
	12 ~ <15	10.26 ±1.10	9.65 ±1.06	46.3 ±1.3	45.3 ±1.3	77.6 ±2.7	76.2 ±2.7
	15 ~ <18	11.07 ±1.19	10.46 ±1.16	47.0 ±1.3	46.1 ±1.3	81.4 ±3.0	80.1 ±3.0
	18 ~ <21	11.50 ±1.26	10.89 ±1.19	47.6 ±1.3	46.6 ±1.3	84.0 ±3.0	82.8 ±3.0
	21 ~ <24	12.38 ±1.35	11.73 ±1.25	48.1 ±1.3	47.1 ±1.3	87.3 ±3.1	86.1 ±3.1
	24 ~ <30	12.98 ±1.48	12.36 ±1.41	48.5 ±1.4	47.5 ±1.4	90.6 ±3.6	89.3 ±3.6
	30 ~ <36	14.28 ±1.71	13.57 ±1.68	49.1 ±1.4	48.2 ±1.4	95.6 ±3.8	94.2 ±3.8
郊区	初生	—	—	—	—	—	—
	1 ~ <2	5.01 ±0.60	4.72 ±0.61	37.8 ±1.2	37.1 ±1.2	56.32 ±2.2	56.32 ±2.2
	2 ~ <3	6.30 ±0.76	5.79 ±0.68	39.7 ±1.3	38.8 ±1.2	60.5 ±2.3	60.5 ±2.3
	3 ~ <4	7.13 ±0.83	6.50 ±0.74	41.0 ±1.3	39.9 ±1.2	63.3 ±2.3	63.3 ±2.3
	4 ~ <5	7.76 ±0.93	7.11 ±0.85	42.1 ±1.3	41.0 ±1.3	65.6 ±2.3	65.6 ±2.3
	5 ~ <6	8.22 ±0.99	7.59 ±0.91	43.0 ±1.3	41.9 ±1.3	67.5 ±2.3	67.5 ±2.3
	6 ~ <8	8.70 ±1.06	8.07 ±0.97	43.8 ±1.3	42.8 ±1.3	69.4 ±2.6	69.4 ±2.6
	8 ~ <10	9.23 ±1.07	8.62 ±1.03	44.9 ±1.3	43.8 ±1.3	72.2 ±2.6	72.2 ±2.6
	10 ~ <12	9.79 ±1.11	9.10 ±1.05	45.7 ±1.3	44.6 ±1.3	74.8 ±2.7	74.8 ±2.7
	12 ~ <15	10.25 ±1.16	9.66 ±1.10	46.3 ±1.3	45.2 ±1.3	77.5 ±2.8	77.5 ±2.8
	15 ~ <18	10.87 ±1.18	10.29 ±1.17	46.9 ±1.3	45.9 ±1.3	81.1 ±2.8	81.1 ±2.8
	18 ~ <21	11.45 ±1.31	10.79 ±1.27	47.4 ±1.3	46.4 ±1.3	83.6 ±3.2	83.6 ±3.2
	21 ~ <24	12.29 ±1.36	11.65 ±1.29	48.0 ±1.3	47.0 ±1.3	86.7 ±3.3	86.7 ±3.3
	24 ~ <30	12.98 ±1.53	12.33 ±1.50	48.4 ±1.4	47.4 ±1.4	90.6 ±3.6	90.6 ±3.6
	30 ~ <36	14.12 ±1.73	13.59 ±1.64	49.0 ±1.4	48.1 ±1.4	95.1 ±3.8	95.1 ±3.8

数据来源：首都儿科研究所．2015 年中国九市七岁以下儿童体格发育调查［J］．中华儿科杂志，2018，56（3）：192-199．
注：—为未测量；初生指初生 0 ~ 3 天。

附表 1-2　2015 年九市 3~7 岁以下儿童体格发育测量值（$\bar{x} \pm s$）

年龄组（岁）	体重（kg）		身高（cm）		坐高（cm）		胸围（cm）		腰围（cm）	
	男	女	男	女	男	女	男	女	男	女
城区										
3.0~<3.5	15.5±2.0	14.9±1.8	99.4±4.0	98.3±3.8	58.0±2.5	57.0±2.4	51.1±2.7	50.0±2.5	48.4±3.3	47.6±3.0
3.5~<4.0	16.6±2.2	16.0±2.0	103.2±4.1	102.0±4.0	59.6±2.5	58.7±24	52.4±2.7	51.0±2.6	49.7±3.4	48.6±3.2
4.0~<4.5	17.8±2.5	16.9±2.2	106.7±4.2	105.4±4.1	61.1±2.5	60.1±2.4	53.4±3.0	51.8±2.7	50.7±3.8	49.3±3.3
4.5~<5.0	19.0±2.8	18.1±2.5	110.1±4.5	108.9±4.4	62.6±2.6	61.8±2.6	54.6±3.2	52.8±3.1	51.7±4.1	50.0±3.7
5.0~<5.5	20.4±3.1	19.5±2.9	114.1±4.6	112.8±4.5	64.2±2.6	63.4±2.5	55.6±3.5	54.0±3.3	52.3±4.3	51.0±4.1
5.5~<6.0	21.7±3.5	20.7±3.2	117.1±4.7	116.0±4.6	65.5±2.7	64.8±2.5	56.7±3.8	55.0±3.7	53.4±4.7	51.6±4.4
6.0~<7.0	23.7±4.0	22.3±3.6	121.8±4.9	120.2±5.0	67.4±2.8	66.5±2.7	58.3±4.3	56.1±3.9	54.7±5.3	52.5±4.7
郊区										
3.0~<3.5	15.4±1.9	14.8±1.9	99.0±4.0	97.8±3.9	57.8±2.5	56.9±2.5	51.2±2.6	49.9±2.5	48.5±3.3	47.7±3.3
3.5~<4.0	16.5±2.1	15.8±2.0	102.6±4.1	101.5±4.1	59.4±2.5	58.5±2.4	52.3±2.6	50.9±2.7	49.4±3.3	48.4±3.3
4.0~<4.5	17.6±2.4	16.9±2.3	106.2±4.2	105.1±4.2	61.0±2.5	60.0±2.5	53.2±2.9	51.8±2.9	50.4±3.7	49.2±3.6
4.5~<5.0	18.7±2.8	17.9±2.3	109.4±4.5	108.5±4.2	62.4±2.6	61.6±2.4	54.2±3.2	52.6±2.8	51.0±4.1	49.7±3.6
5.0~<5.5	20.0±3.1	19.1±2.7	113.0±4.8	112.1±4.5	63.8±2.7	63.1±2.5	55.2±3.5	53.5±3.2	51.9±4.6	50.5±4.0
5.5~<6.0	21.3±3.3	20.3±3.2	116.2±4.7	115.1±4.8	65.3±2.6	64.4±2.7	56.3±3.6	54.4±3.6	52.8±4.8	51.1±4.5
6.0~<7.0	23.3±4.0	22.0±3.5	121.2±5.0	119.8±5.1	67.2±2.8	66.4±2.7	57.9±4.1	55.8±3.7	54.2±5.4	52.0±4.7

数据来源：首都儿科研究所. 2015 年中国九市七岁以下儿童体格发育调查[J]. 中华儿科杂志，2018，56（3）：192-199.

附录二　中国儿童膳食营养素参考摄入量

附表 2 – 1　能量需要量

年龄（岁）	能量（kcal/d）						能量（MJ/d）					
	轻体力活动		中体力活动		重体力活动		轻体力活动		中体力活动		重体力活动	
	男	女	男	女	男	女	男	女	男	女	男	女
0 ~	—	—	90kcal/(kg·d)	90kcal/(kg·d)	—	—	—	—	0.38MJ/(kg·d)	0.38MJ/(kg·d)	—	—
0.5 ~	—	—	80kcal/(kg·d)	80kcal/(kg·d)	—	—	—	—	0.33MJ/(kg·d)	0.33MJ/(kg·d)	—	—
1 ~	—	—	900	800	—	—	—	—	3.77	3.35	—	—
2 ~	—	—	1100	1000	—	—	—	—	4.60	4.18	—	—
3 ~	—	—	1250	1200	—	—	—	—	5.23	5.02	—	—
4 ~	—	—	1300	1250	—	—	—	—	5.44	5.23	—	—
5 ~	—	—	1400	1300	—	—	—	—	5.86	5.44	—	—
6 ~	1400	1250	1600	1450	1800	1650	5.86	5.23	6.69	6.07	7.53	6.90
7 ~	1500	1350	1700	1550	1900	1750	6.28	5.65	7.11	6.49	7.95	7.32
8 ~	1650	1450	1850	1700	2100	1900	6.90	6.07	7.74	7.11	8.79	7.95
9 ~	1750	1550	2000	1800	2250	2000	7.32	6.49	8.37	7.53	9.41	8.37
10 ~	1800	1650	2050	1900	2300	2150	7.53	6.90	8.58	7.95	9.62	9.00
11 ~	2050	1800	2350	2050	2600	2300	8.58	7.53	9.83	8.58	10.88	9.62
14 ~	2500	2000	2850	2300	3200	2550	10.46	8.37	11.92	9.62	13.39	10.67
18 ~	2250	1800	2600	2100	3000	2400	9.41	7.53	10.88	8.79	12.55	10.04

数据来源:中国营养学会．中国居民膳食营养素参考摄入量（2013 版）．北京：科学出版社，2014.
注：①未制定参考值者用"—"表示；②1kcal = 4.184kJ。

附表 2 – 2　蛋白质的参考摄入量及宏量营养素的可接受范围

年龄（岁）	蛋白质 RNI（g/d）		总碳水化合物（%E）	糖*（%E）	总脂肪（%E）
	男	女			
0 ~	9（AI）	9（AI）	60（AI）	—	48（AI）
0.5 ~	20	20	85（AI）	—	40（AI）
1 ~	25	25	50 ~ 65	—	35（AI）
4 ~	30	30	50 ~ 65	≤10	20 ~ 30
7 ~	40	40	50 ~ 65	≤10	20 ~ 30
11 ~	60	55	50 ~ 65	≤10	20 ~ 30
14 ~	75	60	50 ~ 65	≤10	20 ~ 30
18 ~	65	55	50 ~ 65	≤10	20 ~ 30

数据来源:中国营养学会．中国居民膳食营养素参考摄入量（2013 版）．北京：科学出版社，2014.
注：①未制定参考值者用"—"表示；②＊外加的糖；③E% 为占能量的百分比；④RNI（推荐摄入量）。

附表 2-3　维生素的推荐摄入量或适宜摄入量

年龄（岁）	VA μgRAE/d 男	VA μgRAE/d 女	VD μg/d	VE（AI）mgα-TE/d	VK（AI）μg/d	VB₁ mg/d 男	VB₁ mg/d 女	VB₂ mg/d 男	VB₂ mg/d 女	VB₆ mg/d	VB₁₂ mg/d	泛酸（AI）mg/d	叶酸 μgDFE/d	烟酸 mgNE/d 男	烟酸 mgNE/d 女	胆碱（AI）mg/d 男	胆碱（AI）mg/d 女	生物素（AI）mg/d	VC mg/d
0 ~	300（AI）		10（AI）	3	2	0.1（AI）		0.4（AI）		0.2（AI）	0.3（AI）	1.7	65（AI）	2（AI）		120		5	40（AI）
0.5 ~	350（AI）		10（AI）	4	10	0.3（AI）		0.5（AI）		0.4（AI）	0.6（AI）	1.9	100（AI）	3（AI）		150		9	40（AI）
1 ~	310		10	6	30	0.6		0.6		0.6	1.0	2.1	160	6		200		17	40
4 ~	360		10	7	40	0.8		0.7		0.7	1.2	2.5	190	8		250		20	50
7 ~	500		10	9	50	1.0		1.0		1.0	1.6	3.5	250	11	10	300		25	65
11 ~	670	630	10	13	70	1.3	1.1	1.3	1.1	1.3	2.1	4.5	350	14	12	400		35	90
14 ~	820	620	10	14	75	1.6	1.3	1.5	1.2	1.4	2.4	5.0	400	16	13	500	400	40	100
18 ~	800	700	10	14	80	1.4	1.2	1.4	1.2	1.4	2.4	5.0	400	15	12	500	400	40	100

数据来源：中国营养学会．中国居民膳食营养素参考摄入量（2013 版）．北京：科学出版社，2014.

注：①AI（适宜摄入量）；②视黄醇活性当量（RAE，μg）；③α-生育酚当量（α-TE，mg）；④叶酸当量（DFE，μg）；⑤烟酸当量（NE，mg）。

附表 2-4　矿物质的推荐摄入量或适宜摄入量

年龄（岁）	钙 mg/d	磷 mg/d	钾（AI）mg/d	镁 mg/d	钠（AI）mg/d	氯（AI）mg/d	铁 mg/d 男	铁 mg/d 女	锌 mg/d 男	锌 mg/d 女	碘 μg/d	硒 μg/d	铜 mg/d	钼 μg/d	氟（AI）mg/d	锰（AI）mg/d	铬（AI）μg/d
0 ~	200（AI）	100（AI）	350	20（AI）	170	260	0.3（AI）		2.0（AI）		85（AI）	15（AI）	0.3（AI）	2（AI）	0.01	0.01	0.2
0.5 ~	250（AI）	180（AI）	550	65（AI）	350	550	10		3.5		115（AI）	20（AI）	0.3（AI）	3（AI）	0.23	0.7	4.0
1 ~	600	300	900	140	700	1100	9		4.0		90	25	0.3	40	0.6	1.5	15
4 ~	800	350	1200	160	900	1400	10		5.5		90	30	0.4	50	0.7	2.0	20
7 ~	1000	470	1500	220	1200	1900	13		7.0		90	40	0.5	65	1.0	3.0	25
	1200	640	1900	300	1400	2200	15	18	10	9.0	110	55	0.7	90	1.3	4.0	30
14 ~	1000	710	2200	320	1600	2500	16	18	12	8.5	120	60	0.8	100	1.5	4.5	35
	800	720	2000	330	1500	2300	12	20	12.5	7.5	120	60	0.8	100	1.5	4.5	30

数据来源：中国营养学会．中国居民膳食营养素参考摄入量（2013 版）．北京：科学出版社，2014.

参考文献

[1] 兰萌，黄小凤．儿科护理学．2 版．北京：中国医药科技出版社，2019.

[2] 王苏平，高凤．儿科护理学．北京：人民卫生出版社，2019.

[3] 尹红，杨小玉．妇产科护理学．2 版．北京：中国医药科技出版社，2019.

[4] 张小来．传染病护理．北京：人民卫生出版社，2019.

[5] 马宁生．儿科护理学（护考单科随堂笔记与习题）．北京：中国医药科技出版社，2019.

[6] 马宁生，周良燕．儿科护理学．北京：中国医药科技出版社，2018.

[7] 叶玲，刘艳．基础护理学．北京：中国医药科技出版社，2018.

[8] 高峰泉，陈忠梅．儿科护理．北京：人民卫生出版社，2018.

[9] 张玉兰，王玉香．儿科护理学．4 版．北京：人民卫生出版社，2018.

[10] 王卫平，孙锟，常立文．儿科学．9 版．北京：人民卫生出版社，2018.

[11] 崔焱，仰曙芬．儿科护理学．第6 版．北京：人民卫生出版社，2017.

[12] 仰曙芬，崔焱．儿科护理学实践与学习指导．北京：人民卫生出版社，2017.

[13] 易著文，何庆南．小儿临床肾脏病学．2 版．北京：人民卫生出版社，2016.

[14] 全国执业护士资格考试用书编写专家委员会．2021 年全国护士执业资格考试指导．北京：人民卫生出版社，2020.

[15] 中华医学会儿科学分会新生儿学组，中华儿科杂志编辑委员会．中国新生儿肺表面活性物质临床应用专家共识（2021 版）．中华儿科杂志，2021，59（08）：627-632.

[16] 中华医学会儿科学分会心血管学组，中国医师协会心血管内科医师分会儿童心血管专业委员会，中华儿科杂志编辑委员会．儿童心力衰竭诊断和治疗建议（2020 年修订版）．中华儿科杂志，2021，59（02）：84-94.

[17] 中国医师协会儿科医师分会小儿血液肿瘤专业委员会，中华医学会儿科学分会血液学组．儿童急性早幼粒细胞白血病诊疗规范（2018 年版）解读．中华儿科杂志，2019（10）：757-760.

[18] 张亚钦，李阳，李辉，等．2015 年中国九城市婴幼儿乳牙发育状况调查．中华儿科杂志，2019（09）：680-685.

[19] 中华医学会儿科学分会新生儿学组，中国医师协会新生儿科医师分会感染专业委员会．新生儿败血症诊断及治疗专家共识（2019 年版）．中华儿科杂志，2019（04）：252-257.

[20] 中华医学会儿科学分会感染学组，国家感染性疾病医疗质量控制中心．疱疹性咽峡炎诊断及治疗专家共识（2019 年版）．中华儿科杂志，2019（03）：177-180.